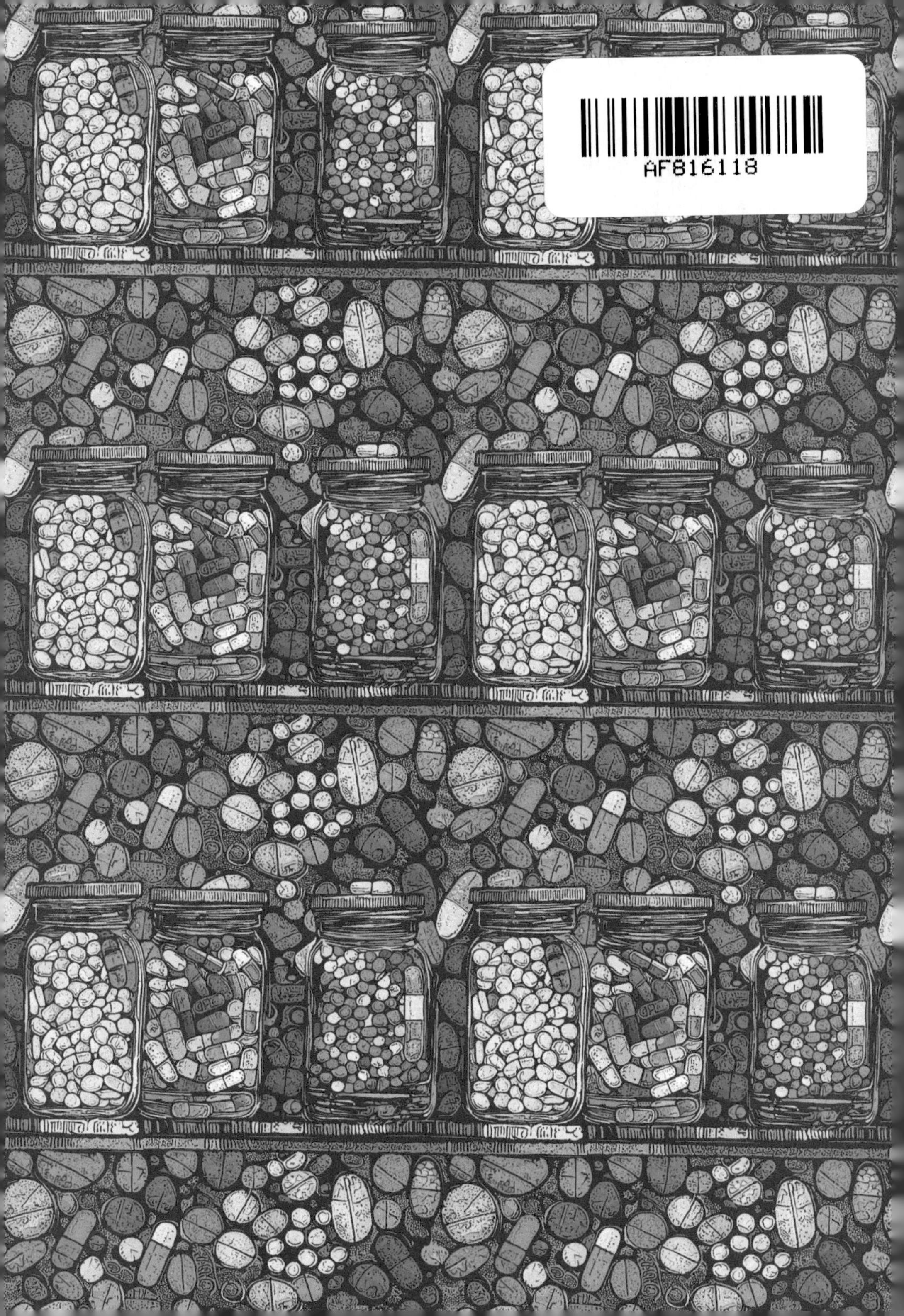

Inhaltsverzeichnis

Artemis Saage

Nahrungsergänzungsmittel & Supplemente: Der praktische Faktencheck für Vitamine und Mineralstoffe

Wissenschaftlich fundierte Anwendung von Nahrungsergänzungsmitteln: Von Vitamin D3 bis Vitaminpräparate - Dosierung, Wirkung und optimale Einnahme

294 Quellen
57 Fotos / Grafiken
12 Illustrationen

Impressum

Saage Media GmbH
c/o SpinLab – The HHL Accelerator
Spinnereistraße 7
04179 Leipzig, Germany
E-Mail: contact@SaageMedia.com
Web: SaageMedia.com
Commercial Register: Local Court Leipzig, HRB 42755 (Handelsregister: Amtsgericht Leipzig, HRB 42755)
Managing Director: Rico Saage (Geschäftsführer)
VAT ID Number: DE369527893 (USt-IdNr.)

Publisher: Saage Media GmbH
Veröffentlichung: 01.2025
Umschlagsgestaltung: Saage Media GmbH
ISBN-Softcover: 978-3-384-47893-1
ISBN-Ebook: 978-3-384-47894-8

Rechtliches / Hinweise

Die in diesem Buch aufgeführten externen Links und Quellenverweise wurden zum Zeitpunkt der Buchveröffentlichung geprüft. Auf die aktuellen und zukünftigen Gestaltungen und Inhalte der verlinkten Seiten hat der Autor keinen Einfluss. Für illegale, fehlerhafte oder unvollständige Inhalte sowie für Schäden, die durch die Nutzung oder Nichtnutzung der Informationen entstehen, haftet allein der Anbieter der verlinkten Website, nicht derjenige, der über Links auf die jeweilige Veröffentlichung verweist. Alle verwendeten externen Quellen sind im Literaturverzeichnis aufgeführt. Trotz sorgfältiger inhaltlicher Kontrolle übernehmen wir keine Haftung für die Inhalte externer Quellen. Für den Inhalt der zitierten Quellen sind ausschließlich deren Betreiber verantwortlich. Bilder und Quellen Dritter sind als solche gekennzeichnet. Die Vervielfältigung, Bearbeitung, Verbreitung und jede Art der Verwertung außerhalb der Grenzen des Urheberrechtes bedürfen der schriftlichen Zustimmung des jeweiligen Autors bzw. Erstellers.
Die in diesem Buch enthaltenen Quellenverweise und Zitate wurden sorgfältig recherchiert und sinngemäß wiedergegeben. Die Interpretation und Darstellung der zitierten Inhalte spiegelt die Auffassung des Autors wider und muss nicht zwangsläufig mit der Intention oder Meinung der ursprünglichen Autoren übereinstimmen. Bei sinngemäßen Zitaten wurden die Kernaussagen der Originalquellen nach bestem Wissen und Gewissen in den Kontext dieses Werkes eingebettet, können jedoch durch die Übertragung und Vereinfachung von den ursprünglichen Formulierungen und Bedeutungsnuancen abweichen. Alle verwendeten Quellen sind im Literaturverzeichnis vollständig aufgeführt und können dort im Original nachgelesen werden. Die Verantwortung für die Interpretation und kontextuelle Einbettung der zitierten Inhalte liegt beim Autor dieses Buches. Bei wissenschaftlichen Fragestellungen und Detailinformationen wird empfohlen, die Originalquellen zu konsultieren. Der Autor hat sich bemüht, komplexe wissenschaftliche Sachverhalte allgemeinverständlich darzustellen. Dabei können Vereinfachungen und Verallgemeinerungen nicht ausgeschlossen werden. Für die fachliche Richtigkeit und Vollständigkeit der vereinfachten Darstellungen kann keine Gewähr übernommen werden. Die sinngemäße Wiedergabe von Zitaten und wissenschaftlichen Erkenntnissen erfolgt nach bestem Wissen und Gewissen unter Beachtung des Zitatrechts gemäß § 51 UrhG. Bei der Vereinfachung und Übertragung und ggf. Übersetzung wissenschaftlicher Inhalte in eine allgemeinverständliche Sprache können Bedeutungsnuancen und fachliche Details verloren gehen. Für akademische Zwecke und bei der Verwendung als wissenschaftliche Referenz wird ausdrücklich empfohlen, auf die Originalquellen zurückzugreifen. Die vereinfachte Darstellung dient ausschließlich der populärwissenschaftlichen Information.
Die in diesem Buch enthaltenen Informationen zu Nahrungsergänzungsmitteln, Vitaminen, Mineralstoffen und deren Anwendung wurden sorgfältig recherchiert und nach bestem Wissen zum Zeitpunkt der Drucklegung zusammengestellt. Dennoch können sich wissenschaftliche Erkenntnisse und Empfehlungen im Bereich der Nahrungsergänzung stetig ändern. Die Informationen in diesem Werk ersetzen keine individuelle Beratung durch qualifizierte Ärzte, Heilpraktiker, Ernährungsberater oder andere medizinische Fachkräfte. Vor der Einnahme von Nahrungsergänzungsmitteln sollten Sie stets Ihren behandelnden Arzt konsultieren, insbesondere wenn Sie Medikamente einnehmen oder unter Vorerkrankungen leiden. Autor und Verlag übernehmen keine Haftung für gesundheitliche Schäden oder Folgeschäden, die aus der Anwendung der hier beschriebenen Empfehlungen resultieren. Die Einnahme von Nahrungsergänzungsmitteln erfolgt auf eigene Verantwortung. Alle genannten Produkte, Markennamen und geschützte Warenzeichen sind Eigentum ihrer jeweiligen Rechteinhaber, auch wenn dies nicht gesondert gekennzeichnet ist. Die Nennung erfolgt ausschließlich zu Informationszwecken. Die wissenschaftlichen Quellen und Studien, auf denen die Aussagen in diesem Buch basieren, sind im Anhang aufgeführt. Aufgrund der sich kontinuierlich weiterentwickelnden Forschung können neuere Studien zu abweichenden Erkenntnissen führen.
Dieses Buch wurde unter Verwendung von Künstlicher Intelligenz und anderen Tools erstellt. Unter anderem wurden Tools für die Recherche und Generierung der dekorativen Illustrationen eingesetzt. Trotz Kontrolle können Fehler nicht vollständig ausgeschlossen werden. Wir möchten betonen, dass der Einsatz von KI als unterstützendes Werkzeug dient, um unseren Lesern ein qualitativ hochwertiges und inspirierendes Leseerlebnis zu bieten.

Liebe Leserinnen, liebe Leser,

von Herzen danke ich Ihnen, dass Sie sich für dieses Buch entschieden haben. Mit Ihrer Wahl haben Sie mir nicht nur Ihr Vertrauen geschenkt, sondern auch einen Teil Ihrer wertvollen Zeit. Das weiß ich sehr zu schätzen.
In einer Zeit, in der die Qualität unserer Ernährung und der steigende Bedarf an gezielter Nährstoffversorgung immer wichtiger werden, stellt sich die Frage nach der sinnvollen Verwendung von Nahrungsergänzungsmitteln. Dieses wissenschaftlich fundierte Praxishandbuch bietet einen strukturierten Überblick über die komplexe Welt der Vitamine, Mineralstoffe und pflanzlichen Wirkstoffe. Von der Bioverfügbarkeit verschiedener Darreichungsformen bis hin zu spezifischen Anwendungsgebieten wie Sport und veganer Ernährung werden alle relevanten Aspekte beleuchtet. Sie erhalten konkrete Handlungsempfehlungen zur optimalen Dosierung und Einnahme, lernen wichtige Nährstoffkombinationen kennen und verstehen die Bedeutung von Qualitätsmerkmalen bei der Produktauswahl. Besonders wertvoll sind die praxisnahen Strategien zur individuellen Bedarfsermittlung und gezielten Supplementierung. Dieses Kompendium verbindet wissenschaftliche Erkenntnisse mit alltagstauglichen Anwendungsempfehlungen für eine fundierte Nahrungsergänzung. Nutzen Sie dieses Expertenwissen, um informierte Entscheidungen für Ihre Gesundheit zu treffen und Nahrungsergänzungsmittel zielgerichtet einzusetzen.
Ich wünsche Ihnen nun eine inspirierende und aufschlussreiche Lektüre. Sollten Sie Anregungen, Kritik oder Fragen haben, freue ich mich über Ihre Rückmeldung. Denn nur durch den aktiven Austausch mit Ihnen, den Lesern, können zukünftige Auflagen und Werke noch besser werden. Bleiben Sie neugierig!

Artemis Saage
Saage Media GmbH

- support@saagemedia.com
- Spinnereistraße 7 - c/o SpinLab – The HHL Accelerator, 04179 Leipzig, Germany

Einleitung

Um Ihnen die bestmögliche Leseerfahrung zu bieten, möchten wir Sie mit den wichtigsten Merkmalen dieses Buches vertraut machen. Die Kapitel sind in einer logischen Reihenfolge angeordnet, sodass Sie das Buch von Anfang bis Ende durchlesen können. Gleichzeitig wurde jedes Kapitel und Unterkapitel als eigenständige Einheit konzipiert, sodass Sie auch gezielt einzelne Abschnitte lesen können, die für Sie von besonderem Interesse sind. Jedes Kapitel basiert auf sorgfältiger Recherche und ist durchgehend mit Quellenangaben versehen. Sämtliche Quellen sind direkt verlinkt, sodass Sie bei Interesse tiefer in die Thematik eintauchen können. Auch die im Text integrierten Bilder sind mit entsprechenden Quellenangaben und Links versehen. Eine vollständige Übersicht aller Quellen- und Bildnachweise finden Sie im verlinkten Anhang. Um die wichtigsten Informationen nachhaltig zu vermitteln, schließt jedes Kapitel mit einer prägnanten Zusammenfassung. Fachbegriffe sind im Text unterstrichen dargestellt und werden in einem direkt darunter platzierten, verlinkten Glossar erläutert.

Für einen schnellen Zugriff auf weiterführende Online-Inhalte können Sie die QR-Codes mit Ihrem Smartphone scannen.

Zusätzliche Bonus-Materialien auf unserer Website

Auf unserer Website stellen wir Ihnen folgende exklusive Materialien zur Verfügung:

- Bonusinhalte und zusätzliche Kapitel
- Eine kompakte Gesamtzusammenfassung
- Eine PDF-Datei mit allen Quellenangaben
- Weiterführende Literaturempfehlungen

Die Website befindet sich derzeit noch im Aufbau.

SaageBooks.com/de/nahrungsergaenzungsmittel-bonus-PJLWCF

1. Grundlagen der Nahrungsergänzung

Die Frage nach der optimalen Nahrungsergänzung beschäftigt Wissenschaft und Verbraucher gleichermaßen. Während einige Menschen Supplemente als unverzichtbaren Bestandteil einer gesunden Lebensweise betrachten, stehen andere der Einnahme zusätzlicher Vitamine und Mineralstoffe skeptisch gegenüber. Doch welche Nährstoffe benötigt unser Körper tatsächlich in welcher Form und Menge? Wie unterscheiden sich wasserlösliche von fettlöslichen Vitaminen in ihrer Wirkung und Speicherung? Und welche Rolle spielen innovative Darreichungsformen für die Bioverfügbarkeit der Inhaltsstoffe? Die wissenschaftliche Forschung der letzten Jahre hat unser Verständnis von Nahrungsergänzungsmitteln grundlegend erweitert. Neben klassischen Vitaminen und Mineralstoffen rücken zunehmend sekundäre Pflanzenstoffe und bioaktive Verbindungen in den Fokus. Gleichzeitig ermöglichen neue Technologien eine bessere Aufnahme und gezieltere Wirkung der Supplemente im Körper. Dieses Kapitel bietet einen fundierten Überblick über die verschiedenen Aspekte der Nahrungsergänzung - von den biochemischen Grundlagen bis hin zu praktischen Anwendungsempfehlungen. Die gewonnenen Erkenntnisse helfen dabei, informierte Entscheidungen über die sinnvolle Verwendung von Supplementen zu treffen.

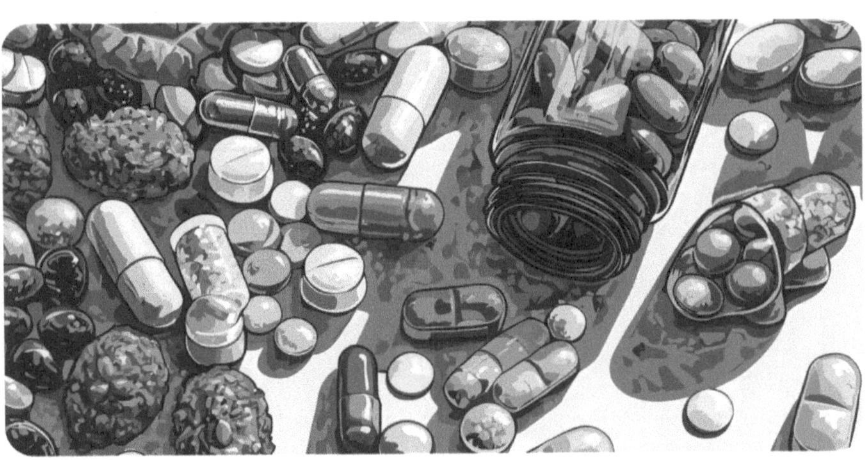

1. 1. Vitamine und Mineralstoffe

Vitamine und Mineralstoffe sind essenzielle Nährstoffe, die unser Körper nicht oder nur unzureichend selbst herstellen kann. Doch wie gut nimmt unser Organismus diese lebenswichtigen Substanzen tatsächlich auf? Welche Faktoren beeinflussen ihre Verfügbarkeit und Wirksamkeit? Und wann ist eine zusätzliche Supplementierung sinnvoll? Die Wissenschaft hat in den letzten Jahrzehnten bedeutende Erkenntnisse über die komplexen Zusammenhänge zwischen Aufnahme, Verwertung und Wirkung von Mikronährstoffen gewonnen. Dabei wurde deutlich, dass nicht nur die absolute Menge, sondern auch die Form der Aufnahme und die Kombination verschiedener Nährstoffe entscheidend für ihre Wirksamkeit sind. Von wasserlöslichen B-Vitaminen über fettlösliche Vitamine bis hin zu essentiellen Mineralstoffen – jeder dieser Mikronährstoffe folgt seinen eigenen Gesetzmäßigkeiten im menschlichen Stoffwechsel. Das Verständnis dieser Zusammenhänge ermöglicht es uns, die Versorgung mit diesen lebensnotwendigen Substanzen gezielt zu optimieren.

> *„Wasserlösliche Vitamine müssen - mit Ausnahme von Vitamin B12 - regelmäßig über die Nahrung aufgenommen werden, da sie vom Körper nicht gespeichert werden können."*

1. 1. 1. Wasserlösliche Vitamine im Überblick

Wasserlösliche Vitamine spielen eine fundamentale Rolle für unsere Gesundheit und müssen - mit Ausnahme von Vitamin B12 - regelmäßig über die Nahrung aufgenommen werden, da sie vom Körper nicht gespeichert werden können [s1]. Zu dieser Gruppe gehören Vitamin C sowie alle B-Vitamine, die jeweils spezifische und unverzichtbare Funktionen im Organismus erfüllen. Vitamin C (Ascorbinsäure) nimmt als starkes Antioxidans eine Schlüsselposition ein. Es unterstützt die Kollagenbildung, Wundheilung und stärkt das Immunsystem [s2]. Besonders interessant ist seine Fähigkeit, die Eisenaufnahme aus pflanzlichen Quellen zu verbessern [s3]. Um den maximalen Nutzen aus vitamin-C-reichen Lebensmitteln zu ziehen, sollten diese möglichst schonend zubereitet werden, da Hitze und Licht das Vitamin zerstören können. Ein praktischer Tipp ist es daher, Gemüse kurz zu dämpfen statt lange zu kochen und Obstsalate erst kurz vor dem Verzehr zuzubereiten.

Die B-Vitamine bilden eine komplexe Familie mit vielfältigen Funktionen: Vitamin B1 (Thiamin) ist essentiell für die Energiegewinnung aus Kohlenhydraten und die Herzfunktion. B2 (Riboflavin) unterstützt das Körperwachstum und die Bildung roter Blutkörperchen [s1]. Besondere Aufmerksamkeit verdient Vitamin B12, das als einziges wasserlösliches Vitamin über Jahre in der Leber gespeichert werden kann - ein wichtiger Aspekt besonders für Menschen, die sich vegan ernähren. Biotin (Vitamin B7) ist mit einer empfohlenen Tagesdosis von 30 Mikrogramm für Erwachsene wichtig für gesunde Haut, Haare und Nägel. Bei einem Mangel können Symptome wie dünner werdendes Haar und brüchige Nägel auftreten [s4]. Eine ausgewogene Ernährung reicht in der Regel aus, um den Bedarf zu decken. Während der Schwangerschaft gewinnen die wasserlöslichen Vitamine B6, B12 und C besondere Bedeutung. Vitamin B6 kann beispielsweise Schwangerschaftsübelkeit reduzieren und wirkt sich positiv auf das Geburtsgewicht aus [s5]. Schwangere sollten daher besonders auf eine ausreichende Versorgung achten. Für bestimmte Personengruppen gelten spezielle Empfehlungen: Raucher beispielsweise sollten täglich zusätzlich 35 mg Vitamin C zu sich nehmen [s3]. Bei der Supplementierung sollte die tolerierbare obere Aufnahmegrenze von 2000 mg pro Tag für Vitamin C nicht überschritten werden. Menschen mit chronischer Nierenerkrankung haben einen erhöhten Bedarf an wasserlöslichen Vitaminen, besonders wenn sie sich einer Dialyse unterziehen müssen [s6]. Hier kann eine gezielte Supplementierung sinnvoll sein, sollte aber immer mit dem behandelnden Arzt abgestimmt werden. Ein praktischer Ansatz zur Optimierung der Vitaminversorgung ist die geschickte Kombination von Lebensmitteln: Zum Beispiel kann man eisenreiche pflanzliche Lebensmittel mit vitamin-C-reichen Früchten kombinieren, etwa Haferflocken mit frischen Beeren zum Frühstück. Zitrusfrüchte, Paprika und Erdbeeren sind hervorragende Vitamin-C-Quellen [s3]. Für die tägliche Praxis empfiehlt sich, möglichst frische und unverarbeitete Lebensmittel zu verwenden und diese vitaminschonend zuzubereiten. Ein bunter Salat mit verschiedenen Gemüsesorten zum Mittagessen, ein Smoothie mit Beeren als Zwischenmahlzeit oder gedünstetes Gemüse zum Abendessen sind einfache Möglichkeiten, die Versorgung mit wasserlöslichen Vitaminen sicherzustellen.

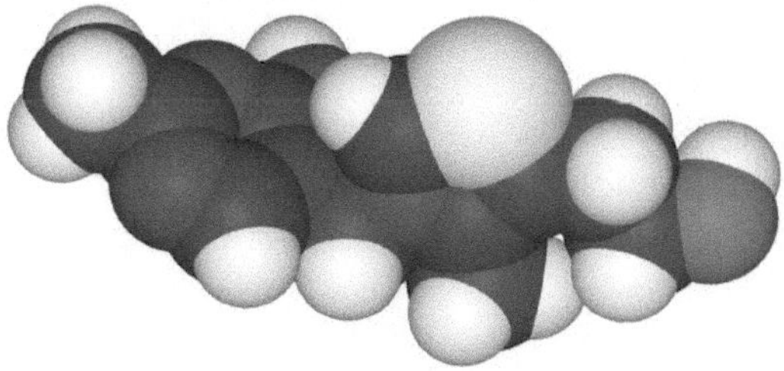

Thiamin [i1]

Glossar

Ascorbinsäure

Ein weißes, kristallines Pulver mit sauerem Geschmack, das chemisch zur Gruppe der Kohlenhydrate gehört und in der Natur hauptsächlich in der L-Form vorkommt

Biotin

Ein bizyklisches Molekül, das auch als Vitamin H bekannt ist und eine wichtige Rolle als Coenzym im Fettsäure- und Aminosäurenstoffwechsel spielt

Riboflavin

Ein gelb-orangefarbenes Molekül, das unter UV-Licht fluoresziert und als Farbstoff E101 auch in der Lebensmittelindustrie verwendet wird

Thiamin

Ein schwefel- und stickstoffhaltiges Molekül, das erstmals 1926 aus Reiskleie isoliert wurde und chemisch zur Gruppe der Heterocyclen gehört

1. 1. 2. Fettlösliche Vitamine und ihre Funktionen

Fettlösliche Vitamine unterscheiden sich grundlegend von wasserlöslichen Vitaminen durch ihre Fähigkeit, im Körper gespeichert zu werden - hauptsächlich in der Leber, im Fettgewebe und in den Muskeln [s7]. Diese Eigenschaft macht sie einerseits weniger anfällig für Mangelerscheinungen, erfordert aber auch besondere Vorsicht bei der Supplementierung, da eine Überdosierung möglich ist [s8]. Die Familie der fettlöslichen Vitamine umfasst die Vitamine A, D, E und K [s9], die alle für ihre Aufnahme die Anwesenheit von Nahrungsfett benötigen. Ein praktischer Tipp ist daher, vitamin-A-reiche Lebensmittel wie Karotten oder Spinat immer mit etwas hochwertigem Öl zuzubereiten, um die Aufnahme zu optimieren. Vitamin A spielt eine zentrale Rolle für unsere Sehkraft, das Immunsystem und die Hautgesundheit [s10]. Bei einem Mangel können Sehstörungen - insbesondere Nachtblindheit - auftreten, aber auch die Immunabwehr wird geschwächt [s11]. Menschen, die sich überwiegend pflanzlich ernähren, sollten beachten, dass pflanzliche Vitamin-A-Vorstufen (Carotinoide) am besten vom Körper verwertet werden können, wenn das Gemüse fein zerkleinert und mit Fett zubereitet wird. Vitamin D nimmt eine Sonderstellung ein, da es bei ausreichender Sonneneinstrahlung vom Körper selbst gebildet werden kann. Es ist essentiell für den Calcium- und Phosphatstoffwechsel und damit für gesunde Knochen [s8]. In unseren Breiten ist besonders in den Wintermonaten eine ausreichende Versorgung oft schwierig. Experten empfehlen daher, zwischen Oktober und März täglich etwa 15-20 Minuten das Gesicht und die Hände der Mittagssonne auszusetzen, wenn möglich. Vitamin E fungiert als wichtiges Antioxidans im Körper. Ein Mangel kann zu neurologischen Problemen und zur Schädigung roter Blutkörperchen führen [s10]. Gute Quellen sind pflanzliche Öle, Nüsse und Samen. Eine praktische Empfehlung ist, täglich eine kleine Handvoll Nüsse zu verzehren und bei der Zubereitung von Salaten hochwertiges Pflanzenöl zu verwenden. Vitamin K ist unerlässlich für die Blutgerinnung und den Knochenstoffwechsel [s10]. Interessanterweise gibt es zwei Formen: K1 aus grünem Gemüse und K2, das von Darmbakterien gebildet wird. Um die Vitamin-K-Versorgung zu optimieren, sollten regelmäßig grüne Blattgemüse wie Grünkohl oder Spinat auf dem Speiseplan stehen. Die Speicherfähigkeit fettlöslicher Vitamine im Körper [s7] ist einerseits vorteilhaft, da kurzfristige Versorgungslücken gut ausgeglichen werden können. Andererseits erfordert sie besondere Vorsicht bei der Supplementierung, da sich überschüssige Mengen im Körper anreichern können [s8]. Dies gilt besonders für die Vitamine A und D, bei denen eine Überdosierung zu gesundheitlichen Problemen führen kann. Für die praktische Umsetzung einer optimalen Versorgung empfiehlt sich eine ausgewogene Ernährung mit reichlich buntem Gemüse, hochwertigen Pflanzenölen und regelmäßigem Verzehr von Vollkornprodukten. Die Zubereitung sollte vitaminschonend erfolgen, wobei immer etwas Fett hinzugefügt werden sollte, um die Aufnahme zu verbessern [s7]. Supplementierung sollte nur nach Rücksprache mit medizinischem Fachpersonal erfolgen, da besonders bei fettlöslichen Vitaminen die Gefahr einer Überdosierung besteht [s9].

Glossar

Antioxidans

Substanz, die schädliche freie Radikale im Körper neutralisiert und dadurch Zellen vor oxidativem Stress schützt. Vergleichbar mit einem Rostschutzmittel für Körperzellen.

Carotinoide

Natürliche Farbstoffe, die als Vorstufen von Vitamin A dienen. Sie kommen in verschiedenen Farben vor, von Gelb über Orange bis Rot, und sind besonders in Süßkartoffeln, Kürbis und Paprika zu finden.

1. 1. 3. Essentielle Mineralstoffe für den Körper

Mineralstoffe sind lebensnotwendige <u>anorganische</u> Elemente, die der Körper nicht selbst herstellen kann und die daher regelmäßig über die Nahrung aufgenommen werden müssen [s12]. Sie erfüllen im Organismus vielfältige und unverzichtbare Funktionen - von der Knochenbildung bis zur Nervenreizleitung.

Calcium nimmt unter den Mineralstoffen eine besondere Stellung ein, da es nicht nur für gesunde Knochen und Zähne essentiell ist, sondern auch für die Muskel- und Blutgefäßfunktion sowie die Übertragung von Nervenimpulsen [s13]. Der Tagesbedarf variiert je nach Lebensalter - während Kinder 1.000-1.300 mg benötigen, liegt die Empfehlung für Erwachsene bei 1.000 mg [s14]. Ein praktischer Tipp zur optimalen Calciumversorgung: Kombinieren Sie calciumreiche Lebensmittel mit Vitamin D-haltigen Produkten, da Vitamin D die Calciumaufnahme verbessert.

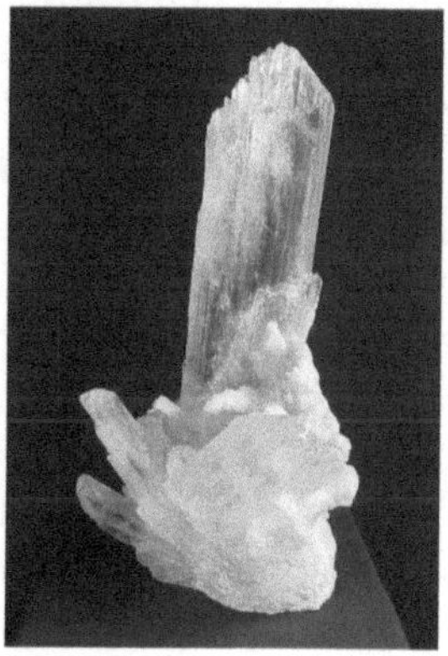

Calcium [i2]

Eisen spielt eine Schlüsselrolle bei der Blutbildung und dem Sauerstofftransport [s14]. Besonders Frauen im gebärfähigen Alter, Schwangere und Heranwachsende haben einen erhöhten Bedarf. Die Eisenaufnahme aus pflanzlichen Quellen lässt sich durch die gleichzeitige Aufnahme von Vitamin C deutlich verbessern. Ein praktisches Beispiel: Servieren Sie Ihren Spinatsalat mit Zitronensaft oder kombinieren Sie Haferflocken mit frischen Beeren. Magnesium ist an über 300 <u>enzymatischen</u> Reaktionen im Körper beteiligt und reguliert unter anderem die Muskel- und Nervenfunktion sowie den Blutzuckerspiegel [s13]. Der Tagesbedarf liegt je nach Alter zwischen 130-240

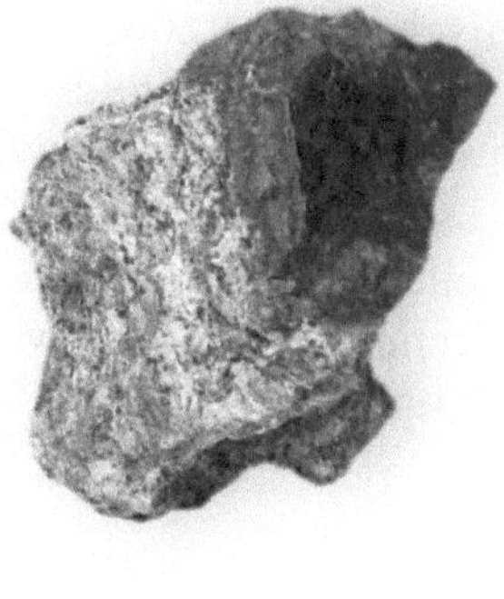

Eisen [i3]

mg für Kinder [s14]. Eine ausreichende Magnesiumversorgung kann durch den regelmäßigen Verzehr von Vollkornprodukten, Nüssen und grünem Gemüse sichergestellt werden. Zink ist essentiell für ein funktionierendes Immunsystem, die Proteinsynthese und DNA-Produktion [s13]. Besonders gute Quellen sind Fleisch, das neben Zink auch andere wichtige Mineralstoffe wie Eisen und Phosphor liefert [s15]. Für Vegetarier und Veganer sind Hülsenfrüchte, Kürbiskerne und Vollkornprodukte wichtige Zinklieferanten. Kalium ist unverzichtbar für die Zellfunktion und Blutdruckregulation [s16]. Ein ausgewogener Kaliumspiegel ist besonders für Sportler wichtig, da es bei intensivem Training über den Schweiß verloren geht [s17]. Hier empfiehlt sich der regelmäßige Verzehr kaliumreicher Lebensmittel wie Bananen, Kartoffeln und Trockenfrüchte. Jod ist essentiell für die Produktion von Schilddrüsenhormonen [s13]. In vielen Regionen ist der Boden jodarm, weshalb die Verwendung von jodiertem Speisesalz empfohlen wird. Bei der Supplementierung von Mineralstoffen ist jedoch Vorsicht geboten - die Einnahme sollte stets mit medizinischem Fachpersonal abgestimmt werden, da für jeden Mineralstoff spezifische obere Aufnahmegrenzen (ULs) existieren [s18]. Phosphor unterstützt die Knochengesundheit und ist wichtig für die Funktion von Blutgefäßen und Muskeln [s13]. Eine ausgewogene Ernährung mit tierischen und pflanzlichen Produkten deckt in der Regel den Bedarf. Besonders Sportler sollten auf eine ausreichende Versorgung achten, da Phosphor eine wichtige Rolle im Energiestoffwechsel spielt [s17].

Selen ist ein wichtiges Spurenelement für die Schilddrüsenfunktion und DNA-Produktion [s13]. Die Selengehalte in Lebensmitteln schwanken stark je nach Bodenbeschaffenheit. Gute Quellen sind Paranüsse, Fisch und Fleisch. Für die praktische Umsetzung einer optimalen Mineralstoffversorgung empfiehlt sich eine abwechslungsreiche Ernährung mit viel Gemüse, Vollkornprodukten, hochwertigen Proteinquellen und ausreichend Flüssigkeit. Die Zubereitung sollte schonend erfolgen, da einige Mineralstoffe hitzeempfindlich sind. Bei speziellen Ernährungsformen oder erhöhtem Bedarf kann eine gezielte Supplementierung sinnvoll sein, sollte aber immer unter fachkundiger Beratung erfolgen [s17].

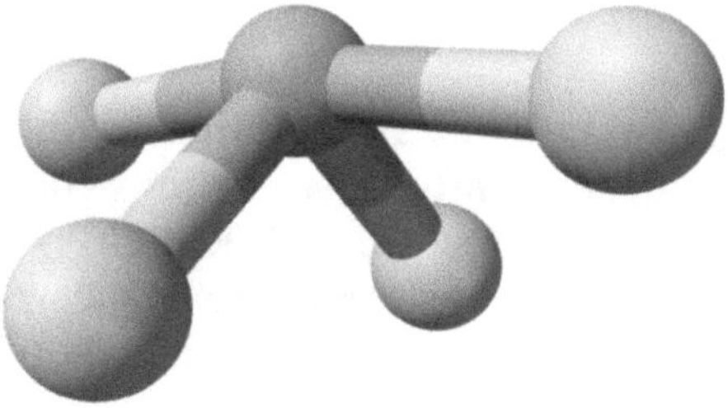

Selen [i4]

Glossar

anorganisch
Bezeichnet Stoffe, die nicht aus Kohlenstoffverbindungen bestehen und typischerweise mineralischen Ursprungs sind

DNA-Produktion
Der Vorgang der Vervielfältigung des Erbguts (DNA) in der Zelle, auch als DNA-Replikation bekannt

enzymatisch
Beschreibt biochemische Prozesse, bei denen Enzyme als biologische Katalysatoren die Geschwindigkeit von Stoffwechselreaktionen erhöhen

Proteinsynthese
Der biologische Herstellungsprozess von Proteinen in den Zellen, bei dem Aminosäuren zu Eiweißmolekülen zusammengesetzt werden

1. 1. 4. Bioverfügbarkeit von Nährstoffen

Die Bioverfügbarkeit von Nährstoffen ist ein komplexer Prozess, der entscheidend dafür ist, wie gut unser Körper die aufgenommenen Nährstoffe tatsächlich verwerten kann [s19]. Dabei spielen verschiedene Faktoren eine wichtige Rolle, von der chemischen Form des Nährstoffs bis hin zu individuellen körperlichen Voraussetzungen.

Ein besonders anschauliches Beispiel ist die Eisenaufnahme: Hemeisen aus tierischen Quellen wird mit einer Absorptionsrate von etwa 25% deutlich besser aufgenommen als Nicht-Hemeisen aus pflanzlichen Quellen, das nur zu 5-12% absorbiert wird [s20]. Für Menschen, die sich überwiegend pflanzlich ernähren, ist es daher besonders wichtig, die Eisenaufnahme zu optimieren. Dies kann durch die gleichzeitige Aufnahme von Vitamin C erreicht werden, die die Absorption des pflanzlichen Eisens um das 2- bis 3-fache steigern kann.

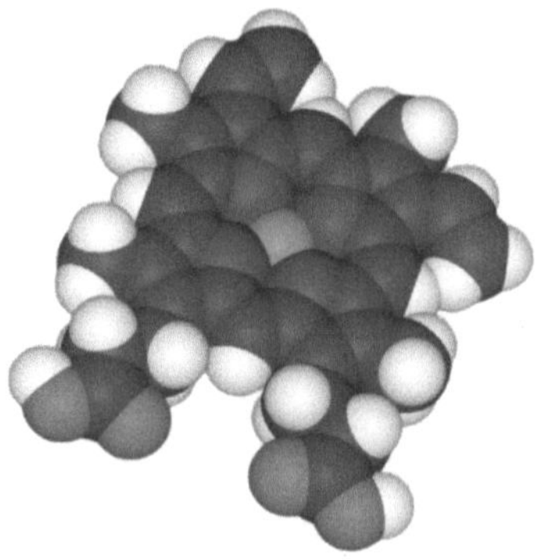

Hemeisen [i5]

Anti-nutritive Faktoren in Lebensmitteln können die Nährstoffverfügbarkeit erheblich einschränken. Phytinsäure beispielsweise, die in Getreide und Hülsenfrüchten vorkommt, bindet Mineralien wie Zink, Eisen und Calcium, wodurch diese weniger verfügbar werden [s21]. Ein praktischer Tipp ist das Einweichen von Hülsenfrüchten über Nacht, was den Phytinsäuregehalt reduziert. Bei der Aufnahme von Vitamin C (Ascorbinsäure) zeigt sich ein interessantes Dosierungsmuster: Bei Einzeldosen bis 200 mg wird eine 100%ige Absorption erreicht. Bei höheren Dosen sinkt die Absorptionseffizienz jedoch deutlich [s22].

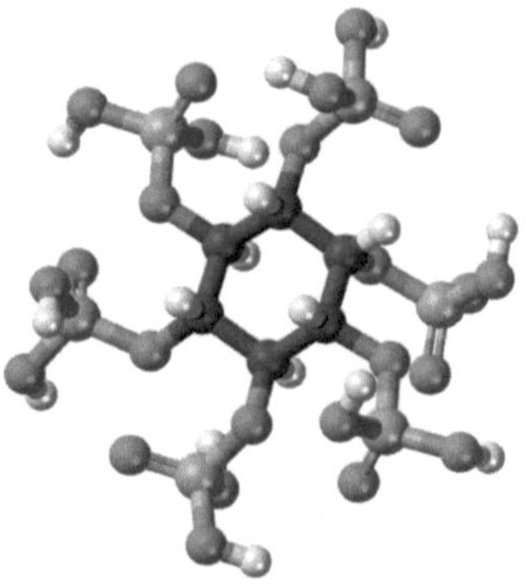

Phytinsäure [i6]

Für die optimale Aufnahme empfiehlt es sich daher, Vitamin C über den Tag verteilt in kleineren Dosen einzunehmen, statt eine große Einzeldosis zu supplementieren. Die Bioverfügbarkeit von Calcium kann durch die Wahl der Quelle beeinflusst werden. Interessanterweise zeigen marine Calciumquellen eine besonders gute Verfügbarkeit [s23]. Calcium aus Algen wird sogar besser aufgenommen als das häufig in Supplementen verwendete Calciumcarbonat. Für die praktische Anwendung bedeutet dies, dass die Integration von Meeresalgen in die Ernährung eine sinnvolle Strategie zur Optimierung der Calciumversorgung sein kann. Moderne Technologien wie Nanoengineering und spezielle Beschichtungsverfahren können die Bioverfügbarkeit von Mikronährstoffen verbessern [s19]. Diese Entwicklungen sind besonders für Menschen interessant, die aufgrund von Erkrankungen oder anderen Faktoren Schwierigkeiten haben, bestimmte Nährstoffe ausreichend aufzunehmen. Ein weiterer wichtiger Aspekt ist die Wechselwirkung zwischen verschiedenen Nährstoffen. So können Mineralien mit ähnlichen chemischen Eigenschaften um Aufnahmewege konkurrieren [s19]. Dies ist besonders bei der Supplementierung mehrerer Mineralien zu beachten. Eine zeitlich versetzte Einnahme kann hier die Lösung sein. Für die praktische Umsetzung im Alltag empfiehlt es sich, Mahlzeiten bewusst zu kombinieren: Vitamin-C-reiche Lebensmittel zu eisenhaltigen pflanzlichen Quellen, etwas Fett zu fettlöslichen Vitaminen und die Vermeidung der gleichzeitigen Aufnahme konkurrierender Mineralien. Die Zubereitung spielt ebenfalls eine wichtige Rolle - schonendes Garen und das Einweichen von Hülsenfrüchten können die Nährstoffverfügbarkeit deutlich verbessern.

Glossar

Bioverfügbarkeit
Bezeichnet die Menge und Geschwindigkeit, mit der ein Wirkstoff vom Körper aufgenommen wird und am Wirkort zur Verfügung steht. Wird in Prozent der aufgenommenen Dosis angegeben.

Hemeisen
Eine Form von Eisen, die an ein Proteinmolekül gebunden ist und hauptsächlich in rotem Fleisch und Fisch vorkommt. Namensgebend ist die Häm-Gruppe des Proteins.

Nanoengineering
Technologie zur Herstellung und Manipulation von Materialien im Nanobereich (millionstel Millimeter). Ermöglicht die Entwicklung besonders kleiner und gut aufnehmbarer Nährstoffpartikel.

Phytinsäure
Eine natürliche Säure in Pflanzensamen, die als Phosphatspeicher dient. Kann als Chelator Mineralstoffe binden und deren Aufnahme erschweren.

Zusammenfassung - 1. 1. Vitamine und Mineralstoffe

- Wasserlösliche Vitamine können mit Ausnahme von B12 nicht gespeichert werden und müssen täglich zugeführt werden
- Vitamin C verbessert die Eisenaufnahme aus pflanzlichen Quellen um das 2-3 fache
- Biotin wird in einer Tagesdosis von 30 Mikrogramm für gesunde Haut und Nägel benötigt
- Raucher benötigen täglich 35mg zusätzliches Vitamin C
- Die tolerierbare Obergrenze für Vitamin C liegt bei 2000mg pro Tag
- Fettlösliche Vitamine werden hauptsächlich in Leber, Fettgewebe und Muskeln gespeichert
- Pflanzliche Vitamin-A-Vorstufen (Carotinoide) werden bei Zerkleinerung und Fettzugabe besser aufgenommen
- Vitamin K existiert in zwei Formen: K1 aus grünem Gemüse und K2 von Darmbakterien
- Magnesium ist an über 300 enzymatischen Reaktionen im Körper beteiligt
- Der Calcium-Tagesbedarf liegt bei Kindern bei 1000-1300mg, bei Erwachsenen bei 1000mg
- Hemeisen aus tierischen Quellen wird zu 25% absorbiert, pflanzliches Eisen nur zu 5-12%
- Phytinsäure in Getreide und Hülsenfrüchten bindet Mineralien und reduziert deren Verfügbarkeit
- Vitamin C wird bei Einzeldosen bis 200mg zu 100% absorbiert, bei höheren Dosen sinkt die Effizienz
- Calcium aus Meeresalgen zeigt eine bessere Bioverfügbarkeit als Calciumcarbonat aus Supplementen

1. 2. Pflanzliche Wirkstoffe

Die Welt der pflanzlichen Wirkstoffe ist ein faszinierendes Forschungsgebiet, das kontinuierlich neue Erkenntnisse über die komplexen Wechselwirkungen zwischen Pflanzeninhaltsstoffen und menschlicher Gesundheit liefert. Wie können sekundäre Pflanzenstoffe unsere Zellen vor oxidativem Stress schützen? Welche Rolle spielen pflanzliche Enzyme bei der Nährstoffaufnahme? Und warum zeigt ein scheinbar simples Molekül wie Quercetin so vielfältige Wirkungen im menschlichen Körper? Die Antworten auf diese Fragen führen uns zu einem tieferen Verständnis darüber, wie pflanzliche Wirkstoffe unsere Gesundheit beeinflussen können. Von traditionellen Heilpflanzen wie dem Holunder bis hin zu hochmodernen Erkenntnissen über antioxidative Mechanismen - das Zusammenspiel dieser Substanzen offenbart sich als komplexes System mit erstaunlichen präventiven und therapeutischen Potenzialen. Die aktuellen wissenschaftlichen Erkenntnisse zu pflanzlichen Wirkstoffen eröffnen neue Perspektiven für die gezielte Nutzung dieser natürlichen Verbindungen - sowohl in der täglichen Ernährung als auch in Form von Nahrungsergänzungsmitteln.

„Gemüse aus Hochlagen weist oft höhere Konzentrationen an phenolischen Verbindungen und Flavonoiden auf, da die Stressbedingungen in größeren Höhen die Pflanze zur verstärkten Produktion dieser Schutzstoffe anregen.“

1. 2. 1. Sekundäre Pflanzenstoffe als Antioxidantien

Sekundäre Pflanzenstoffe sind bioaktive Verbindungen, die von Pflanzen als Teil ihrer natürlichen Abwehrmechanismen produziert werden und bemerkenswerte gesundheitliche Vorteile für den Menschen bieten [s24]. Als Antioxidantien spielen sie eine zentrale Rolle beim Schutz unserer Zellen vor oxidativem Stress und freien Radikalen. Zu den wichtigsten Gruppen dieser Verbindungen gehören Flavonoide, phenolische Säuren und Carotinoide [s25]. Diese Substanzen wirken auf molekularer Ebene, indem sie Kettenreaktionen unterbrechen, die durch freie Radikale verursacht werden. Dies geschieht hauptsächlich durch die Spende von Wasserstoffatomen oder Elektronen [s26]. Ein besonders interessanter Aspekt ist ihre onko-präventive Wirkung - sie können aktiv zur Krebsprävention beitragen, indem sie die Bildung von Karzinogenen hemmen und deren Reaktion mit zellulären Strukturen blockieren [s27] [s28]. Die Verfügbarkeit und Wirksamkeit dieser Antioxidantien wird stark von verschiedenen Faktoren beeinflusst. Beispielsweise zeigen Studien, dass Gemüse aus Hochlagen oft höhere Konzentrationen an phenolischen Verbindungen und Flavonoiden aufweist. Dies liegt an den Stressbedingungen in größeren Höhen, die die Pflanze zur verstärkten Produktion dieser Schutzstoffe anregen [s29]. Ein praktischer Tipp für Verbraucher: Wenn möglich, wählen Sie Gemüse aus Bergregionen, da dieses oftmals einen höheren Gehalt an wertvollen Antioxidantien aufweist. Besonders interessant ist die Rolle der Fermentation bei der Steigerung der antioxidativen Wirkung. Bei fermentierten Vollkornprodukten werden gebundene phenolische Verbindungen freigesetzt und neue bioaktive Substanzen gebildet [s27]. Dies erklärt auch, warum fermentierte Lebensmittel wie Sauerteigbrot oder fermentiertes Gemüse besonders wertvoll für unsere Gesundheit sind. Ein praktischer Ratschlag ist daher, regelmäßig fermentierte Lebensmittel in den Speiseplan einzubauen. Die Forschung zeigt deutlich, dass die gesundheitlichen Vorteile dieser Pflanzenstoffe am besten durch eine ausgewogene Ernährung mit vielfältigen pflanzlichen Lebensmitteln genutzt werden können [s25]. Die Synergie zwischen verschiedenen bioaktiven Verbindungen spielt dabei eine wichtige Rolle. Statt auf isolierte Nahrungsergänzungsmittel zu setzen, sollten Verbraucher daher auf eine bunte Mischung aus Obst, Gemüse und Vollkornprodukten achten. Interessanterweise kann auch die Art des Anbaus den Gehalt an sekundären Pflanzenstoffen beeinflussen. Der Einsatz organischer Düngemittel wie Mist und biologischer Stickstoffbinder (z.B. Azotobacter) kann die Konzentration von phenolischen Verbindungen und Flavonoiden in Kreuzblütlern deutlich erhöhen [s29]. Dies ist ein wichtiger Hinweis für gesundheitsbewusste Verbraucher, bei der Lebensmittelauswahl auch auf die Anbaumethode zu achten. Für die praktische Umsetzung empfiehlt es sich, täglich eine Vielfalt an unterschiedlich gefärbtem Obst und Gemüse zu verzehren, da die Farben oft ein Indikator für verschiedene Antioxidantien sind. Dabei sollten sowohl rohe als auch fermentierte Varianten berücksichtigt werden. Eine besonders effektive Strategie ist es, bei jeder Hauptmahlzeit mindestens drei verschiedenfarbige Gemüsesorten zu kombinieren und Vollkornprodukte zu bevorzugen. Die wissenschaftlichen Erkenntnisse unterstreichen, dass sekundäre Pflanzenstoffe nicht nur als Antioxidantien wirken, sondern auch komplexe molekulare Mechanismen beeinflussen, die für unsere Gesundheit von Bedeutung sind [s28]. Diese Erkenntnisse bestätigen die traditionelle Weisheit, dass eine pflanzenbasierte, vollwertige Ernährung die beste Grundlage für eine optimale Versorgung mit diesen wichtigen Schutzstoffen darstellt.

Glossar

Azotobacter
Eine Gattung von Bodenbakterien, die Luftstickstoff binden und für Pflanzen verfügbar machen können. Sie leben frei im Boden und tragen zur natürlichen Düngung bei.

Karzinogen
Chemische Substanzen oder Strahlung, die Krebs auslösen oder dessen Entstehung fördern können. Sie schädigen die DNA in den Zellen und können zu unkontrolliertem Zellwachstum führen.

onko-präventiv
Bezeichnet vorbeugende Maßnahmen gegen die Entstehung von Krebserkrankungen. Der Begriff leitet sich vom griechischen Wort 'onkos' (Geschwulst) ab.

1. 2. 2. Holunder und seine bioaktiven Komponenten

Der schwarze Holunder (Sambucus nigra L.) ist eine bemerkenswerte Heilpflanze, die seit Jahrhunderten in der traditionellen europäischen Medizin verwendet wird [s30]. Seine bioaktiven Komponenten machen ihn zu einem wertvollen Bestandteil moderner Nahrungsergänzungsmittel und funktioneller Lebensmittel.

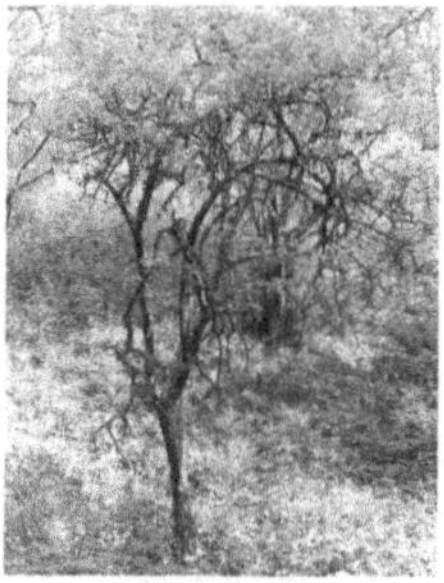

Sambucus nigra [i7]

Die Pflanze zeichnet sich durch einen außergewöhnlich hohen Gehalt an Polyphenolen aus, insbesondere Anthocyanen und Chlorogensäure [s31] [s32]. Diese Verbindungen sind für ihre starken antioxidativen Eigenschaften bekannt, was durch einen beeindruckenden FRAP-Wert von 185 ± 0,18 μmol Fe^{2+}/g Trockengewicht belegt wird [s33]. Für die optimale Aufnahme dieser wertvollen Inhaltsstoffe ist es wichtig zu wissen, dass etwa 74,54% der phenolischen Verbindungen nach der Verdauung bioverfügbar sind [s33]. Besonders interessant sind die vielfältigen gesundheitlichen Wirkungen der Holunderinhaltsstoffe. Die Pflanze enthält spezielle pektische Polysaccharide, darunter Homogalakturonan und Rhamnogalakturonan-I, die zusammen mit den phenolischen Verbindungen die Aufnahme von Glukose und Fettsäuren in Muskel- und Leberzellen fördern [s30]. Diese Eigenschaft macht Holunderpräparate besonders interessant für Menschen mit Stoffwechselstörungen. Praktischer Tipp: Eine Kombination aus Holunderprodukten mit einer ausgewogenen Ernährung kann die Stoffwechselregulation unterstützen.

Ein wichtiger Aspekt bei der Verwendung von Holunder ist die sachgerechte Verarbeitung. Die Pflanze enthält in rohem Zustand, besonders in Rinde, Blättern, Samen und unreifen Früchten, cyanogene Glycoside, die potenziell toxisch sind [s32]. Für die sichere Anwendung empfiehlt sich daher:

- Nur reife Früchte verwenden
- Thermische Verarbeitung durchführen
- Fermentationsprozesse nutzen, die toxische Verbindungen reduzieren

Die antivirale Wirkung von Holunder ist wissenschaftlich gut dokumentiert [s34]. Studien zeigen, dass Holunderextrakte die Dauer und Schwere von Erkältungs- und Grippesymptomen reduzieren können. Dies geschieht durch verschiedene Mechanismen, einschließlich der Hemmung der Virusbindung und -replikation [s34]. Ein praktischer Anwendungstipp: Während der Erkältungssaison kann die regelmäßige Einnahme von standardisierten Holunderpräparaten präventiv unterstützend wirken. Ein innovativer Aspekt ist die Verwendung von Holundertrester, einem Nebenprodukt der Verarbeitung. Dieser enthält noch erhebliche Mengen an wertvollen Polyphenolen und Anthocyanen [s35]. In der Lebensmittelindustrie wird er bereits erfolgreich als natürliches Konservierungsmittel eingesetzt, beispielsweise zur Verbesserung der mikrobiologischen Stabilität von Apfelsaft [s35]. Für die optimale Nutzung der bioaktiven Komponenten ist die Verarbeitungsmethode entscheidend. Moderne Technologien wie Ultraschallbehandlung können den Gehalt an phenolischen Verbindungen erhöhen und gleichzeitig unerwünschte Inhaltsstoffe reduzieren [s32]. Die Kombination verschiedener Verarbeitungsmethoden, wie beispielsweise Ultraschall mit milder Wärmebehandlung, hat sich als besonders effektiv erwiesen [s32].

Für die praktische Anwendung im Alltag empfiehlt es sich:

- Standardisierte Holunderpräparate zu verwenden
- Auf thermisch verarbeitete Produkte zu achten
- Fermentierte Holunderprodukte zu bevorzugen
- Die Einnahme über den Tag zu verteilen für eine optimale Aufnahme der bioaktiven Komponenten

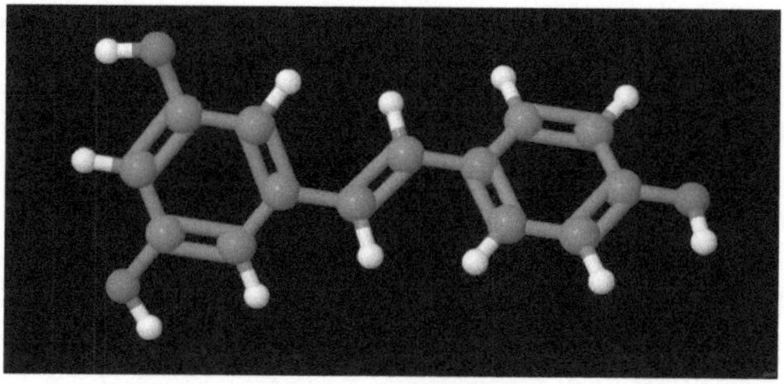

Polyphenole [i8]

Glossar

Anthocyan
Wasserlösliche Pflanzenfarbstoffe, die Früchten und Blüten ihre rote bis blaue Färbung verleihen

cyanogenes Glycosid
Pflanzliche Verbindungen, die bei ihrer Spaltung giftige Blausäure freisetzen können

FRAP-Wert
Messwert zur Bestimmung der antioxidativen Kapazität einer Substanz durch Eisenreduktion

Homogalakturonan
Grundbaustein von Pektin, besteht aus einer Kette von Galakturonsäure-Einheiten

Polyphenol
Natürliche chemische Verbindungen aus Pflanzen, die aus mehreren Phenolringen bestehen und als starke Antioxidantien wirken

Rhamnogalakturonan
Verzweigtes Polysaccharid in Pflanzenzellwänden, aufgebaut aus Rhamnose und Galakturonsäure

1. 2. 3. Pflanzliche Enzyme im Fokus

Pflanzliche Enzyme spielen eine fundamentale Rolle bei der Verdauung und Nährstoffaufnahme im menschlichen Körper. Diese biologischen Katalysatoren sind in der Lage, komplexe Nährstoffe in kleinere, besser verwertbare Einheiten zu zerlegen [s36]. Besonders bemerkenswert ist ihre Fähigkeit, auch schwer verdauliche Substanzen wie Gluten, phytische Säure und Laktose aufzuspalten.

Die Wirkungsweise pflanzlicher Enzyme ist dabei äußerst vielfältig. Sie umfasst drei Hauptgruppen: Proteasen für die Eiweißverdauung, Kohlenhydrasen für den Kohlenhydratabbau und Lipasen für die Fettverdauung [s37]. Ein besonderer Vorteil pflanzlicher Enzyme liegt in ihrer Stabilität über einen breiten pH-Bereich, wodurch sie bereits im Magen aktiv werden können und ihre Wirkung bis in den Dünndarm fortsetzen. Für die praktische Anwendung bedeutet dies, dass die Einnahme pflanzlicher Enzyme besonders bei Menschen mit Verdauungsbeschwerden sinnvoll sein kann. Beispielsweise können sie bei der Verdauung schwerer Mahlzeiten unterstützend wirken. Ein praktischer Tipp ist die Einnahme etwa 15-30 Minuten vor den Hauptmahlzeiten, um eine optimale Wirkung zu erzielen. Wissenschaftliche Studien belegen die positiven Effekte multienzymatischer Präparate auf die Nährstoffverdaulichkeit [s38]. Dabei zeigt sich, dass verschiedene Enzyme unterschiedliche Wirkungsschwerpunkte haben und sich in ihrer Fähigkeit, pflanzliche Zellwände aufzuschließen, unterscheiden. Diese Erkenntnis ist besonders relevant für Menschen, die sich überwiegend pflanzlich ernähren. Ein weiterer bedeutender Aspekt ist die entzündungshemmende Wirkung bestimmter pflanzlicher Enzyme [s37]. Diese Eigenschaft macht sie interessant für Menschen mit chronisch-entzündlichen Erkrankungen. Für die Anwendung empfiehlt sich hier eine regelmäßige, längerfristige Einnahme, idealerweise in Absprache mit medizinischem Fachpersonal.

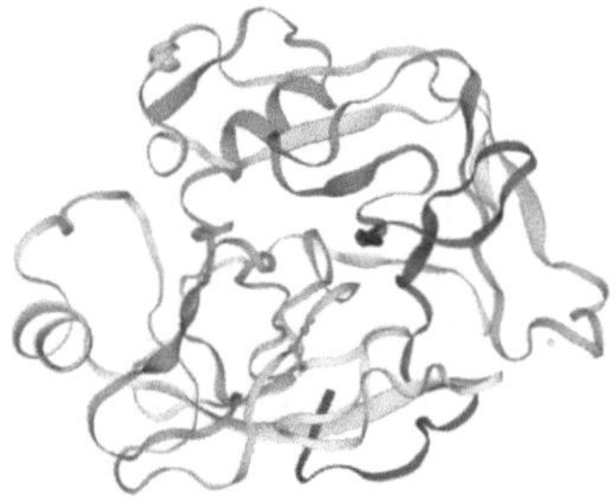

Proteasen [i9]

Die Effizienz pflanzlicher Enzyme kann durch verschiedene Faktoren optimiert werden:
- Einnahme auf nüchternen Magen
- Ausreichende Flüssigkeitszufuhr
- Kombination verschiedener Enzymtypen
- Regelmäßige Einnahme bei chronischen Beschwerden

Besonders interessant ist die Rolle pflanzlicher Enzyme bei der Reduktion von Phosphorausscheidung [s38]. Dies kann sowohl ökologische als auch gesundheitliche Vorteile haben, insbesondere für Menschen mit eingeschränkter Nierenfunktion.

Für die optimale Nutzung pflanzlicher Enzyme im Alltag empfiehlt sich:
- Eine ausgewogene Kombination verschiedener Enzympräparate
- Die Anpassung der Dosierung an individuelle Bedürfnisse
- Besondere Beachtung bei protein- oder ballaststoffreicher Ernährung
- Regelmäßige Überprüfung der Wirksamkeit

Die Forschung zeigt, dass die Supplementierung mit pflanzlichen Enzymen zu einer verbesserten Nährstoffaufnahme und Verdauungseffizienz führen kann [s38]. Dies ist besonders relevant für Menschen mit eingeschränkter Verdauungskapazität oder erhöhtem Nährstoffbedarf. Für eine nachhaltige Gesundheitsförderung sollten pflanzliche Enzyme als Teil eines ganzheitlichen Ernährungskonzepts betrachtet werden. Die Kombination mit einer ausgewogenen Ernährung und ausreichender Bewegung kann ihre positive Wirkung optimal unterstützen.

Glossar

Kohlenhydrase

Enzyme, die die chemischen Bindungen in Kohlenhydraten auflösen. Sie werden auch als Glycosidasen bezeichnet und sind essentiell für die Energiegewinnung aus Zuckern.

Lipase

Enzyme, die Fette in ihre Bestandteile Glycerin und Fettsäuren aufspalten. Sie sind besonders wichtig bei der Aufnahme von fettlöslichen Vitaminen.

Phytische Säure

Eine in Pflanzen vorkommende Substanz, die als Phosphatspeicher dient und die Aufnahme von Mineralstoffen wie Eisen und Zink im Darm behindern kann.

Protease

Spezielle Enzyme, die Peptidbindungen in Proteinen spalten und diese in kleinere Peptide oder einzelne Aminosäuren zerlegen können. Sie kommen in allen Organismen vor.

1. 2. 4. Quercetin und seine Wirkungen

Quercetin gehört zu den am häufigsten vorkommenden Flavonoiden in unserer Nahrung und zeichnet sich durch ein beeindruckendes Spektrum gesundheitsfördernder Eigenschaften aus [s39] [s40]. Als potentes Antioxidans spielt es eine zentrale Rolle bei der Bekämpfung von oxidativem Stress und alterungsbedingten Degenerationsprozessen.

Die Wirkungsbreite von Quercetin ist bemerkenswert vielfältig. Besonders hervorzuheben sind seine antioxidativen, entzündungshemmenden und antimikrobiellen Eigenschaften [s40]. Im Bereich der Schmerzlinderung wirkt Quercetin über die Aktivierung des Nrf2/HO-1-Signalwegs und hemmt gleichzeitig die Rekrutierung von Neutrophilen sowie die COX-2-Aktivität [s41]. Für Menschen mit chronischen Schmerzerkrankungen kann eine regelmäßige Aufnahme quercetinreicher Lebensmittel daher besonders sinnvoll sein. Ein weiterer faszinierender Aspekt ist die positive Wirkung bei Stoffwechselstörungen. Bei Frauen mit polyzystischem Ovarialsyndrom (PCOS) konnte gezeigt werden, dass Quercetin die Insulinempfindlichkeit verbessert und das Lipidprofil günstig beeinflusst [s42]. Praktisch bedeutet dies, dass Betroffene von einer gezielten Erhöhung quercetinhaltiger Lebensmittel in ihrer Ernährung profitieren können. Empfehlenswert ist beispielsweise der regelmäßige Verzehr von roten Zwiebeln, Äpfeln und dunkelgrünem Blattgemüse. Besondere Aufmerksamkeit verdient die antikanzerogene Wirkung von Quercetin. Studien belegen beeindruckende hemmende Effekte auf verschiedene Krebsarten, darunter Brust-, Lungen- und Darmkrebs [s40]. Bei Ovarialkarzinomen zeigt Quercetin vielversprechende Ergebnisse durch die Induktion der Apoptose und Hemmung des Tumorwachstums [s43]. Ein praktischer Ansatz zur Prävention ist die Kombination verschiedener quercetinreicher Lebensmittel über den Tag verteilt. Die antivirale Wirksamkeit von Quercetin, insbesondere gegen Dengue- und Hepatitis-C-

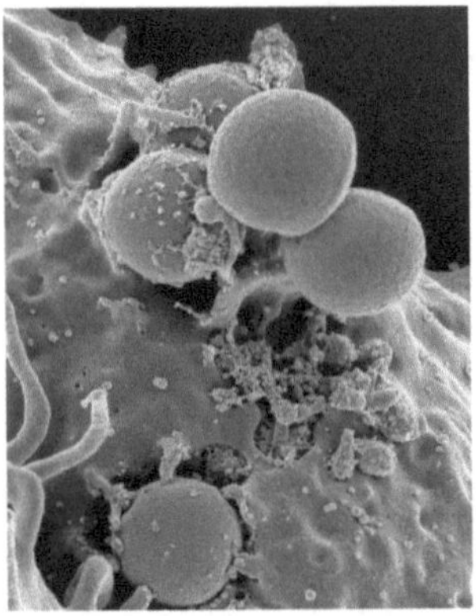

Neutrophilen [i10]

Viren [s40], macht es zu einem interessanten Kandidaten für die unterstützende Behandlung viraler Infektionen. Während der Erkältungssaison kann eine erhöhte Aufnahme quercetinreicher Nahrungsmittel das Immunsystem unterstützen.

Eine Herausforderung bei der Nutzung von Quercetin ist seine relativ geringe Bioverfügbarkeit [s40]. Um die Aufnahme zu optimieren, empfiehlt es sich:

- Quercetinhaltige Lebensmittel mit vitamin-C-reichen Früchten zu kombinieren
- Die Aufnahme über mehrere Mahlzeiten zu verteilen
- Fettreiche Lebensmittel als "Carrier" zu nutzen
- Fermentierte Produkte zu bevorzugen

Für die praktische Umsetzung im Alltag bietet sich ein "Quercetin-Boost-Frühstück" an: Haferflocken mit Apfelstücken, roten Zwiebeln und Zitrusfrüchten. Diese Kombination optimiert nicht nur die Aufnahme, sondern liefert auch weitere wichtige Nährstoffe. Die entzündungshemmenden Eigenschaften von Quercetin [s41] machen es besonders interessant für Menschen mit chronisch-entzündlichen Erkrankungen. Die Modulation der Immunantwort erfolgt dabei über verschiedene Mechanismen, einschließlich der Regulation von Entzündungsmediatoren.

Glossar

Apoptose
Programmierter Zelltod, bei dem sich Zellen selbst abbauen - ein wichtiger Mechanismus zur Entfernung geschädigter oder nicht mehr benötigter Zellen aus dem Körper.

Flavonoid
Natürliche Pflanzenfarbstoffe, die als sekundäre Pflanzenstoffe eine wichtige Rolle für die menschliche Gesundheit spielen. Sie kommen besonders in Obst, Gemüse und Kräutern vor.

Neutrophil
Weiße Blutkörperchen, die als erste Abwehrzellen bei Entzündungen und Infektionen aktiv werden und Krankheitserreger bekämpfen.

Polyzystisches Ovarialsyndrom
Hormonelle Störung bei Frauen, die sich durch Zysten an den Eierstöcken, unregelmäßige Menstruation und erhöhte männliche Hormone auszeichnet.

Zusammenfassung - 1. 2. Pflanzliche Wirkstoffe

- Sekundäre Pflanzenstoffe wirken als Antioxidantien durch Unterbrechung von Kettenreaktionen freier Radikale mittels Wasserstoffatom- oder Elektronenspende
- Gemüse aus Hochlagen weist höhere Konzentrationen an phenolischen Verbindungen und Flavonoiden auf
- Fermentation setzt gebundene phenolische Verbindungen frei und bildet neue bioaktive Substanzen
- Organische Düngung mit Mist und Azotobacter erhöht die Konzentration von Phenolen in Kreuzblütlern
- Holunder hat einen FRAP-Wert von 185 μmol Fe2+/g und 74,54% bioverfügbare phenolische Verbindungen
- Holunder enthält spezielle pektische Polysaccharide wie Homogalakturonan und Rhamnogalakturonan-I
- Ultraschallbehandlung kann den Gehalt an phenolischen Verbindungen in Holunder erhöhen
- Pflanzliche Enzyme bleiben über einen breiten pH-Bereich stabil und sind bereits im Magen aktiv
- Pflanzliche Enzyme reduzieren die Phosphorausscheidung und verbessern die Nährstoffaufnahme
- Quercetin aktiviert den Nrf2/HO-1-Signalweg und hemmt die Neutrophilen-Rekrutierung
- Quercetin verbessert bei PCOS die Insulinempfindlichkeit und das Lipidprofil
- Quercetin induziert Apoptose bei Ovarialkarzinomen und hemmt das Tumorwachstum
- Die Bioverfügbarkeit von Quercetin wird durch Vitamin C und fettreiche "Carrier" erhöht

1. 3. Darreichungsformen

Die Wahl der richtigen Darreichungsform für Nahrungsergänzungsmittel ist entscheidend für deren Wirksamkeit und Anwendbarkeit. Doch welche Kriterien sollten bei der Auswahl berücksichtigt werden? Wie beeinflussen verschiedene Darreichungsformen die Aufnahme und Verwertung der Inhaltsstoffe im Körper? Und welche Rolle spielen individuelle Faktoren wie Alter, Gesundheitszustand oder persönliche Präferenzen? Von klassischen Tabletten über Pulver und Granulate bis hin zu flüssigen Präparaten und innovativen Formulierungen – die Vielfalt der verfügbaren Optionen wächst stetig. Jede Darreichungsform bietet spezifische Vor- und Nachteile, die es sorgfältig abzuwägen gilt. Dabei geht es nicht nur um die reine Wirkstoffaufnahme, sondern auch um praktische Aspekte wie Handhabung, Dosiergenauigkeit und Haltbarkeit. Die kontinuierliche Weiterentwicklung von Darreichungsformen durch neue Technologien und Forschungserkenntnisse eröffnet zunehmend Möglichkeiten für individualisierte Lösungen. Ein fundiertes Verständnis der verschiedenen Optionen ist daher essentiell für eine informierte Entscheidung bei der Auswahl von Nahrungsergänzungsmitteln.

„Tabletten können einen Wirkstoffanteil von bis zu 75% oder mehr enthalten, was besondere Anforderungen an die Formulierung stellt.“

1. 3. 1. Tabletten und ihre Zusammensetzung

Tabletten gehören zu den am häufigsten verwendeten Darreichungsformen für Arzneimittel und Nahrungsergänzungsmittel. Ihre Zusammensetzung folgt dabei strengen Qualitätsstandards der Europäischen Pharmakopöe, die sowohl die Wirkstoffe als auch die verwendeten Hilfsstoffe genau reguliert [s44]. Ein besonderes Augenmerk liegt dabei auf der präzisen Dosierung der aktiven Substanzen pro Tablette. Die Grundzusammensetzung einer Tablette besteht nicht nur aus dem Wirkstoff selbst, sondern auch aus verschiedenen Hilfsstoffen, die für die Stabilität, Haltbarkeit und Anwendbarkeit unerlässlich sind [s45]. Bei hochdosierten Tabletten kann der Wirkstoffanteil bis zu 75% oder mehr betragen, was besondere Herausforderungen an die Formulierung stellt. Hier spielt besonders die Kontrolle des Wassergehalts eine kritische Rolle - zu viel Feuchtigkeit kann zur Zersetzung des Wirkstoffs führen. Die Pharmakopöe schreibt daher strenge Grenzwerte vor, die häufig bei unter 1,5% liegen [s45]. Ein wichtiger Aspekt bei der Herstellung ist der Produktionsprozess, der durch ein detailliertes Flussdiagramm dokumentiert wird und verschiedene Qualitätskontrollen während der Fertigung beinhaltet [s46]. Die Nassgranulation ist dabei ein häufig verwendetes Verfahren, bei dem Binderlösungen zum Einsatz kommen, um eine optimale Mischung von Wirkstoffen und Hilfsstoffen zu erreichen [s45]. Für die Qualitätssicherung werden moderne Analysemethoden wie die ATR-FTIR-Spektroskopie eingesetzt, die eine schnelle und zuverlässige Überprüfung des Arzneimittelgehalts ermöglicht [s47]. Besondere Formen von Tabletten sind beispielsweise Kautabletten, die speziell für Patienten mit Schluckbeschwerden entwickelt wurden [s48]. Diese enthalten zusätzlich Süßstoffe und Aromastoffe zur Geschmacksmaskierung und können ohne Wasser eingenommen werden. Ein praktischer Tipp für Verbraucher: Achten Sie bei Tabletten mit Bruchrille darauf, ob diese tatsächlich für die Teilung vorgesehen sind - dies muss vom Hersteller speziell nachgewiesen und gekennzeichnet sein [s44]. Die Entwicklung von Tablettenformulierungen berücksichtigt auch verschiedene Patientengruppen. Während feste orale Darreichungsformen wie klassische Tabletten für viele Erwachsene ideal sind, können sie für Kinder oder ältere Menschen problematisch sein [s49]. Hier bieten sich Alternativen wie orodispersible Tabletten an, die sich im Mund auflösen, oder efferveszierende Formulierungen, die in Wasser aufgelöst werden [s49].

Ein wichtiger praktischer Aspekt ist die Lagerung von Tabletten. Die maximale Haltbarkeit wird durch die Herstellungsbedingungen und die verwendeten Hilfsstoffe bestimmt [s46]. Verbraucher sollten dabei die angegebenen Lagerungsbedingungen genau beachten, um die Stabilität der Wirkstoffe zu gewährleisten. Die Zukunft der Tablettenherstellung entwickelt sich in Richtung personalisierter Medizin. Neue Technologien wie der 3D-Druck ermöglichen bereits die Herstellung individuell angepasster Kautabletten [s48]. Dies könnte in Zukunft zu einer noch besseren Abstimmung der Darreichungsform auf individuelle Patientenbedürfnisse führen. Für die Qualitätskontrolle werden zunehmend innovative Methoden eingesetzt. Die ATR-FTIR-Spektroskopie beispielsweise ermöglicht eine schnelle und kostengünstige Analyse des Wirkstoffgehalts, was besonders in Regionen mit begrenzter laboranalytischer Infrastruktur von Bedeutung ist [s47]. Dies trägt zur globalen Qualitätssicherung von Tabletten bei.

ATR-FTIR-Spektroskopie
Eine analytische Messmethode, die Infrarotstrahlung nutzt, um die molekulare Zusammensetzung von Substanzen zu bestimmen, ohne diese dabei zu zerstören.

Efferveszierend
Eine Eigenschaft von Tabletten, die sich unter Entwicklung von Kohlendioxid in Wasser sprudelnd auflösen, wodurch eine Lösung oder Suspension entsteht.

Nassgranulation
Ein pharmazeutisches Verfahren zur Herstellung von Granulaten, bei dem Pulver mit Flüssigkeit befeuchtet und zu größeren Partikeln verarbeitet werden, um bessere Fließeigenschaften zu erzielen.

Orodispersibel
Eine Eigenschaft von Tabletten, die sich ohne Wasserzugabe direkt auf der Zunge auflösen und besonders für Menschen mit Schluckbeschwerden geeignet sind.

Pharmakopöe
Ein offizielles Arzneibuch, das verbindliche Qualitätsanforderungen für Arzneimittel festlegt und als Standardwerk für die Herstellung und Prüfung von Medikamenten dient.

1. 3. 2. Pulver und Granulate

Pulver und Granulate nehmen als Darreichungsformen für Nahrungsergänzungsmittel eine besondere Stellung ein, da sie sich durch ihre große spezifische Oberfläche deutlich schneller auflösen und dispergieren lassen als kompakte Formen [s50]. Dies macht sie besonders für Anwendungen interessant, bei denen eine schnelle Aufnahme der Wirkstoffe gewünscht ist. Die Herstellung erfolgt durch verschiedene Verfahren der Partikelgrößenreduktion wie Trituration oder Pulverisation [s50]. Dabei wird die Partikelgröße gezielt beeinflusst, was direkten Einfluss auf die Bioverfügbarkeit hat. Je nach Anwendungszweck werden Pulver in verschiedene Feinheitsgrade klassifiziert - von sehr grob bis sehr fein [s50]. Ein praktischer Tipp für Verbraucher: Je feiner das Pulver, desto besser löst es sich in der Regel auf. Besonders interessant sind efferveszierende Vitamin- und Mineralformulierungen, die vollständig wasserlöslich sind und die Nährstoffe in einer gut bioverfügbaren Form bereitstellen [s51]. Diese werden in luftdichten und feuchtigkeitsresistenten Behältern verpackt, um ihre Stabilität zu gewährleisten. Bei der Anwendung sollte darauf geachtet werden, dass sich das Pulver vollständig aufgelöst hat, bevor es konsumiert wird. Polymere spielen eine wichtige Rolle bei der Herstellung von Pulvern und Granulaten [s52]. Sie können in verschiedenen Formen eingesetzt werden - von wässrigen Dispersionen bis hin zu gebrauchsfertigen Pulvermischungen. Ein konkretes Beispiel ist die Verbesserung der Wasserlöslichkeit durch spezielle Formulierungen, die die Absorption durch mukosale Zellen um das bis zu 100-fache steigern können [s53]. Besonders für Kinder eignen sich Pulver und Granulate als Darreichungsform, da sie flexibel eingenommen werden können - entweder direkt oder gemischt mit Lebensmitteln und Getränken [s54]. Wichtig ist dabei die Beachtung der Herstellerhinweise bezüglich geeigneter Lebensmittel zum Mischen. Manche Kombinationen sollten aufgrund von Stabilitäts- oder Geschmacksproblemen vermieden werden. Bei der Dosierung von Pulvern gibt es zwei Hauptvarianten: vorportionierte Einheiten oder Bulk-Ware [s50]. Für die genaue Dosierung von Bulk-Waren empfiehlt sich die Verwendung eines präzisen Messlöffels oder einer digitalen Waage. Ein praktischer Hinweis: Notieren Sie sich das Gewicht einer typischen Portion, um die Dosierung zu vereinfachen. Die Lagerung von Pulvern und Granulaten erfordert besondere Aufmerksamkeit. Hermetisch versiegelte, laminierte Beutel schützen vor Feuchtigkeit und gewährleisten die Stabilität [s55]. Nach dem Öffnen sollten die Produkte in einem luftdichten Behälter an einem kühlen, trockenen Ort aufbewahrt werden. Ein innovativer Ansatz ist die Umwandlung von Pulvern in Granulate zur Verbesserung der Fließeigenschaften [s56]. Durch spezielle Beschichtungen kann zudem die Palatabilität (Geschmacksqualität) verbessert werden. Dies ist besonders wichtig bei Produkten, die direkt eingenommen werden. Die Dichte von Pulvern wird mittels moderner Methoden wie Gaspyknometrie und Quecksilberporosimetrie bestimmt [s50]. Diese Parameter sind wichtig für die gleichmäßige Dosierung und die Qualitätskontrolle. Verbraucher sollten darauf achten, dass sich Pulver nicht zu stark verdichten, da dies die Dosiergenauigkeit beeinträchtigen kann.

1. 3. 3. Flüssige Präparate und Tropfen

Flüssige Präparate und Tropfen bieten als Darreichungsform besondere Vorteile bei der Einnahme und Dosierung von Nahrungsergänzungsmitteln. Sie eignen sich hervorragend für Menschen, die Schwierigkeiten beim Schlucken von Tabletten haben, insbesondere für Kinder und ältere Menschen [s57]. Die Dosierung kann dabei sehr präzise erfolgen, was besonders bei der Supplementierung von Mikronährstoffen wichtig ist. Bei der Entwicklung flüssiger Präparate spielt das Dosierungsvolumen eine entscheidende Rolle. Für Kinder unter 5 Jahren sollte das Volumen idealerweise unter 5 ml liegen, für ältere Kinder unter 10 ml [s57]. Dies erhöht die Compliance und erleichtert die regelmäßige Einnahme. Ein praktischer Tipp für Eltern: Verwenden Sie immer den mitgelieferten Messlöffel oder die Dosierpipette, da handelsübliche Teelöffel stark in ihrer Größe variieren können. Besondere Aufmerksamkeit erfordert die Einnahme von flüssigen Eisenpräparaten. Diese sollten vorzugsweise auf nüchternen Magen mit Wasser oder Fruchtsaft eingenommen werden, nicht jedoch mit Milchprodukten, da diese die Absorption beeinträchtigen können [s58]. Um Zahnverfärbungen zu vermeiden, empfiehlt sich die Verwendung eines Strohhalms oder das Verdünnen mit Wasser. Bei der Dosierung sollte man mit einer niedrigen Dosis beginnen und diese nach 4-5 Tagen schrittweise erhöhen, um gastrointestinale Nebenwirkungen zu minimieren [s58]. Ein wichtiger Aspekt bei flüssigen Präparaten ist die Bioäquivalenz, die nicht immer mit festen Darreichungsformen übereinstimmt [s59]. Dies kann eine sorgfältige Überwachung und gegebenenfalls Dosisanpassungen erforderlich machen. Verbraucher sollten beim Wechsel zwischen verschiedenen Darreichungsformen oder Herstellern besonders aufmerksam sein und Rücksprache mit medizinischem Fachpersonal halten. Die Stabilität flüssiger Präparate kann durch verschiedene Faktoren beeinflusst werden. Einzeldosis-Zubereitungen bieten hier Vorteile, da sie ohne Konservierungsstoffe auskommen können [s60]. Bei der Lagerung sollten die Herstellerangaben genau beachtet werden - viele Präparate müssen kühl gelagert werden, um ihre Wirksamkeit zu erhalten. Für die veterinärmedizinische Anwendung bieten flüssige Präparate besondere Vorteile, da sie eine einfache und präzise Verabreichung ermöglichen [s61]. Besonders bei der Supplementierung von Vitaminen A und E zeigen sich positive Effekte auf Wachstum und Immunfunktion. Studien zur Adhärenz zeigen, dass die monatliche Einnahme flüssiger Präparate besser eingehalten wird als wöchentliche Dosierungen [s62]. Allerdings berichten viele Anwender von Schwierigkeiten bei der korrekten Dosierung mit Dosierpipetten. Ein praktischer Tipp: Markieren Sie sich die korrekte Füllhöhe auf der Pipette mit einem wasserfesten Stift. Für Vitamin-Supplementierungen stehen verschiedene flüssige Formulierungen zur Verfügung, beispielsweise Vitamin D3-Tropfen mit 400 Einheiten pro Milliliter [s63]. Diese sind besonders für Säuglinge und Kleinkinder geeignet und häufig bis zum 5. Lebensjahr erstattungsfähig. Die Entwicklung von Suspensionen kann die palatabilitaet verbessern und ermöglicht höhere Wirkstoffbeladungen [s57]. Ein praktischer Tipp: Schütteln Sie Suspensionen vor Gebrauch gut durch, um eine gleichmäßige Verteilung des Wirkstoffs zu gewährleisten.

Glossar

Adhärenz
: Moderne Bezeichnung für die eigenverantwortliche und kontinuierliche Einhaltung der vereinbarten Therapie zwischen Patient und Gesundheitsdienstleister.

Bioäquivalenz
: Maß für die Vergleichbarkeit verschiedener Präparate hinsichtlich ihrer Aufnahme und Wirkung im Körper. Zwei Präparate sind bioäquivalent, wenn sie bei gleicher Dosis die gleiche Wirkstoffmenge im Blut erreichen.

Compliance
: Bezeichnet die Bereitschaft eines Patienten, therapeutische Anweisungen zu befolgen und Medikamente wie vorgeschrieben einzunehmen.

1. 3. 4. Innovative Darreichungsformen

Die Entwicklung innovativer Darreichungsformen revolutioniert die Art und Weise, wie Nahrungsergänzungsmittel und Supplemente dem Körper zugeführt werden. Ein besonders vielversprechender Ansatz sind nanostrukturierte Systeme, die mit Größen zwischen 1 und 100 nm völlig neue Möglichkeiten der Wirkstoffaufnahme eröffnen [s64]. Diese Nanostrukturen können die Bioverfügbarkeit deutlich verbessern und ermöglichen eine gezieltere Abgabe der Wirkstoffe im Körper. Eine weitere innovative Entwicklung sind Oleogele, die als fortschrittliche Trägersysteme fungieren. Diese kombinierten Strukturen aus Oleogelatoren und Speiseölen bieten durch ihre einzigartigen physikalischen Eigenschaften erhebliche Vorteile bei der kontrollierten Wirkstofffreisetzung [s65]. Besonders bei fettlöslichen Vitaminen und Nährstoffen kann die Bioverfügbarkeit durch Oleogele deutlich gesteigert werden. Ein praktischer Tipp für Verbraucher: Achten Sie bei öligen Supplementen darauf, ob diese in einer Oleogel-Formulierung vorliegen, da dies die Aufnahme im Körper optimieren kann. Eine bedeutende Innovation im Bereich der Kapselformulierungen sind HPMC-Kapseln (Hydroxypropylmethylcellulose) mit verzögerter Freisetzung [s66]. Diese schützen nicht nur empfindliche Inhaltsstoffe vor der Magensäure, sondern ermöglichen auch eine gezielte Freisetzung im Darm. Ein besonderer Vorteil dieser Technologie ist die Maskierung unangenehmer Geschmacks- und Geruchsstoffe, was die Einnahmebereitschaft erhöht. Fortschrittliche Matrixsysteme mit geschmolzenem Fettkern stellen eine weitere Innovation dar [s67]. Diese speziell entwickelten Matrices verbessern die Dispergierbarkeit lipophiler Verbindungen und maximieren deren enterale Absorption. Für Anwender bedeutet dies eine bessere Verwertung fettlöslicher Nährstoffe wie Vitamin D oder Omega-3-Fettsäuren.

Die Entwicklung kontrollierter Freisetzungssysteme hat mit intraruminalen Kapseln und biologisch abbaubaren Mikrosphären neue Maßstäbe gesetzt [s68]. Diese Systeme ermöglichen eine präzise zeitliche Steuerung der Wirkstofffreisetzung und können mehrere Wirkstoffe in einem einzigen Präparat kombinieren. Für chronische Supplementierungen bedeutet dies weniger häufige Einnahmen bei gleichbleibend guter Versorgung. Transdermale Lösungen repräsentieren einen völlig neuen Ansatz der Supplementierung [s68]. Diese nicht-wässrigen Systeme ermöglichen die Aufnahme von Nährstoffen direkt durch die Haut, was besonders für Menschen mit Verdauungsproblemen oder Schluckbeschwerden vorteilhaft sein kann. Die Integration neuester Entwicklungen aus Materialwissenschaft und Elektronik eröffnet völlig neue Perspektiven [s69]. Ein praktisches Beispiel ist die Entwicklung "intelligenter" Darreichungsformen, die auf äußere Reize reagieren können und ihre Freisetzung entsprechend anpassen. Polymere und vesikuläre Abgabesysteme [s70] ermöglichen eine noch präzisere Kontrolle über die Wirkstofffreisetzung. Diese Systeme können so programmiert werden, dass sie Nährstoffe genau dort freisetzen, wo sie am besten vom Körper aufgenommen werden können. Ein praktischer Hinweis für Verbraucher: Achten Sie bei der Auswahl von Supplementen auf Angaben zu "optimierter Freisetzung" oder "Enhanced Delivery System", da diese häufig auf solchen fortschrittlichen Technologien basieren. Die Kombination von Nanotechnologie mit bioaktiven Naturstoffen [s64] zeigt besonders vielversprechende Ergebnisse. Durch die Einbettung in nanostrukturierte Trägersysteme können beispielsweise pflanzliche Wirkstoffe besser vom Körper aufgenommen werden. Dies ist besonders relevant für Verbraucher, die natürliche Supplemente bevorzugen.

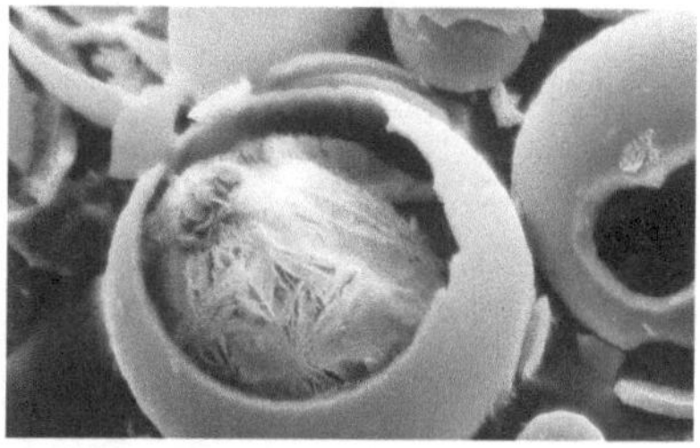

Mikrosphären [i11]

Glossar

Hydroxypropylmethylcellulose
Ein pflanzlicher Stoff aus modifizierter Cellulose, der für die Herstellung von Kapselgehäusen verwendet wird

Intraruminal
Bezeichnet die Platzierung oder Wirkung innerhalb des Verdauungstrakts

Matrix
Grundgerüst oder Trägersystem, in dem Wirkstoffe eingebettet sind

Nanostruktur
Extrem kleine Strukturen im Milliardstel-Meter-Bereich, die in der Medizin und Supplementherstellung verwendet werden, um Wirkstoffe besser transportieren zu können

Oleogel
Gelartige Masse aus Öl und speziellen Verdickungsmitteln, die sich besonders gut zur Aufnahme fettlöslicher Substanzen eignet

Vesikulär
Bezieht sich auf kleine, bläschenförmige Strukturen, die Wirkstoffe transportieren können

Zusammenfassung - 1. 3. Darreichungsformen

- Tabletten können einen Wirkstoffanteil von bis zu 75% erreichen, was besondere Anforderungen an die Formulierung stellt.
- Die Nassgranulation ist ein Standardverfahren bei der Tablettenherstellung, bei dem Binderlösungen für optimale Wirkstoff-Hilfsstoff-Mischungen verwendet werden.
- ATR-FTIR-Spektroskopie ermöglicht eine schnelle und kostengünstige Analyse des Wirkstoffgehalts in Tabletten.
- Der maximale Feuchtigkeitsgehalt in Tabletten ist durch die Pharmakopöe streng reguliert und liegt häufig unter 1,5%.
- Pulver und Granulate haben durch ihre große spezifische Oberfläche eine deutlich schnellere Auflösungsrate als kompakte Formen.
- Spezielle Polymerformulierungen können die Absorption durch mukosale Zellen um das bis zu 100-fache steigern.
- Gaspyknometrie und Quecksilberporosimetrie werden zur präzisen Dichtebestimmung von Pulvern eingesetzt.
- Bei flüssigen Eisenpräparaten sollte die Dosierung schrittweise über 4-5 Tage erhöht werden, um gastrointestinale Nebenwirkungen zu minimieren.
- Nanostrukturierte Systeme mit Größen zwischen 1-100 nm ermöglichen völlig neue Wege der Wirkstoffaufnahme.
- Oleogele als fortschrittliche Trägersysteme verbessern die kontrollierte Freisetzung fettlöslicher Vitamine.
- HPMC-Kapseln ermöglichen eine gezielte Wirkstofffreisetzung im Darm durch Schutz vor Magensäure.
- Vesikuläre Abgabesysteme können für die präzise Freisetzung von Nährstoffen an spezifischen Absorptionsorten programmiert werden.

Rückblick - 1. Grundlagen der Nahrungsergänzung

- Wasserlösliche Vitamine müssen täglich aufgenommen werden, da sie nicht gespeichert werden können - mit Ausnahme von B12.
- Vitamin C verbessert die Eisenaufnahme aus pflanzlichen Quellen um das 2-3 fache.
- Raucher sollten täglich zusätzlich 35 mg Vitamin C supplementieren.
- Fettlösliche Vitamine werden in Leber, Fettgewebe und Muskeln gespeichert und benötigen Nahrungsfett zur Aufnahme.
- Marine Calciumquellen wie Algen zeigen eine besonders hohe Bioverfügbarkeit.
- Gemüse aus Hochlagen enthält oft höhere Konzentrationen an phenolischen Verbindungen und Flavonoiden.
- Holunderextrakte enthalten spezielle pektische Polysaccharide, die die Aufnahme von Glukose und Fettsäuren in Muskel- und Leberzellen fördern.
- 74,54% der phenolischen Verbindungen im Holunder sind nach der Verdauung bioverfügbar.
- Pflanzliche Enzyme sind über einen breiten pH-Bereich stabil und können bereits im Magen aktiv werden.
- Nanostrukturierte Systeme mit Größen zwischen 1-100 nm ermöglichen völlig neue Wege der Wirkstoffaufnahme.
- HPMC-Kapseln mit verzögerter Freisetzung schützen empfindliche Inhaltsstoffe vor Magensäure.
- Transdermale Lösungen ermöglichen die Aufnahme von Nährstoffen direkt durch die Haut.

Nach diesem Überblick über die Grundlagen der Nahrungsergänzung stellt sich die spannende Frage, wie diese Erkenntnisse gezielt bei speziellen Gesundheitszuständen und Lebensphasen eingesetzt werden können.

2. Spezielle Anwendungsgebiete

Die Anwendungsgebiete von Nahrungsergänzungsmitteln sind vielfältig und oft sehr spezifisch. Während einige Menschen Supplemente zur Leistungssteigerung im Sport einsetzen, nutzen andere sie gezielt zur Optimierung ihres Stoffwechsels oder zur Kompensation ernährungsbedingter Einschränkungen. Doch welche Präparate sind in welchen Situationen tatsächlich sinnvoll? Wie lässt sich die Wirksamkeit verschiedener Produkte wissenschaftlich fundiert bewerten? Die Forschung der letzten Jahre hat gezeigt, dass die individuelle Stoffwechselsituation, der persönliche Lebensstil und sogar genetische Faktoren darüber entscheiden, ob und wie stark jemand von bestimmten Supplementen profitiert. Gerade im Bereich des Sports und der veganen Ernährung ergeben sich dabei besondere Herausforderungen: Wie lässt sich die Regeneration optimal unterstützen? Welche kritischen Nährstoffe müssen bei pflanzlicher Ernährung besonders beachtet werden? Die folgenden Abschnitte beleuchten evidenzbasiert die wichtigsten Anwendungsgebiete von Nahrungsergänzungsmitteln und liefern konkrete Handlungsempfehlungen für verschiedene Zielgruppen. Dabei wird deutlich: Die richtige Supplementierung kann durchaus einen wertvollen Beitrag zur Gesundheit und Leistungsfähigkeit leisten - vorausgesetzt, sie wird intelligent und zielgerichtet eingesetzt.

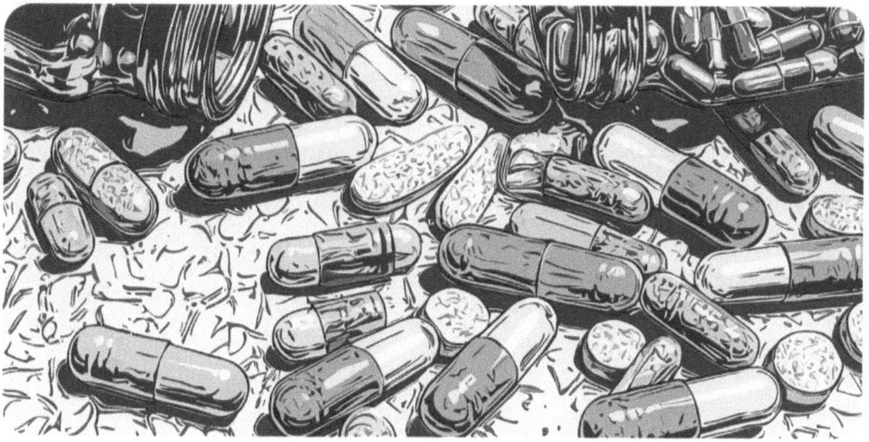

2. 1. Sportliche Leistung

Die Optimierung der sportlichen Leistung durch Nahrungsergänzungsmittel ist ein komplexes und vielschichtiges Thema, das sowohl Hobby- als auch Leistungssportler beschäftigt. Doch welche Supplemente sind wirklich effektiv? Wie unterscheiden sich die Anforderungen zwischen Kraft- und Ausdauersport? Und welche Rolle spielen Timing und Dosierung bei der Einnahme? Die wachsende Anzahl verfügbarer Produkte auf dem Markt macht es zunehmend schwieriger, zwischen wissenschaftlich fundierten und fragwürdigen Supplementen zu unterscheiden. Während einige Präparate ihre Wirksamkeit in zahlreichen Studien unter Beweis gestellt haben, fehlt bei anderen jegliche wissenschaftliche Grundlage. Besonders interessant ist dabei die Frage, wie verschiedene Supplemente optimal kombiniert werden können und welche Wechselwirkungen zu beachten sind. Die aktuelle Forschung liefert hierzu ständig neue Erkenntnisse, die das Verständnis für die komplexen Zusammenhänge zwischen Supplementierung, Training und Regeneration erweitern. Die folgenden Abschnitte beleuchten evidenzbasierte Strategien zur Leistungsoptimierung und zeigen auf, wie Athleten unterschiedlicher Disziplinen von einer gezielten Supplementierung profitieren können.

„Athleten sollten je nach Trainingsintensität 1,6-2,2g Protein pro Kilogramm Körpergewicht täglich zu sich nehmen.“

2. 1. 1. Präparate für Kraftsportler

Kraftsportler greifen häufig zu verschiedenen Nahrungsergänzungsmitteln, um ihre Leistung zu optimieren und Trainingsziele schneller zu erreichen. Die Auswahl geeigneter Präparate erfordert dabei fundiertes Wissen, da nicht alle beworbenen Produkte auch tatsächlich wirksam sind [s71]. Zu den am häufigsten verwendeten und wissenschaftlich gut untersuchten Supplementen gehören Proteinpräparate, die besonders nach dem Training die Muskelregeneration unterstützen. Ein Athlet sollte dabei je nach Trainingsintensität 1,6-2,2g Protein pro Kilogramm Körpergewicht täglich zu sich nehmen [s72]. Praktisch bedeutet dies beispielsweise für einen 80kg schweren Kraftsportler einen Tagesbedarf von 128-176g Protein, was durch normale Ernährung nicht immer leicht zu decken ist. Hier können Proteinshakes eine sinnvolle Ergänzung darstellen. Kreatin ist ein weiteres sehr gut erforschtes Supplement, das besonders bei explosiven Kraftübungen seine Wirkung entfaltet [s73]. Die übliche Dosierung beträgt 5g täglich, wobei eine kurze Ladephase mit 20g täglich über 5-7 Tage die Kreatinspeicher schneller auffüllt. Besonders effektiv ist die Einnahme direkt nach dem Training zusammen mit schnell verfügbaren Kohlenhydraten [s74]. Verzweigtkettige Aminosäuren (BCAAs) werden von vielen Kraftsportlern geschätzt, da sie während intensiver Trainingseinheiten den Muskelabbau reduzieren können [s75]. Eine praktische Empfehlung ist die Einnahme von 5-10g BCAAs vor und/oder während des Trainings, besonders wenn dieses im nüchternen Zustand stattfindet. Pre-Workout-Supplements, die häufig Koffein enthalten, können die Trainingsleistung durch gesteigerte Aufmerksamkeit und verzögerte Ermüdung verbessern [s76]. Die optimale Koffeindosis liegt bei 3-6mg pro Kilogramm Körpergewicht, eingenommen etwa 60 Minuten vor dem Training. Besondere Aufmerksamkeit sollte der Qualität der Supplements gewidmet werden. Der globale Markt für Sporternährung wächst stetig und wird bis 2028 auf etwa 34,5 Milliarden Dollar geschätzt [s75]. Leider führt dies auch zu minderwertigen oder gar gefährlichen Produkten. Athleten sollten daher nur Präparate von renommierten Herstellern wählen, die ihre Produkte auf verbotene Substanzen testen lassen. Die Supplementierung sollte immer auf einer ausgewogenen Grundernährung aufbauen. Vitamin- und Mineralstoffpräparate sind bei ausreichender Ernährung meist nicht notwendig [s72]. Eine Ausnahme bilden Athleten mit eingeschränkter Kalorienaufnahme oder speziellen Ernährungsformen.

Omega-3-Fettsäuren können die Regeneration unterstützen und Entzündungsprozesse reduzieren [s74]. Eine tägliche Dosis von 2-3g EPA/DHA wird für Kraftsportler empfohlen, besonders in intensiven Trainingsphasen. Bicarbonat kann bei hochintensiven Belastungen die Pufferkapazität erhöhen, birgt aber das Risiko von Magenbeschwerden [s73]. Eine vorsichtige Eingewöhnung mit 0,2g pro Kilogramm Körpergewicht ist ratsam. Wichtig ist die individuelle Abstimmung der Supplementierung. Was bei einem Athleten hervorragend funktioniert, muss bei einem anderen nicht dieselbe Wirkung zeigen. Eine qualifizierte Sporternährungsberatung kann hier wertvolle Hilfe leisten [s72]. Besondere Vorsicht ist bei Supplements geboten, die als "Designer-Steroide" oder "selektive Androgenrezeptormodulatoren" vermarktet werden [s75]. Diese können nicht nur gesundheitsgefährdend sein, sondern auch zu positiven Dopingtests führen. Die Timing der Supplementeinnahme spielt eine wichtige Rolle. Proteine und Kohlenhydrate sollten besonders im "anabolen Fenster" nach dem Training zugeführt werden. Kreatin kann zu jeder Tageszeit eingenommen werden, während Koffein vor dem Training optimal wirkt [s76].

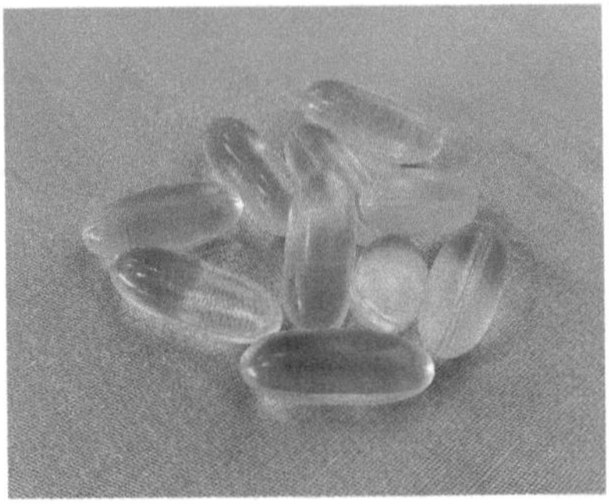

Omega-3-Fettsäuren [i12]

Glossar

BCAA

Abkürzung für 'Branched-Chain Amino Acids' (Verzweigtkettige Aminosäuren). Dazu gehören die essentiellen Aminosäuren Leucin, Isoleucin und Valin, die eine besondere molekulare Struktur mit Verzweigungen aufweisen.

Bicarbonat

Ein basisches Salz, das als natürlicher Puffer im Blut vorkommt und bei der Regulation des Säure-Base-Haushalts eine zentrale Rolle spielt. Es wird auch als Natriumhydrogencarbonat oder Natron bezeichnet.

EPA/DHA

EPA (Eicosapentaensäure) und DHA (Docosahexaensäure) sind langkettige Omega-3-Fettsäuren, die hauptsächlich in fettem Seefisch und Algenöl vorkommen und wichtige Funktionen im Nervensystem und bei Entzündungsprozessen haben.

2. 1. 2. Ausdauersport und Supplementierung

Ausdauersportler haben besondere Anforderungen an ihre Ernährung und Supplementierung, die sich deutlich von denen der Kraftsportler unterscheiden. Die richtige Nährstoffversorgung ist entscheidend für optimale Leistung und Regeneration bei längeren Belastungen [s77]. Eine zentrale Rolle spielen Kohlenhydrate als primäre Energiequelle. Besonders interessant ist hier die "Schlaf-niedrig"-Strategie: Dabei wird nach einem kohlenhydratreichen Training bewusst auf eine Kohlenhydrataufnahme über Nacht verzichtet. Diese Methode hat sich als effektiv für Leistungsverbesserungen und optimierte Körperzusammensetzung erwiesen [s78]. Ein praktisches Beispiel wäre ein Ausdauerathlet, der sein intensives Abendtraining mit einer kohlenhydratreichen Mahlzeit abschließt und dann bis zum nächsten Morgen auf weitere Kohlenhydrate verzichtet. Beta-Alanin hat sich als vielversprechendes Supplement für Ausdauersportler etabliert. Es erhöht die Carnosin-Speicher in den Muskeln und verbessert damit die Säurepufferung. Dies ist besonders relevant bei hochintensiven Ausdauerbelastungen, wie sie beispielsweise beim Intervalltraining auftreten [s79]. Die empfohlene Dosierung beträgt 4-6g täglich, aufgeteilt in mehrere kleinere Dosen, um das typische Kribbeln (Parästhesie) zu minimieren. Nitrate spielen eine wichtige Rolle bei der Optimierung der aeroben Leistungsfähigkeit. Sie verbessern die Sauerstoffversorgung der Muskeln und reduzieren den Sauerstoffbedarf während des Trainings [s79]. Eine praktische Umsetzung ist der Konsum von Rote-Bete-Saft etwa 2-3 Stunden vor einem wichtigen Wettkampf oder intensiven Training. Interessanterweise zeigt sich bei der Supplementierung auch ein bedeutender Placebo-Effekt. Die Art und Weise, wie ein Supplement eingenommen wird, kann die wahrgenommene Wirksamkeit beeinflussen [s80]. So könnte ein Gel während des Marathons als effektiver empfunden werden als die gleichen Inhaltsstoffe in Kapselform. Besondere Aufmerksamkeit verdient die Supplementierung bei veganen und vegetarischen Ausdauersportlern. Studien zeigen, dass vegane Läufer häufiger zu Vitaminsupplementen greifen als ihre omnivoren Kollegen [s81]. Ein typischer Supplementierungsplan für einen veganen Ultraläufer könnte beispielsweise Vitamin B12, Eisen, Zink und Omega-3-Fettsäuren aus Algenöl umfassen. Die Fettversorgung gewinnt mit zunehmender Wettkampfdauer an Bedeutung. Bei Ultradistanzen werden Fette zu einer wichtigen Energiequelle [s78]. Ausdauersportler sollten daher nicht nur auf kohlenhydratbasierte Supplemente setzen, sondern auch fettige Energiequellen wie MCT-Öl oder Nüsse in ihre Wettkampfverpflegung einplanen. Antioxidantien und Probiotika können die Regeneration unterstützen und das Immunsystem stärken [s78]. Dies ist besonders wichtig in intensiven Trainingsphasen oder bei mehreren Wettkämpfen in kurzer Folge. Ein praktischer Ansatz wäre die Einnahme von Probiotika während der Vorbereitungsphase auf einen wichtigen Wettkampf, um die Darmgesundheit zu optimieren. Die Supplementierungsstrategie sollte individuell angepasst und in verschiedenen Trainingssituationen getestet werden. Was bei einem 10-km-Läufer optimal funktioniert, muss für einen Ironman-Athleten nicht gleichermaßen geeignet sein. Wichtig ist auch das Timing: Während einige Supplemente wie Nitrate vor dem Training eingenommen werden sollten, sind andere wie Regenerationsshakes erst nach der Belastung sinnvoll. Ein oft unterschätzter Aspekt ist die Qualitätskontrolle der verwendeten Supplemente. Gerade im Ausdauersport, wo kleine Leistungsunterschiede entscheidend sein können, ist die Verwendung getesteter und qualitativ hochwertiger Produkte essentiell.

Glossar

MCT-Öl

Mittelkettige Triglyceride (Medium Chain Triglycerides) sind spezielle Fettsäuren, die schneller als normale Fette verdaut werden und direkt als Energiequelle genutzt werden können.

Parästhesie

Eine vorübergehende Empfindungsstörung der Haut, die sich als Kribbeln, Taubheit oder Prickeln äußert. Kann auch als 'Ameisenlaufen' beschrieben werden.

2. 1. 3. Regeneration nach dem Training

Die Regeneration nach dem Training ist ein komplexer Prozess, der maßgeblich über den Trainingserfolg entscheidet. Wissenschaftliche Erkenntnisse zeigen, dass verschiedene Faktoren zusammenspielen müssen, um eine optimale Erholung zu gewährleisten. Die Ernährungsstrategie spielt dabei eine zentrale Rolle. Direkt nach dem Training öffnet sich ein metabolisches Fenster, in dem der Körper besonders effektiv Nährstoffe aufnimmt. Innerhalb der ersten ein bis zwei Stunden sollten vor allem schnell verfügbare Kohlenhydrate zugeführt werden, um die Glykogenspeicher wieder aufzufüllen [s82]. Dies ist besonders wichtig, wenn eine weitere Trainingseinheit innerhalb der nächsten acht Stunden geplant ist. Die Proteinversorgung ist ein weiterer Schlüsselfaktor. Pro Mahlzeit sollten 0,25g hochwertiges Protein pro Kilogramm Körpergewicht oder absolut 20-40g aufgenommen werden [s83]. Für einen 80kg schweren Athleten bedeutet dies beispielsweise eine optimale Proteinportion von 20g direkt nach dem Training. Dabei sollte das Protein 700-3000mg Leucin enthalten und über den Tag verteilt aufgenommen werden. Ein praktischer Tipp ist die Einnahme von Casein-Protein vor dem Schlafengehen, da dies die Muskelproteinsynthese über Nacht unterstützt [s83]. Omega-3-Fettsäuren haben sich als vielversprechend für die Regeneration erwiesen. Sie können besonders dann helfen, wenn die optimale Proteinmenge in der Erholungsphase nicht erreicht wird [s84]. Studien zeigen eine Reduzierung von Muskelkater und Muskelschäden durch Omega-3-Supplementierung, wobei die optimale Dosierung noch Gegenstand der Forschung ist. Verschiedene Regenerationstechniken können den Erholungsprozess zusätzlich unterstützen. Aktive Erholung durch leichtes aerobes Training hat sich im Vergleich zu passiver Erholung als vorteilhaft erwiesen [s85]. Ein 15-minütiges lockeres Ausradeln nach einem intensiven Training kann beispielsweise die Regeneration beschleunigen. Auch Hydrotherapie zeigt positive Effekte - sowohl kalte Wasserimmersion als auch Kontrastwassertherapie können die Erholung nach intensiven Einheiten verbessern [s85].

Die Bedeutung von Vitamin D für die Regeneration wurde lange unterschätzt. Es fördert die Proliferation und Differenzierung von Muskelzellen und beschleunigt damit die Regeneration nach Trainingsschäden [s86]. Besonders in den Wintermonaten wird eine tägliche Supplementierung von 1000-1500 IE Vitamin D3 empfohlen. Studien zeigen, dass Athleten mit höheren Vitamin-D-Spiegeln nach Verletzungen schneller in den Sport zurückkehren können [s86]. Ein oft vernachlässigter aber entscheidender Faktor ist der Schlaf. Experten empfehlen Athleten 8-10 Stunden Schlaf pro Nacht [s87]. Während des Schlafs werden wichtige Hormone ausgeschüttet, die das Muskelwachstum und die Energieregeneration unterstützen. Ein praktischer Tipp ist die Etablierung einer konstanten Schlafenszeit und das Vermeiden von elektronischen Geräten in der Stunde vor dem Schlafengehen. Interessanterweise kann auch die Aktivität von Stammzellen die Regeneration beeinflussen. Ein Anstieg zirkulierender Stammzellen kann die Effizienz der Gewebereparatur erhöhen und zu schnelleren Erholungszeiten führen [s88]. Dies unterstreicht die Bedeutung einer ganzheitlichen Regenerationsstrategie. Die Kombination von Protein und Kohlenhydraten während oder nach intensivem Ausdauertraining hat sich als besonders effektiv erwiesen, um Muskelschäden zu minimieren und das subjektive Empfinden von Muskelkater zu reduzieren [s83]. Ein praktisches Beispiel wäre ein Regenerationsshake mit 30g Molkenprotein und 60g schnell verfügbaren Kohlenhydraten direkt nach dem Training.

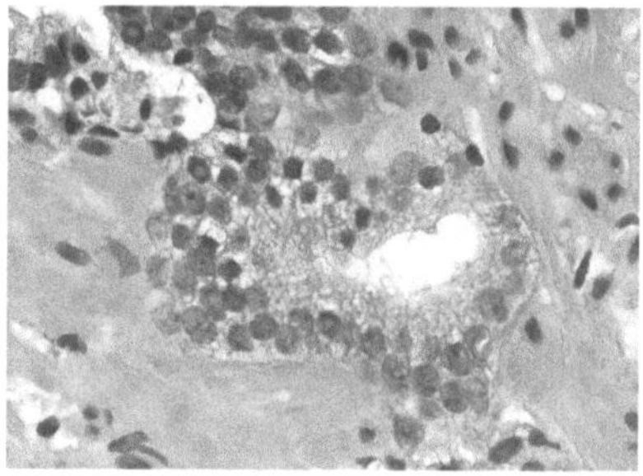

Proliferation [i13]

Hydrotherapie
Eine Behandlungsmethode, die Wasser in verschiedenen Temperaturen und Anwendungsformen zur Heilung und Regeneration einsetzt. Dazu gehören auch Dampfbäder, Wassergymnastik und Wassermassagen.

metabolisches Fenster
Eine Zeitspanne nach körperlicher Aktivität, in der der Stoffwechsel besonders aktiv ist. In dieser Phase ist die Aufnahme von Nährstoffen in die Muskelzellen deutlich erhöht.

Muskelproteinsynthese
Der biochemische Prozess im Körper, bei dem neue Muskelproteine aufgebaut werden. Dies ist grundlegend für Muskelwachstum und Muskelreparatur.

Proliferation
Die Vermehrung von Zellen durch Wachstum und Teilung. Ein wichtiger Vorgang bei der Gewebeerneuerung und Heilung.

2. 1. 4. Leistungsoptimierung im Wettkampf

Die Leistungsoptimierung im Wettkampf erfordert eine ganzheitliche Herangehensweise, die weit über das reine Training hinausgeht. Wissenschaftliche Erkenntnisse zeigen, dass verschiedene Faktoren zusammenspielen müssen, um Höchstleistungen im entscheidenden Moment abrufen zu können [s89]. Eine zentrale Rolle spielt die strategische Nutzung ergogener Hilfsmittel. Diese umfassen nicht nur Nahrungsergänzungsmittel, sondern auch spezielle Trainingsmethoden und mechanische Geräte [s90]. Dabei ist es wichtig, zwischen verschiedenen Kategorien von Hilfsmitteln zu unterscheiden: Während einige wissenschaftlich gut belegt sind und als sicher gelten, gibt es bei anderen nur eingeschränkte oder gar keine Evidenz für ihre Wirksamkeit [s90]. Ein interessanter Ansatz ist die Verwendung von Mundspülungen während des Wettkampfs. Diese Methode umgeht den First-Pass-Metabolismus und kann unmittelbar leistungssteigernde Effekte erzielen [s89]. Ein praktisches Beispiel: Ein Marathonläufer könnte eine kohlenhydrathaltige Mundspülung an Verpflegungsstationen nutzen, ohne dabei Magenprobleme zu riskieren. Besondere Beachtung verdient die Wettkampfvorbereitung in verschiedenen Höhenlagen. Bei Wettkämpfen zwischen 1600 und 2400 Metern muss die Ernährungsstrategie angepasst werden, wobei besonders auf die Energieverfügbarkeit und erhöhte Eisenzufuhr zu achten ist [s91]. Ein konkreter Tipp für Athleten wäre, bereits zwei Wochen vor einem Höhenwettkampf die Eisensupplementierung zu erhöhen und die Kalorienzufuhr um etwa 10% zu steigern. Die Klassifizierung von ergogenen Hilfsmitteln hat sich in den letzten Jahren verfeinert. Während einige bewährte Supplemente ihre Position in der Kategorie A (starke Evidenz) behalten haben, wurden neue Produkte entwickelt und bestehende neu bewertet [s90]. Athleten sollten sich bei der Auswahl ihrer Wettkampfstrategie an dieser evidenzbasierten Kategorisierung orientieren. Ein oft unterschätzter Aspekt ist die Anti-Doping-Bildung. Gerade im Wettkampf ist es entscheidend, dass Athleten die geltenden Vorschriften genau kennen und verstehen [s92]. Ein praktischer Ansatz wäre, vor jedem wichtigen Wettkampf die aktuelle Verbotsliste zu konsultieren und im Zweifelsfall Rücksprache mit Anti-Doping-Experten zu halten. Die optimale Leistung im Wettkampf basiert auf dem Zusammenspiel von Training, Ernährung, Erholung und Schlaf [s89]. Ein bewährtes Konzept ist das "Tapering" vor wichtigen Wettkämpfen, bei dem das Trainingsvolumen reduziert wird, während die Intensität hoch bleibt. Dies sollte mit einer angepassten Ernährungsstrategie kombiniert werden, die die Glykogenspeicher optimal auffüllt. Physiologische Überlegungen spielen eine wichtige Rolle bei der Wahl ergogener Strategien. Die Wirksamkeit eines Supplements hängt nicht nur von der Substanz selbst ab, sondern auch von Faktoren wie dem Zeitpunkt der Einnahme und der individuellen Stoffwechselsituation [s89]. Ein praktisches Beispiel: Ein Sprinter könnte von einer Koffeineinnahme 45-60 Minuten vor dem Start profitieren, während ein Ausdauerathlet möglicherweise mehrere kleinere Dosen über den Wettkampf verteilt bevorzugt. Die Optimierung der Wettkampfleistung erfordert einen individualisierten Ansatz, der auf wissenschaftlichen Erkenntnissen basiert und gleichzeitig die spezifischen Bedürfnisse des Athleten berücksichtigt. Regelmäßige Leistungsdiagnostik und Anpassung der Strategien sind dabei unerlässlich.

Glossar

ergogen
Bezeichnet Substanzen oder Methoden, die direkt zur Leistungssteigerung im Sport beitragen. Der Begriff stammt aus dem Griechischen 'ergon' (Arbeit) und 'gennan' (erzeugen).

First-Pass-Metabolismus
Stoffwechselprozess in der Leber, bei dem oral aufgenommene Substanzen beim ersten Durchgang durch die Leber teilweise abgebaut werden, bevor sie in den Blutkreislauf gelangen.

Tapering
Systematische Reduzierung des Trainingsumfangs vor einem wichtigen Wettkampf, um Ermüdung abzubauen und maximale Leistungsfähigkeit zu erreichen.

Zusammenfassung - 2. 1. Sportliche Leistung

- Kraftsportler benötigen 1,6-2,2g Protein pro Kilogramm Körpergewicht täglich für optimale Muskelregeneration
- Kreatin entfaltet seine Wirkung besonders bei explosiven Kraftübungen mit einer Ladephase von 20g täglich über 5-7 Tage
- Der globale Markt für Sporternährung wird bis 2028 auf 34,5 Milliarden Dollar geschätzt
- Die "Schlaf-niedrig"-Strategie verzichtet bewusst auf Kohlenhydrate über Nacht nach intensivem Training
- Beta-Alanin erhöht die Carnosin-Speicher und verbessert die Säurepufferung bei hochintensiven Ausdauerbelastungen
- Nitrate reduzieren den Sauerstoffbedarf während des Trainings und verbessern die aerobe Leistungsfähigkeit
- MCT-Öl wird bei Ultradistanzen als wichtige Energiequelle eingesetzt
- Pro Mahlzeit sollten 0,25g hochwertiges Protein pro Kilogramm Körpergewicht mit 700-3000mg Leucin aufgenommen werden
- Casein-Protein vor dem Schlafengehen unterstützt die Muskelproteinsynthese über Nacht
- Vitamin D fördert die Proliferation und Differenzierung von Muskelzellen mit empfohlenen 1000-1500 IE täglich im Winter
- Kohlenhydrathaltige Mundspülungen während des Wettkampfs umgehen den First-Pass-Metabolismus
- Bei Wettkämpfen zwischen 1600-2400 Metern muss die Eisenzufuhr erhöht und die Kalorienzufuhr um 10% gesteigert werden

2. 2. Gewichtsmanagement

Das Management des Körpergewichts gehört zu den häufigsten Gründen, warum Menschen zu Nahrungsergänzungsmitteln greifen. Doch welche Rolle spielen Supplemente tatsächlich bei Gewichtszunahme oder -abnahme? Wie beeinflussen sie unseren Stoffwechsel und die Appetitregulation? Und welche wissenschaftliche Evidenz liegt für ihre Wirksamkeit vor? Die Komplexität des Themas zeigt sich bereits in der Vielfalt der verfügbaren Produkte: Von Protein-Supplements über Stoffwechsel-Optimierer bis hin zu appetitregulierenden Präparaten existiert ein breites Spektrum an Möglichkeiten. Dabei unterscheiden sich die Anforderungen je nach individueller Ausgangssituation und Zielsetzung erheblich. Die aktuelle Forschung liefert zunehmend differenzierte Erkenntnisse über die Wirkungsmechanismen verschiedener Supplemente im Kontext des Gewichtsmanagements. Ein tieferes Verständnis dieser Zusammenhänge ermöglicht es, fundierte Entscheidungen über den sinnvollen Einsatz von Nahrungsergänzungsmitteln zu treffen.

„Proteinreiche Präparate können einen messbaren Einfluss auf das Gewichtsmanagement haben - Studien belegen eine durchschnittliche Gewichtsreduktion von 1,6 kg bei erhöhtem Proteinkonsum im Vergleich zu Kontrollgruppen.“

2. 2. 1. Supplemente zur Gewichtszunahme

Supplemente zur Gewichtszunahme erfreuen sich besonders bei Menschen, die Muskelmasse aufbauen möchten, großer Beliebtheit. Die wissenschaftliche Evidenz zeigt, dass bestimmte Nahrungsergänzungsmittel in Kombination mit adäquatem Training tatsächlich unterstützend wirken können [s93]. Allerdings ist es wichtig zu verstehen, dass Supplemente lediglich eine Ergänzung zu einer ausgewogenen Ernährung und einem strukturierten Trainingsprogramm darstellen [s94]. Zu den effektivsten Supplementen für die Gewichtszunahme gehört Kreatin. Es verbessert nachweislich die Trainingsleistung und beschleunigt das Muskelwachstum [s94]. Interessanterweise führt Kreatin zunächst zu einer Gewichtszunahme durch Wassereinlagerung in den Muskeln [s95]. Ein praktischer Tipp für die Einnahme: Nehmen Sie täglich 5g Kreatin zu sich, idealerweise nach dem Training mit einem kohlenhydrathaltigen Getränk, um die Aufnahme zu optimieren. Proteinpulver spielen ebenfalls eine zentrale Rolle beim Muskelaufbau. Whey-Protein zeichnet sich durch seine schnelle Absorption und vollständiges Aminosäurenprofil aus, während Casein durch seine langsame Verdauung besonders vor dem Schlafengehen sinnvoll ist [s96]. Für Vegetarier und Veganer bieten sich Alternativen wie Erbsen- oder Sojaprotein an, die ebenfalls hochwertige Proteinquellen darstellen [s96]. Ein praktischer Ansatz ist es, direkt nach dem Training einen Whey-Protein-Shake zu konsumieren und vor dem Schlafengehen auf Casein zurückzugreifen. Weight-Gainer, also kalorienreiche Pulvermischungen, können für Menschen hilfreich sein, die Schwierigkeiten haben, ihren erhöhten Kalorienbedarf über normale Nahrung zu decken [s97]. Allerdings ist hier Vorsicht geboten: Die hohe Kohlenhydrataufnahme kann zwar die Glykogenspeicher auffüllen und damit die Trainingsenergie steigern, aber auch zu unerwünschtem Fettzuwachs führen, wenn die Dosierung nicht stimmt [s97]. Ein praktischer Ratschlag ist es, die Portionsgrößen genau abzumessen und die Kalorienaufnahme zu protokollieren. Ergänzend können weitere Supplemente wie Koffein die Trainingsmotivation steigern und Müdigkeit reduzieren [s94]. Citrullin Malat und Beta-Alanin können die Trainingsleistung verbessern, haben aber einen eher moderaten Effekt [s94]. Auch Ashwagandha zeigt positive Effekte auf das Muskelwachstum, wobei die Wirkung weniger dramatisch ausfällt als ursprünglich angenommen [s94]. Besonders wichtig ist es zu verstehen, dass die Supplementierung bei untrainierten Personen in den ersten Trainingswochen möglicherweise keinen signifikanten Einfluss hat [s93]. Erst mit zunehmender Trainingsdauer und -intensität kann die Proteinergänzung das Muskelwachstum und die Kraftentwicklung effektiv unterstützen [s93]. Ein oft übersehener Aspekt ist die Qualitätskontrolle von Supplementen. Da diese ohne vorherige Zulassung hinsichtlich Sicherheit oder Wirksamkeit vermarktet werden können [s95], ist es ratsam, auf etablierte Marken zu setzen und Produkte mit Qualitätssiegeln zu wählen.

Für die praktische Umsetzung empfiehlt sich folgender Supplementierungsplan:
- Morgens: 5g Kreatin mit dem Frühstück
- Vor dem Training: Koffein-basiertes Pre-Workout (bei Bedarf)
- Nach dem Training: Whey-Protein-Shake mit schnell verfügbaren Kohlenhydraten
- Zwischen den Mahlzeiten: Bei Bedarf Weight-Gainer als Shake
- Vor dem Schlafengehen: Casein-Protein

Dabei sollte stets beachtet werden, dass Supplemente nur dann ihre volle Wirkung entfalten können, wenn die Grundlagen stimmen: Eine proteinreiche, ausgewogene Ernährung, ausreichend Schlaf und ein progressives Trainingsprogramm sind die Basis für erfolgreiche Gewichtszunahme [s94].

Glossar

Ashwagandha
Ein traditionelles ayurvedisches Heilkraut, auch als Schlafbeere oder indischer Ginseng bekannt, das adaptogene Eigenschaften besitzt

Beta-Alanin
Eine nicht-essentielle Aminosäure, die im Körper zu Carnosin umgewandelt wird und die Muskelausdauer bei hochintensiven Belastungen verbessert

Casein
Ein Milchprotein, das etwa 80% des Gesamtproteins in Kuhmilch ausmacht und durch seine gelförmige Struktur im Magen eine verzögerte Verdauung aufweist

Citrullin Malat
Eine Verbindung aus der Aminosäure Citrullin und Apfelsäure, die die Durchblutung verbessert und Ermüdung verzögert

Whey-Protein
Ein aus Molke gewonnenes Protein, das zu den biologisch wertvollsten Eiweißquellen zählt und besonders reich an verzweigtkettigen Aminosäuren (BCAAs) ist

2. 2. 2. Stoffwechsel-Optimierung

Der menschliche Stoffwechsel ist ein komplexes System, das durch gezielte Supplementierung optimiert werden kann. Dabei spielen verschiedene Faktoren eine wichtige Rolle, die je nach individueller Ausgangssituation unterschiedlich gewichtet werden müssen [s98]. Ein moderner, wissenschaftlich fundierter Ansatz zur Stoffwechsel-Optimierung basiert auf der Analyse von Biomarkern, die präzise Aussagen über den individuellen Bedarf ermöglichen. Besonders interessant ist der geschlechtsspezifische Aspekt der Stoffwechsel-Optimierung. Bei Frauen beeinflussen hormonelle Schwankungen während des Menstruationszyklus den Stoffwechsel erheblich [s99]. Ein praktischer Ansatz ist hier die zyklussynchrone Supplementierung: In der Lutealphase, wenn der Energieverbrauch natürlich höher ist, kann die Nährstoffzufuhr entsprechend angepasst werden. Konkret bedeutet das beispielsweise eine erhöhte Magnesiumzufuhr in der zweiten Zyklushälfte, um den gesteigerten Bedarf zu decken. Die Rolle von Fatburnern in der Stoffwechsel-Optimierung wird häufig diskutiert [s100]. Während einige Inhaltsstoffe wie Koffein und grüner Tee nachweislich den Energieumsatz steigern können, ist bei vielen anderen beworbenen Substanzen die wissenschaftliche Evidenz noch unzureichend. Ein pragmatischer Ansatz ist es, sich auf gut erforschte Wirkstoffe zu konzentrieren: Eine Tasse grüner Tee am Morgen kombiniert mit einer moderaten Koffeinzufuhr von 200-400mg über den Tag verteilt kann den Grundumsatz sanft erhöhen. Besondere Aufmerksamkeit verdient der Zusammenhang zwischen Darmgesundheit und Stoffwechsel. Probiotika können hier einen wichtigen Beitrag leisten [s99]. Die praktische Umsetzung könnte so aussehen: Morgens ein hochwertiges Probiotikum auf nüchternen Magen, kombiniert mit präbiotischen Ballaststoffen, um die Darmflora optimal zu unterstützen. Ein oft übersehener Aspekt ist die Bedeutung von Aminosäuren für den Stoffwechsel, insbesondere bei älteren aktiven Menschen [s99]. Die gezielte Supplementierung mit essentiellen Aminosäuren kann hier den altersbedingten Muskelabbau verlangsamen. Ein praktischer Tipp ist die Einnahme von 5-10g essentiellen Aminosäuren zwischen den Mahlzeiten, besonders an Trainingstagen. Die Optimierung des Glukosestoffwechsels spielt eine zentrale Rolle [s101]. Hier hat sich gezeigt, dass unlösliche Ballaststoffe einen positiven Einfluss haben können. Eine praktische Empfehlung ist die Integration von mindestens 30g Ballaststoffen täglich, verteilt über mehrere Mahlzeiten. Moderne

Technologien ermöglichen zunehmend personalisierte Ansätze in der Stoffwechsel-Optimierung. Künstliche Intelligenz kann dabei helfen, Biomarker-Daten zu analysieren und individuelle Supplementierungsstrategien zu entwickeln [s98]. Ein konkretes Beispiel: Regelmäßige Blutbildanalysen können mit KI-gestützten Systemen ausgewertet werden, um die Supplementierung präzise anzupassen. Für Frauen in der Perimenopause ist die Stoffwechsel-Optimierung besonders relevant, da der sinkende Östrogenspiegel den Energieverbrauch reduzieren kann [s99]. Eine gezielte Supplementierung mit Magnesium und Nitrat kann hier unterstützend wirken. Die praktische Umsetzung könnte so aussehen: 300-400mg Magnesium täglich, vorzugsweise abends, kombiniert mit nitratreichen Lebensmitteln oder entsprechenden Supplementen. Ein ganzheitlicher Ansatz zur Stoffwechsel-Optimierung sollte auch die Tagesrhythmik berücksichtigen. Die Supplementierung sollte an den circadianen Rhythmus angepasst werden. Stoffwechselanregende Supplemente wie Koffein oder grüner Tee gehören in die erste Tageshälfte, während regenerationsfördernde Supplemente wie Magnesium am Abend eingenommen werden sollten. Die kontinuierliche Überwachung und Anpassung der Supplementierungsstrategie ist essentiell. Ein Protokoll über Einnahmezeiten, Dosierungen und beobachtete Wirkungen kann dabei helfen, die individuelle Stoffwechsel-Optimierung zu verfeinern und unerwünschte Wechselwirkungen zu vermeiden.

Glossar

Biomarker
Messbare biologische Merkmale im Körper, die als Indikatoren für normale oder krankhafte Prozesse dienen, wie zum Beispiel bestimmte Proteine oder Hormone im Blut

circadian
Bezieht sich auf den etwa 24-stündigen biologischen Rhythmus des Körpers, der verschiedene Körperfunktionen wie Schlaf-Wach-Zyklus und Hormonausschüttung steuert

Lutealphase
Zweite Phase des weiblichen Menstruationszyklus nach dem Eisprung, die etwa 14 Tage dauert und durch die Bildung des Gelbkörpers gekennzeichnet ist

Perimenopause
Übergangsphase vor der Menopause, die mehrere Jahre dauern kann und durch erste hormonelle Veränderungen gekennzeichnet ist

Probiotikum
Lebensfähige Mikroorganismen, die bei regelmäßiger Einnahme die Darmflora positiv beeinflussen können, wie beispielsweise bestimmte Milchsäurebakterien

2. 2. 3. Appetitregulation

Die Appetitregulation ist ein komplexer Prozess, der durch das Zusammenspiel verschiedener Hormone und Signalwege gesteuert wird. Im Zentrum steht dabei die Kommunikation zwischen Darm und Gehirn, die als Darm-Hirn-Achse bezeichnet wird [s102]. Diese Achse spielt eine Schlüsselrolle bei der Kontrolle von Hunger- und Sättigungsgefühlen. Besonders interessant ist die Rolle verschiedener Hormone: Während Ghrelin als einziges bekanntes "Hungerhormon" den Appetit steigert, gibt es mehrere Hormone, die den Appetit hemmen. Zu diesen gehören GLP-1, CCK und PYY, die als Reaktion auf die Nahrungsaufnahme vom Darm ausgeschüttet werden [s103]. Ein praktischer Ansatz zur Appetitregulation besteht darin, diese hormonellen Mechanismen gezielt zu nutzen. Beispielsweise kann eine proteinreiche Mahlzeit am Morgen die Ausschüttung dieser sättigenden Hormone fördern und somit den Appetit über den Tag hinweg besser regulieren [s104].

Die Rolle der Ballaststoffe in der Appetitregulation ist besonders hervorzuheben. Sie wirken über verschiedene Mechanismen: Sie verzögern die Magenentleerung, erhöhen das Volumen im Magen und stimulieren die Produktion von Sättigungshormonen [s105]. Ein praktischer Tipp ist es, jede Hauptmahlzeit mit ballaststoffreichen Lebensmitteln zu beginnen. Dies könnte beispielsweise ein Salat vor der Hauptmahlzeit oder Vollkornprodukte als Basis sein. Bewegung spielt ebenfalls eine wichtige Rolle bei der Appetitregulation. Moderate körperliche Aktivität kann zu einer vorübergehenden Appetitunterdrückung führen, die als "bewegungsinduzierte Anorexie" bezeichnet wird [s106]. Ein cleverer Ansatz ist es daher, körperliche Aktivität strategisch zu planen - beispielsweise ein kurzer Spaziergang nach den Mahlzeiten, um den sättigenden Effekt zu verstärken. Besonders interessant ist die Rolle der kurzkettigen Fettsäuren (SCFA), die bei der Fermentation von Ballaststoffen im Darm entstehen. Diese Stoffwechselprodukte beeinflussen nicht nur lokale Prozesse im Darm, sondern haben auch systemische Effekte auf die Appetitregulation [s107]. Um diese positiven Effekte zu nutzen, empfiehlt

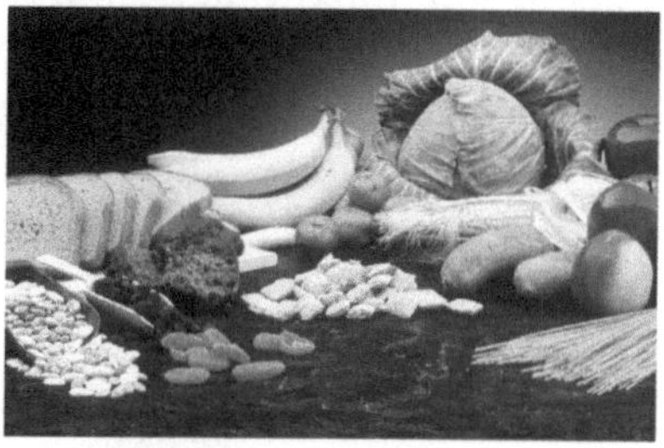

Ballaststoffe [i14]

sich eine ausgewogene Ernährung mit verschiedenen Ballaststoffquellen wie Hülsenfrüchten, Vollkornprodukten und verschiedenen Gemüsesorten. Der Hypothalamus als zentrales Steuerungsorgan der Appetitregulation reagiert auf verschiedene hormonelle Signale, darunter auch Leptin, das von Fettzellen produziert wird [s108]. Bei übergewichtigen Menschen kann es jedoch zu einer Leptinresistenz kommen, wodurch die natürlichen Sättigungssignale weniger effektiv werden. Ein praktischer Ansatz zur Verbesserung der Leptinsensitivität ist die Kombination aus regelmäßiger körperlicher Aktivität und ausreichend Schlaf. Für eine effektive Appetitregulation ist es wichtig, die verschiedenen Mechanismen ganzheitlich zu betrachten und in den Alltag zu integrieren. Ein strukturierter Mahlzeitenplan mit regelmäßigen Essenszeiten kann dabei helfen, die natürlichen hormonellen Rhythmen zu unterstützen. Dabei sollte jede Hauptmahlzeit eine ausgewogene Kombination aus Proteinen, komplexen Kohlenhydraten und gesunden Fetten enthalten, um optimale Sättigungssignale zu erzeugen [s109]. Die Forschung zeigt zunehmend, dass individuelle Unterschiede in der Appetitregulation bestehen. Was bei einer Person gut funktioniert, muss bei einer anderen nicht gleich wirksam sein. Daher ist es wichtig, die eigenen Hunger- und Sättigungssignale kennenzulernen und die Ernährungsstrategien entsprechend anzupassen.

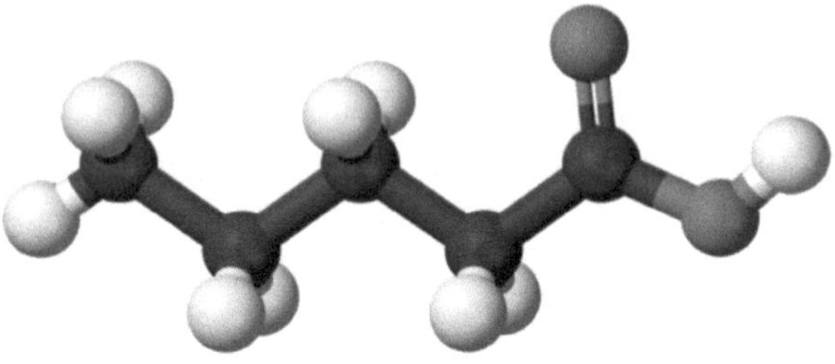

kurzkettige Fettsäuren [i15]

Glossar

CCK

Cholecystokinin ist ein Hormon, das die Gallenblasenkontraktion stimuliert und die Freisetzung von Verdauungsenzymen aus der Bauchspeicheldrüse fördert.

Ghrelin

Ein Peptidhormon, das hauptsächlich im Magen produziert wird und den Energiestoffwechsel reguliert. Es wird auch als 'Wachstumshormon-freisetzendes Peptid' bezeichnet.

Hypothalamus

Eine Region im Zwischenhirn, die als übergeordnetes Steuerungszentrum für vegetative Funktionen wie Temperatur, Schlaf-Wach-Rhythmus und Stoffwechsel fungiert.

Leptin

Ein von Fettzellen produziertes Hormon, das als Sättigungssignal wirkt und den Energieverbrauch reguliert. Es wird auch als 'Schlankheitshormon' bezeichnet.

PYY

Peptid YY ist ein Darmhormon, das die Darmbewegung verlangsamt und im Gehirn Sättigungssignale auslöst. Es wird besonders nach fettreichen Mahlzeiten ausgeschüttet.

2. 2. 4. Nährstoffdichte Präparate

Nährstoffdichte Präparate spielen eine zentrale Rolle im modernen Gewichtsmanagement, wobei ihre Wirksamkeit stark von der individuellen Stoffwechselsituation und den persönlichen Zielen abhängt [s110]. Die wissenschaftliche Evidenz zeigt, dass besonders proteinreiche Präparate einen messbaren Einfluss auf das Gewichtsmanagement haben können - Studien belegen eine durchschnittliche Gewichtsreduktion von 1,6 kg bei erhöhtem Proteinkonsum im Vergleich zu Kontrollgruppen [s110]. Ein wichtiger Aspekt bei der Auswahl nährstoffdichter Präparate ist die Form der Aufnahme. Interessanterweise zeigen Forschungsergebnisse, dass flüssige Präparate wie Protein-Shakes zu geringeren Appetit- und Sättigungsreaktionen führen als vergleichbare feste Nahrungsmittel [s111]. Dies sollte bei der Planung der Supplementierung berücksichtigt werden. Ein praktischer Ansatz könnte sein, flüssige Präparate gezielt in Situationen einzusetzen, wo eine schnelle Nährstoffversorgung wichtig ist, beispielsweise direkt nach dem Training. Mahlzeitenersatzshakes stellen eine spezielle Kategorie nährstoffdichter Präparate dar. Sie zeichnen sich durch einen hohen Proteingehalt und eine ausgewogene Nährstoffzusammensetzung aus [s112]. Bei der Auswahl sollte besonders auf die Qualität der Inhaltsstoffe geachtet werden. Ein praktischer Tipp ist es, die Zutatenliste genau zu prüfen und Produkte zu bevorzugen, die auf natürlichen Inhaltsstoffen basieren.

Die Personalisierung der Supplementierung gewinnt zunehmend an Bedeutung. Moderne Ansätze nutzen sogar DNA-Analysen, um die Effizienz der Präparate zu optimieren [s112]. Dies ist besonders relevant, da die Wirksamkeit proteinreicher Diäten von individuellen physiologischen Faktoren abhängen kann [s110]. Ein konkretes Beispiel: Menschen mit Prädiabetes profitieren oft stärker von einer erhöhten Proteinzufuhr als Personen mit normalen Blutzuckerwerten. Kalorienkontrollierte Shakes können als Teil eines umfassenden Gewichtsmanagements eingesetzt werden. Sie bieten den Vorteil einer präzisen Portionskontrolle und können besonders bei emotionalem Essverhalten hilfreich sein [s113]. Allerdings sollten mögliche Risiken wie Nährstoffmängel oder Verdauungsprobleme beachtet werden. Eine praktische Empfehlung ist es, die Shakes schrittweise einzuführen und die Reaktion des Körpers zu beobachten. Die Integration von nährstoffdichten Präparaten sollte immer im Kontext einer ausgewogenen Gesamternährung erfolgen. Die Erhöhung des Verzehrs von Gemüse und Obst parallel zur Supplementierung kann die Gewichtsmanagement-Strategie optimal unterstützen [s114]. Ein praktischer Ansatz ist es, Mahlzeitenersatzshakes mit frischem Obst oder Gemüse zu kombinieren, um die Nährstoffdichte weiter zu erhöhen.

Die Auswahl und Dosierung nährstoffdichter Präparate sollte idealerweise in Absprache mit einem registrierten Ernährungsberater erfolgen [s115]. Dies ist besonders wichtig, da die individuellen Bedürfnisse stark variieren können und eine falsche Supplementierung kontraproduktiv sein kann. Ein strukturierter Plan könnte beispielsweise so aussehen:
- Morgens: Proteinreicher Shake mit zugefügtem Obst
- Mittags: Ausgewogene Mahlzeit mit hoher Nährstoffdichte
- Nachmittags: Bei Bedarf nährstoffdichter Snack
- Abends: Proteinreiche Mahlzeit mit hohem Gemüseanteil

Die regelmäßige Überprüfung und Anpassung der Supplementierungsstrategie ist essentiell für den langfristigen Erfolg. Dabei sollten sowohl objektive Marker (wie Gewicht und Körperzusammensetzung) als auch subjektive Faktoren (wie Sättigung und Energieniveau) berücksichtigt werden.

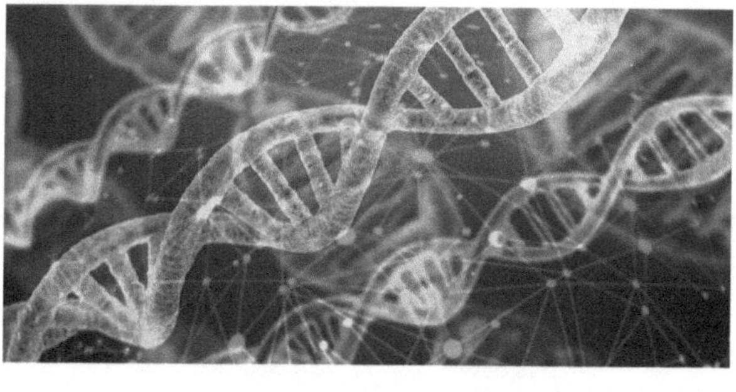

DNA-Analysen [i16]

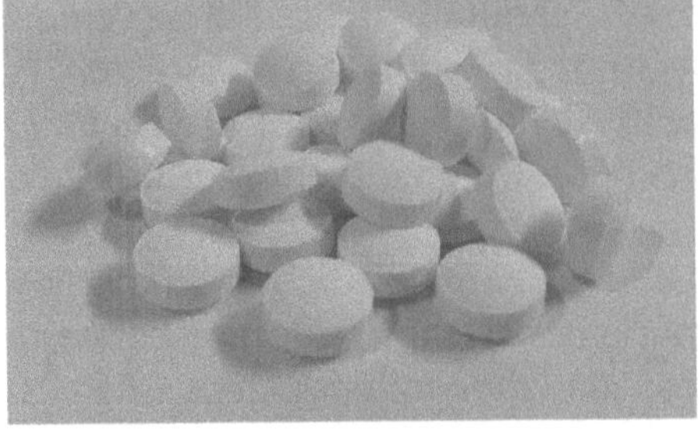

Nährstoffdichte Präparate [i17]

Glossar

DNA-Analyse
Untersuchungsmethode des Erbguts, die Aufschluss über genetische Veranlagungen gibt und zur personalisierten Ernährungsberatung genutzt werden kann.

Prädiabetes
Eine Vorstufe des Diabetes mellitus, bei der die Blutzuckerwerte erhöht sind, aber noch nicht die Diagnosekriterien für Diabetes erfüllen. Ohne Gegenmaßnahmen entwickelt sich häufig ein manifester Diabetes.

Zusammenfassung - 2. 2. Gewichtsmanagement

- Kreatin führt initial zu Gewichtszunahme durch Wassereinlagerung in den Muskeln
- Whey-Protein wird schnell absorbiert, während Casein langsam verdaut wird und sich besonders vor dem Schlafengehen eignet
- Die Supplementierung zeigt bei untrainierten Personen in den ersten Trainingswochen keinen signifikanten Einfluss
- Hormonelle Schwankungen während des Menstruationszyklus beeinflussen den Stoffwechsel erheblich, besonders in der Lutealphase
- Probiotika können die Darmgesundheit und damit den Stoffwechsel positiv beeinflussen
- Künstliche Intelligenz wird zunehmend zur Analyse von Biomarkern und Entwicklung individueller Supplementierungsstrategien eingesetzt
- Der sinkende Östrogenspiegel in der Perimenopause reduziert den Energieverbrauch
- Ghrelin ist das einzige bekannte "Hungerhormon", während mehrere Hormone wie GLP-1, CCK und PYY den Appetit hemmen
- Kurzkettige Fettsäuren aus der Ballaststoff-Fermentation haben systemische Effekte auf die Appetitregulation
- Bei Übergewichtigen kann eine Leptinresistenz die natürlichen Sättigungssignale beeinträchtigen
- Flüssige Präparate führen zu geringeren Appetit- und Sättigungsreaktionen als vergleichbare feste Nahrungsmittel
- DNA-Analysen werden zur Optimierung der Supplementierungseffizienz eingesetzt
- Menschen mit Prädiabetes profitieren stärker von erhöhter Proteinzufuhr als Personen mit normalen Blutzuckerwerten

2. 3. Vegane Ernährung

Die vegane Ernährung gewinnt weltweit an Bedeutung - doch wie lässt sich eine ausreichende Nährstoffversorgung ohne tierische Produkte sicherstellen? Welche Nährstoffe erfordern besondere Aufmerksamkeit und welche Strategien haben sich in der Praxis bewährt? Eine wachsende Zahl wissenschaftlicher Studien belegt, dass eine gut geplante vegane Ernährung in allen Lebensphasen bedarfsdeckend sein kann. Gleichzeitig zeigen die Daten aber auch kritische Versorgungslücken bei bestimmten Nährstoffen, wenn keine gezielte Supplementierung erfolgt. Besonders Vitamin B12, Eisen, Jod und langkettige Omega-3-Fettsäuren stehen dabei im Fokus der Forschung. Die Herausforderung besteht darin, diese potenziellen Defizite durch geeignete Maßnahmen auszugleichen - sei es durch geschickte Lebensmittelkombinationen, angereicherte Produkte oder gezielte Supplementierung. Die aktuellen wissenschaftlichen Erkenntnisse liefern dabei konkrete Handlungsempfehlungen für eine optimale Nährstoffversorgung bei veganer Ernährung.

> *„Vitamin B12 ist für Veganer besonders kritisch, da es ausschließlich in tierischen Produkten natürlich vorkommt - eine Supplementierung ist daher unverzichtbar.“*

2. 3. 1. Kritische Nährstoffe bei veganer Ernährung

Bei einer veganen Ernährung gibt es mehrere Nährstoffe, die besondere Aufmerksamkeit erfordern, um Mangelerscheinungen vorzubeugen. Eine sorgfältige Planung ist dabei unerlässlich, besonders für Risikogruppen wie Schwangere, Stillende und Kinder [s116].

Vitamin B12 stellt dabei die größte Herausforderung dar, da es ausschließlich in tierischen Produkten natürlich vorkommt [s117]. Ein Mangel kann zu irreversiblen neurologischen Schäden führen, weshalb eine Supplementierung für Veganer unverzichtbar ist. Erfreulicherweise zeigen Studien, dass sich das Bewusstsein für diese Problematik durchgesetzt hat - 98% der veganen Menschen supplementieren B12 [s118].

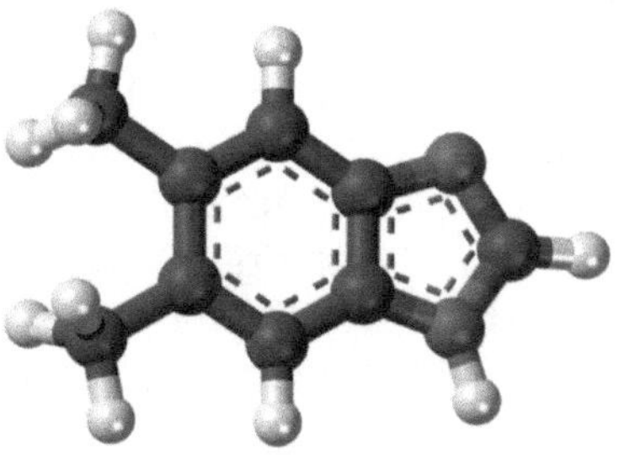

Vitamin B12 [i18]

Auch die Eisenversorgung bedarf besonderer Beachtung. Zwar enthalten pflanzliche Lebensmittel wie Hülsenfrüchte, Vollkornprodukte und dunkelgrünes Blattgemüse Eisen, allerdings wird das darin enthaltene nicht-häm Eisen schlechter vom Körper aufgenommen als das häm Eisen aus tierischen Quellen [s116]. Ein praktischer Tipp ist es, eisenreiche Lebensmittel zusammen mit Vitamin C-haltigen Nahrungsmitteln zu verzehren, etwa Linsen mit frischer Paprika oder Orangensaft. Bei etwa 11% der Veganer wurde trotz dieser Möglichkeiten ein Eisenmangel festgestellt [s119].

Die Jodversorgung stellt sich als weiteres kritisches Thema heraus. Studien zeigen, dass ein Drittel der Veganer unter dem WHO-Schwellenwert für schwere Jodmangelversorgung liegt [s119]. Hier empfiehlt sich die Verwendung von jodiertem Speisesalz oder Algen als natürliche Jodquelle. Calcium kann über grüne Blattgemüse, Sesam und mit Calcium angereicherte Pflanzendrinks aufgenommen werden [s120]. Besonders wichtig ist eine ausreichende Calciumversorgung für Kinder, da sie für ein gesundes Knochenwachstum essentiell ist [s121]. Die Vitamin D-Versorgung stellt sowohl für Veganer als auch für Mischköstler eine Herausforderung dar. Während der Körper Vitamin D bei ausreichender Sonneneinstrahlung selbst produzieren kann, ist in unseren Breiten besonders in den Wintermonaten eine Supplementierung oft sinnvoll [s116]. Omega-3-Fettsäuren können über pflanzliche Quellen wie Leinsamenöl, Rapsöl, Chiasamen, Hanfsamen und Walnüsse aufgenommen werden [s120]. Da die Umwandlung der pflanzlichen ALA in die wichtigen langkettigen Fettsäuren EPA und DHA im Körper jedoch begrenzt ist, kann eine Supplementierung mit aus Algen gewonnenen EPA/DHA-Präparaten sinnvoll sein. Für Kinder ist eine besonders sorgfältige Planung der veganen Ernährung wichtig. Studien zeigen zwar, dass vegan ernährte Kinder ein normales Wachstum aufweisen können [s122], jedoch müssen kritische Nährstoffe wie Protein, B12, Vitamin D, Eisen und Calcium besonders beachtet werden [s123]. Praktische Umsetzung bedeutet hier beispielsweise, regelmäßig Hülsenfrüchte und Nüsse als Proteinquellen anzubieten und calciumangereicherte Pflanzendrinks zu verwenden. Frauen, die hormonelle Verhütungsmittel einnehmen, haben einen erhöhten Bedarf an B-Vitaminen, Vitamin C und Mineralstoffen wie Magnesium, Selen und Zink [s124]. Dies sollte bei der Ernährungsplanung berücksichtigt werden. Regelmäßige Bluntersuchungen sind empfehlenswert, um den Nährstoffstatus zu überwachen [s117]. Die Zusammenarbeit mit einem Ernährungsberater kann dabei helfen, die vegane Ernährung optimal zu gestalten und mögliche Defizite frühzeitig zu erkennen und zu beheben.

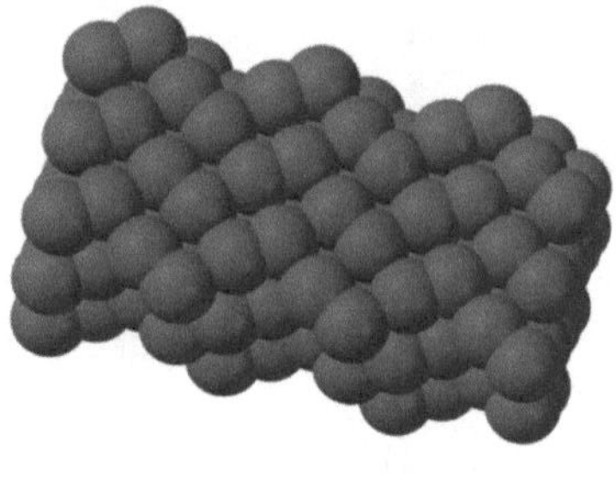

Jod [i19]

Glossar

ALA

Alpha-Linolensäure - eine kurzkettige Omega-3-Fettsäure, die als Vorstufe für EPA und DHA dient und vom Körper nur begrenzt umgewandelt werden kann

DHA

Docosahexaensäure - eine langkettige Omega-3-Fettsäure, die vor allem für die Gehirnentwicklung und Sehkraft bedeutend ist

EPA

Eicosapentaensäure - eine langkettige Omega-3-Fettsäure, die besonders wichtig für die Herzgesundheit und Entzündungshemmung im Körper ist

2. 3. 2. B12-Versorgung für Veganer

Die Versorgung mit Vitamin B12 stellt für Veganer eine besondere Herausforderung dar, die jedoch durch gezielte Maßnahmen gut zu bewältigen ist. Aktuelle Forschungsergebnisse zeigen, dass die empfohlene tägliche B12-Zufuhr für Veganer zwischen 4-20 μg liegen sollte [s125]. Diese relativ große Spanne erklärt sich durch unterschiedliche Aufnahmefähigkeiten und individuelle Bedürfnisse. Besonders kritisch ist die Situation bei schwangeren Frauen und Frauen im gebärfähigen Alter, bei denen häufig erhöhte Mangelraten festgestellt werden [s125]. Ein konkretes Beispiel aus der Praxis: Eine vegane Schwangere sollte bereits vor der Schwangerschaft mit der B12-Supplementierung beginnen und diese während der gesamten Schwangerschaft fortführen. Die Dosierung sollte dabei mit dem betreuenden Arzt abgestimmt werden.

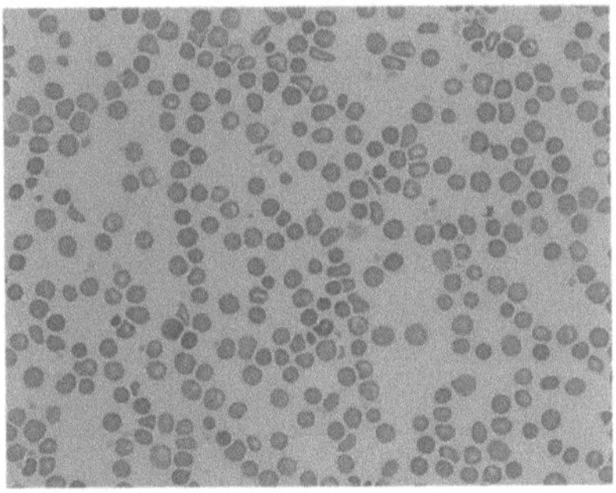

B12-Mangel [i20]

Die Konsequenzen eines B12-Mangels können dramatisch sein und reichen von Lähmungserscheinungen über Psychosen bis hin zur Erblindung [s126]. Um solche schwerwiegenden Folgen zu vermeiden, ist eine regelmäßige Kontrolle des B12-Status mittels Blutuntersuchungen unerlässlich, besonders wenn in den vergangenen 3-6 Monaten keine B12-Supplementierung erfolgte [s125]. Interessanterweise zeigt sich bei bestimmten Bevölkerungsgruppen, wie beispielsweise den Adventisten, die sich vegan oder vegetarisch ernähren, kein erhöhtes Risiko für einen B12-Mangel [s127]. Der Grund dafür liegt in der konsequenten Nutzung von angereicherten Lebensmitteln und Supplementen. Dies unterstreicht die Wichtigkeit einer gut geplanten B12-Versorgung. Für Menschen über 65 Jahre gelten besondere Empfehlungen: Sie sollten ihre B12-Supplementierung auf bis zu 1000 Mikrogramm täglich erhöhen [s126]. Dies ist darauf zurückzuführen, dass die B12-Aufnahme mit zunehmendem Alter weniger effizient wird [s128]. Ein praktischer Tipp für Senioren: Die Einnahme sollte am besten morgens auf nüchternen Magen erfolgen, um eine optimale Aufnahme zu gewährleisten. Eine österreichische Studie zeigt interessante geschlechts- und bildungsspezifische Unterschiede bei der B12-

Supplementierung: Frauen (93%) und Akademiker (93%) supplementieren häufiger als Männer (89%) und weniger Gebildete (91%) [s129]. Bemerkenswert ist auch, dass nur ein geringer Prozentsatz der Veganer (9,5% der Frauen und 8,4% der Männer) professionelle Ernährungsberatung in Anspruch nimmt [s129].

Aus Kostengründen und praktischen Erwägungen empfiehlt sich die Einnahme von B12-Supplementen gegenüber dem ausschließlichen Verzehr angereicherter Lebensmittel [s126]. Ein praktischer Ansatz könnte wie folgt aussehen: Morgens ein B12-Supplement einnehmen und zusätzlich über den Tag verteilt angereicherte Pflanzendrinks konsumieren, um eine optimale Versorgung sicherzustellen. Allerdings bestehen noch signifikante Forschungslücken, insbesondere bei der Bewertung verschiedener B12-Formen und Dosierungen für Menschen, die auf tierische Produkte verzichten [s130]. Dies unterstreicht die Wichtigkeit einer individuellen Beratung durch medizinisches Fachpersonal [s131]. Ein wichtiger praktischer Hinweis für den Alltag: Veganer sollten ein Supplement-Tagebuch führen, in dem sie ihre B12-Einnahme dokumentieren. Dies hilft nicht nur bei der regelmäßigen Einnahme, sondern liefert auch wichtige Informationen für Gespräche mit dem Arzt oder Ernährungsberater. Zusätzlich empfiehlt es sich, die Blutwerte mindestens einmal jährlich überprüfen zu lassen, bei Risikogruppen wie Schwangeren oder älteren Menschen auch häufiger.

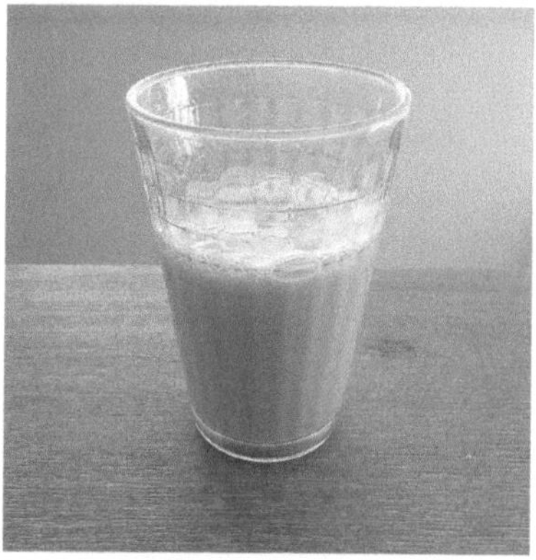

Pflanzendrinks [i21]

Glossar

Adventist

Mitglieder einer christlichen Glaubensgemeinschaft, die sich durch besondere Gesundheitsprinzipien auszeichnet und häufig eine vegetarische oder vegane Ernährung bevorzugt.

Psychose

Eine schwere psychische Störung, bei der die Betroffenen zeitweise den Bezug zur Realität verlieren. Kennzeichnend sind Wahnvorstellungen, Halluzinationen oder stark verändertes Verhalten.

2. 3. 3. Eisenversorgung ohne tierische Produkte

Eine ausreichende Eisenversorgung ist auch ohne tierische Produkte gut möglich, erfordert aber etwas Planung und Wissen über die optimale Kombination von Lebensmitteln. Die empfohlene tägliche Eisenaufnahme variiert dabei je nach Lebensphase und Geschlecht, wobei besonders menstruierende Frauen mit einem Bedarf von 18 mg täglich eine höhere Zufuhr benötigen [s132]. Entgegen häufiger Bedenken zeigen Studien, dass Eisenmangelanämie bei Veganern nicht häufiger auftritt als bei Mischköstlern, vorausgesetzt die Ernährung ist ausgewogen [s133] [s134]. Allerdings wurde beobachtet, dass besonders Frauen häufiger von Eisendepletion oder -defizienz betroffen sind [s135]. Dies macht deutlich, wie wichtig gezielte Strategien zur Optimierung der Eisenaufnahme sind. Ein zentraler Aspekt der pflanzlichen Eisenversorgung ist die Verbesserung der Bioverfügbarkeit. Hier gibt es verschiedene praktische Ansätze:

1. Geschickte Kombination von Lebensmitteln:
- Eisenreiche Mahlzeiten sollten mit Vitamin C-haltigen Lebensmitteln kombiniert werden [s133]
- Ein praktisches Beispiel wäre ein Frühstücksmüsli mit Haferflocken, Kürbiskernen und frischen Beeren

2. Zubereitungsmethoden:
- Das Einweichen von Samen, Getreide und Hülsenfrüchten vor der Zubereitung verbessert die Eisenverfügbarkeit [s136]
- Die Verwendung von Eisenkochgeschirr kann den Eisengehalt der Speisen erhöhen [s132]

- Fermentierte Produkte wie Sauerteigbrot oder fermentiertes Gemüse können die Eisenaufnahme verbessern [s136]

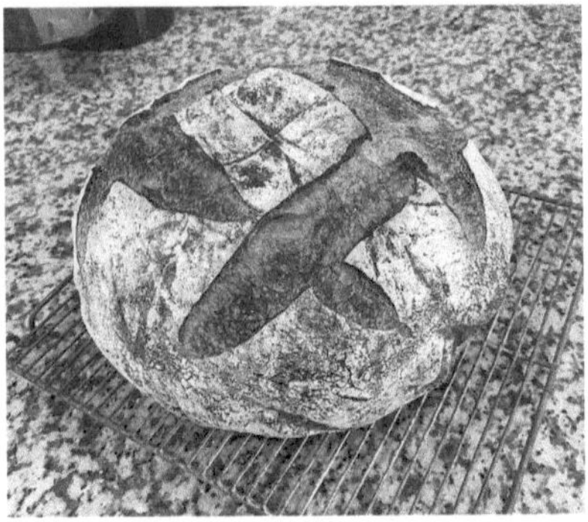

Sauerteigbrot [i22]

3. Timing der Mahlzeiten:
- Eisenreiche und calciumreiche Lebensmittel sollten nicht in derselben Mahlzeit verzehrt werden [s136]
- Kaffee und Tee sollten nicht zu eisenreichen Mahlzeiten getrunken werden, sondern zeitlich versetzt [s136]

Besondere Aufmerksamkeit sollten Sportler ihrer Eisenversorgung widmen, da ein Mangel die athletische Leistung beeinträchtigen kann [s137]. Ein praktischer Tipp für aktive Menschen wäre, nach dem Training einen Smoothie aus eisenreichen Zutaten wie Spinat und Beeren zuzubereiten.

Bei bereits bestehendem Eisenmangel sollte zunächst versucht werden, die Ernährung anzupassen, bevor zu Supplementen gegriffen wird [s138]. Dies ist besonders wichtig, da Eisenpräparate oxidativen Stress verursachen können [s138]. Eine Optimierung könnte wie folgt aussehen:
- Morgens: Haferbrei mit Leinsamen und Vitamin C-reichem Obst
- Mittags: Linsensuppe mit frischer Paprika

- Abends: Quinoa-Bowl mit gedünstetem Grünkohl und Kürbiskernen

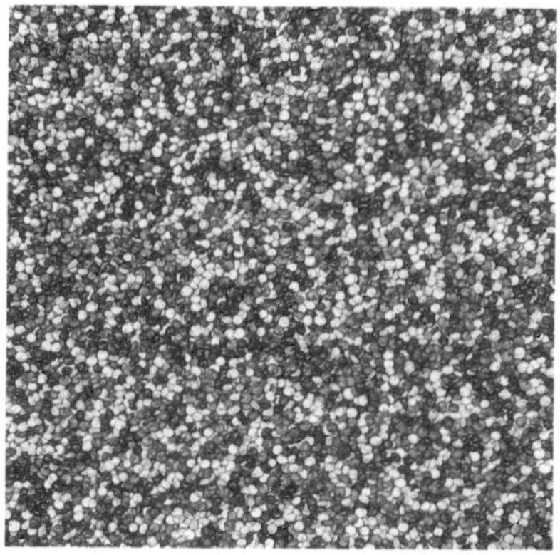

Quinoa [i23]

Für Frauen mit starken Menstruationsblutungen können zusätzliche Strategien zur Erhöhung der Eisenbioverfügbarkeit notwendig sein [s135]. In solchen Fällen kann es sinnvoll sein, die Eisenaufnahme über den Tag zu verteilen und besonders auf die Kombination mit Vitamin C zu achten.

Die Verwendung von gekeimten Samen kann eine weitere effektive Strategie sein, um die Eisenaufnahme zu optimieren [s136]. Ein praktischer Ansatz wäre, regelmäßig Sprossen selbst zu ziehen und diese täglich in Salate oder andere Gerichte zu integrieren. Bei anhaltenden Problemen mit der Eisenversorgung, trotz optimierter Ernährung, können Nahrungsergänzungsmittel in Betracht gezogen werden [s133] [s134]. Dies sollte jedoch immer in Absprache mit medizinischem Fachpersonal erfolgen, das die individuelle Situation beurteilen und gegebenenfalls entsprechende Präparate verschreiben kann.

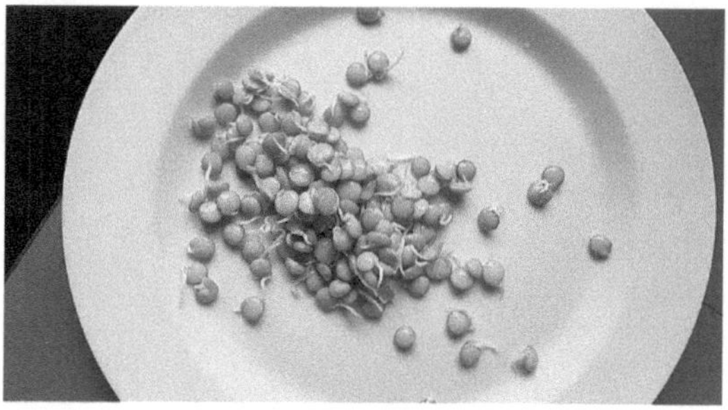

Sprossen [i24]

Glossar

Eisendepletion

Eine Verminderung der Eisenspeicher im Körper, die dem Eisenmangel vorausgeht. Betroffen sind vor allem das Knochenmark und die Leber als Hauptspeicherorte.

Eisenmangelanämie

Eine Form der Blutarmut, bei der zu wenig Hämoglobin gebildet wird. Dies führt zu einer verminderten Sauerstoffversorgung der Organe und Gewebe.

2. 3. 4. Omega-3 aus Algenöl

Omega-3-Fettsäuren aus Algenöl gewinnen als pflanzliche Alternative zu Fischöl zunehmend an Bedeutung. Interessanterweise sind es ursprünglich die Algen, die diese wertvollen Fettsäuren produzieren - Fische reichern diese lediglich in ihrem Gewebe an [s139]. Diese Erkenntnis führte zur Entwicklung von Nahrungsergänzungsmitteln auf Algenbasis, die besonders für Veganer eine wichtige Rolle spielen. Studien belegen, dass Vegetarier und Veganer typischerweise niedrigere Konzentrationen der langkettigen Omega-3-Fettsäuren epa und dha aufweisen als Menschen, die Fisch konsumieren [s140]. Die gute Nachricht: Die Supplementierung mit Algenöl kann diese Werte signifikant verbessern [s141]. Ein besonders positiver Aspekt dabei ist, dass Algenöl im Vergleich zu Fischöl ein geringeres Risiko für Schwermetallkontaminationen aufweist [s142].

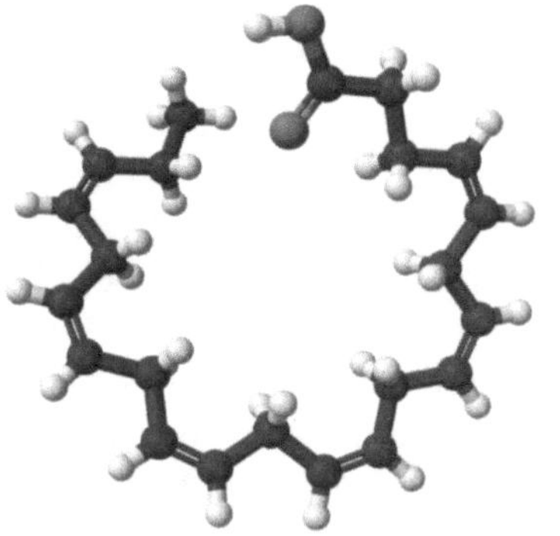

DHA [i25]

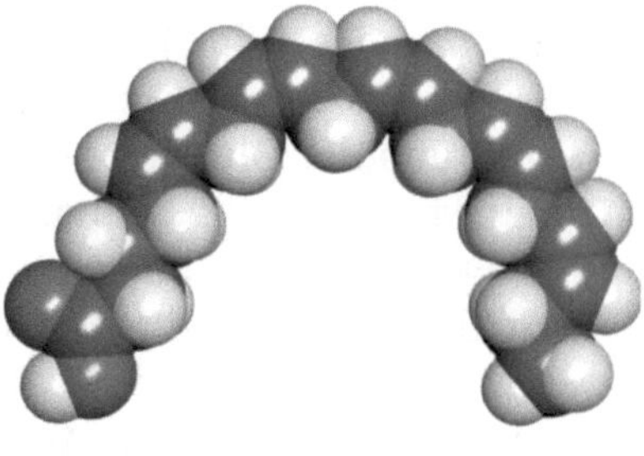

EPA [i26]

Die Dosierung spielt eine wichtige Rolle: Für die normale Gehirnfunktion werden täglich etwa 250 mg DHA empfohlen [s141]. Da Algenöl weniger konzentriert ist als andere Omega-3-Quellen, sind meist mehrere Kapseln täglich erforderlich, um eine optimale Versorgung sicherzustellen [s139]. Ein praktischer Tipp für den Alltag: Nehmen Sie die Kapseln am besten zu den Mahlzeiten ein, da die Fettsäuren so besser vom Körper aufgenommen werden können.

Bei der Auswahl eines Algenöl-Präparats sollten verschiedene Faktoren berücksichtigt werden:
- Rückverfolgbarkeit der Herkunft
- Reinheitsgrad
- Konzentration der Omega-3-Fettsäuren
- Verhältnis von EPA zu DHA [s142]

Klinische Studien zeigen ermutigende Ergebnisse: Die Einnahme von Algenöl kann zu einer signifikanten Senkung der Triglyceridwerte führen und die HDL-Cholesterinwerte erhöhen [s140]. Organisch produziertes DHA-reiches Mikroalgenöl zeigt dabei eine vergleichbare Wirksamkeit wie Fischöl [s143]. Ein wichtiger Sicherheitsaspekt: Qualitativ hochwertige Algenöl-Supplemente enthalten kein beta-N-methylamino-L-alanin (BMAA), ein Toxin, das in bestimmten blaugrünen Algen vorkommt [s144]. Bei der Produktion werden spezielle Mikroalgen verwendet, die keine derartigen Toxine bilden. Allerdings ist Algenöl mit dem 4- bis 8-fachen Preis deutlich teurer als andere Omega-3-Quellen [s139]. Dieser höhere Preis wird jedoch durch die Nachhaltigkeit und die geringere Umweltbelastung im Vergleich zur Fischerei aufgewogen. Für eine optimale Versorgung empfiehlt sich folgende Vorgehensweise: 1. Regelmäßige Einnahme zur gleichen Tageszeit 2. Dokumentation der Einnahme im Supplement-Tagebuch 3. Regelmäßige Überprüfung der Blutwerte 4. Anpassung der Dosierung nach Rücksprache mit medizinischem Fachpersonal Besonders wichtig ist die Supplementierung für schwangere Veganerinnen [s142], da DHA eine wichtige Rolle in der Entwicklung des kindlichen Gehirns spielt. Auch hier bietet Algenöl eine sichere und reine Quelle für die benötigten Omega-3-Fettsäuren. Die Forschung auf diesem Gebiet entwickelt sich stetig weiter. Neuere Algenstämme können mittlerweile auch EPA produzieren [s139], was die Qualität der Supplemente weiter verbessert. Dennoch besteht weiterer Forschungsbedarf, besonders hinsichtlich der optimalen Dosierung und der langfristigen Auswirkungen [s145].

Zusammenfassung - 2. 3. Vegane Ernährung

- 98% der Veganer supplementieren B12, was auf ein hohes Problembewusstsein hindeutet.
- Ein Drittel der Veganer liegt unter dem WHO-Schwellenwert für schwere Jodmangelversorgung.
- Die empfohlene tägliche B12-Zufuhr für Veganer sollte zwischen 4-20 μg liegen.
- Akademiker (93%) supplementieren häufiger B12 als weniger Gebildete (91%).
- Nur 9,5% der veganen Frauen und 8,4% der veganen Männer nehmen professionelle Ernährungsberatung in Anspruch.
- Menschen über 65 Jahre sollten ihre B12-Supplementierung auf bis zu 1000 Mikrogramm täglich erhöhen.
- Eisenmangelanämie tritt bei Veganern nicht häufiger auf als bei Mischköstlern, vorausgesetzt die Ernährung ist ausgewogen.
- Die Verwendung von Eisenkochgeschirr kann den Eisengehalt der Speisen nachweislich erhöhen.
- Fermentierte Produkte verbessern die Eisenaufnahme signifikant.
- Algenöl weist im Vergleich zu Fischöl ein geringeres Risiko für Schwermetallkontaminationen auf.
- Organisch produziertes DHA-reiches Mikroalgenöl zeigt eine vergleichbare Wirksamkeit wie Fischöl.
- Algenöl ist mit dem 4- bis 8-fachen Preis deutlich teurer als andere Omega-3-Quellen.

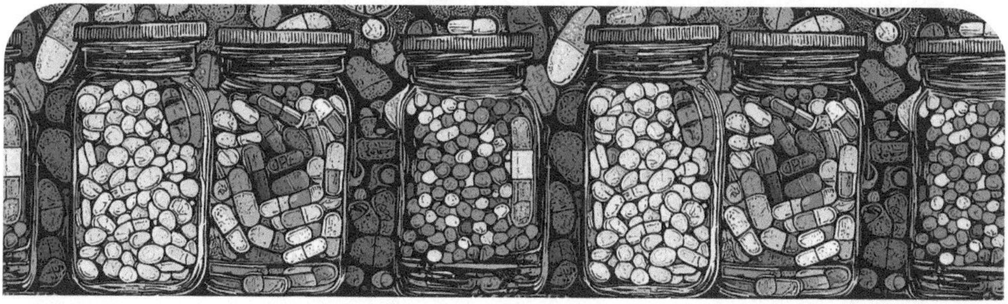

Rückblick - 2. Spezielle Anwendungsgebiete

- Kraftsportler benötigen je nach Trainingsintensität 1,6-2,2g Protein pro Kilogramm Körpergewicht täglich.
- Die optimale Koffeindosis für Pre-Workout liegt bei 3-6mg pro Kilogramm Körpergewicht.
- Der globale Markt für Sporternährung wird bis 2028 auf etwa 34,5 Milliarden Dollar geschätzt.
- Die "Schlaf-niedrig"-Strategie hat sich als effektiv für Leistungsverbesserungen im Ausdauersport erwiesen.
- Beta-Alanin erhöht die Carnosin-Speicher in den Muskeln und verbessert die Säurepufferung.
- Nitrate verbessern die Sauerstoffversorgung der Muskeln und reduzieren den Sauerstoffbedarf während des Trainings.
- Vegane Läufer greifen häufiger zu Vitaminsupplementen als ihre omnivoren Kollegen.
- Die Supplementierungsstrategie sollte an den circadianen Rhythmus angepasst werden.
- Ein Drittel der Veganer liegt unter dem WHO-Schwellenwert für schwere Jodmangelversorgung.
- Die empfohlene tägliche B12-Zufuhr für Veganer sollte zwischen 4-20 µg liegen.
- Frauen (93%) und Akademiker (93%) supplementieren häufiger B12 als Männer (89%) und weniger Gebildete (91%).
- Die Eisenaufnahme kann durch die Verwendung von Eisenkochgeschirr erhöht werden.
- Algenöl weist im Vergleich zu Fischöl ein geringeres Risiko für Schwermetallkontaminationen auf.
- Qualitativ hochwertige Algenöl-Supplemente sind frei von dem Toxin BMAA.
- Da die Qualität und Sicherheit von Supplementen stark variieren kann, werfen wir im nächsten Kapitel einen genauen Blick auf Qualitätsstandards, Zertifizierungen und potenzielle Risiken.

3. Qualität und Sicherheit

Die Qualität und Sicherheit von Nahrungsergänzungsmitteln steht zunehmend im Fokus der öffentlichen Aufmerksamkeit. Während die Nachfrage nach Supplementen stetig wächst, stellen sich wichtige Fragen: Wie lässt sich die Qualität der Produkte zuverlässig gewährleisten? Welche Rolle spielen internationale Standards und unabhängige Kontrollen? Und wie können Verbraucher erkennen, ob ein Produkt den Qualitätsanforderungen entspricht? Von der Rohstoffauswahl über die Produktion bis zur Lagerung durchlaufen Nahrungsergänzungsmittel zahlreiche Qualitätskontrollen. Dabei kommen modernste Analysemethoden zum Einsatz, um Reinheit, Wirkstoffgehalt und potenzielle Kontaminationen zu überprüfen. Gleichzeitig müssen Hersteller strenge gesetzliche Vorgaben einhalten und ihre Prozesse kontinuierlich dokumentieren. Die Komplexität der Qualitätssicherung wird besonders deutlich, wenn man die verschiedenen Aspekte wie GMP-Standards, Laboranalysen und Stabilitätsprüfungen betrachtet. Ein tieferes Verständnis dieser Prozesse ermöglicht es, die Qualität von Supplementen besser einzuschätzen und fundierte Kaufentscheidungen zu treffen.

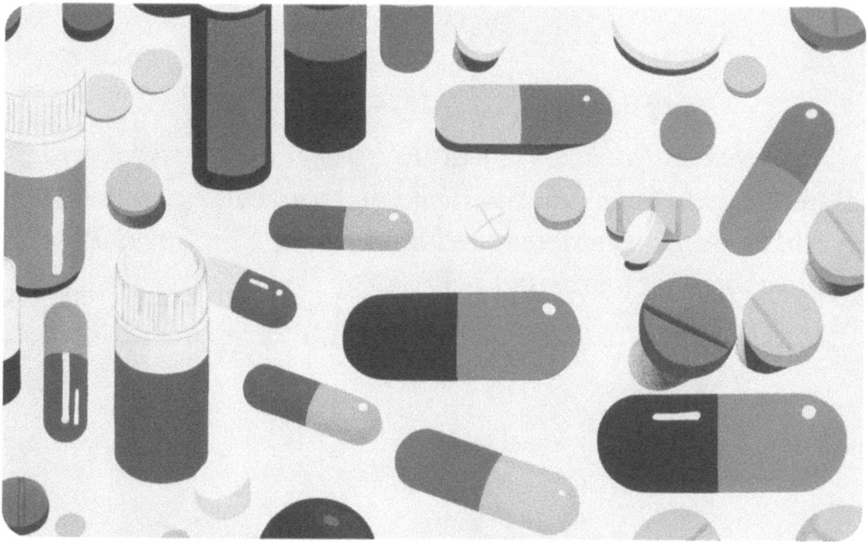

3. 1. Herstellungsprozesse

Die Herstellung von Nahrungsergänzungsmitteln und Supplementen ist ein komplexer Prozess, der höchste Präzision und Sorgfalt erfordert. Wie wird sichergestellt, dass jede Produktionscharge die gleiche Qualität aufweist? Welche Rolle spielen modernste Analysetechnologien bei der Rohstoffkontrolle? Und welchen Einfluss haben Verpackung und Lagerung auf die Wirksamkeit der Inhaltsstoffe? Von der Auswahl der Rohstoffe über die Produktion bis hin zur fertigen Verpackung durchlaufen Nahrungsergänzungsmittel zahlreiche Qualitätskontrollen. Dabei kommen nicht nur etablierte Standards wie die Gute Herstellungspraxis (GMP) zum Einsatz, sondern auch innovative Technologien zur Analyse und Überwachung. Die Anforderungen an Hersteller werden dabei stetig strenger - zum Schutz der Verbraucher. Ein Blick hinter die Kulissen der Produktion offenbart die vielfältigen Herausforderungen, denen sich Hersteller täglich stellen müssen, um sichere und wirksame Produkte zu garantieren.

„Durchschnittlich wird jede Rohstoff-Charge sechs Mal getestet, wobei wöchentlich bis zu 1.100 Tests an Rohstoffen, Zwischenprodukten und Endprodukten durchgeführt werden."

3. 1. 1. GMP-Standards in der Produktion

Die Gute Herstellungspraxis (GMP) bildet das Fundament für die qualitätsgesicherte Produktion von Nahrungsergänzungsmitteln und Supplementen. Diese Standards gewährleisten, dass Produkte kontinuierlich nach den aktuellen Vorschriften hergestellt und kontrolliert werden [s146]. Ein praktisches Beispiel hierfür ist die Dokumentation jedes einzelnen Produktionsschritts - von der Warenannahme bis zum fertigen Produkt. Die GMP-Standards umfassen sechs zentrale Bereiche: Management-Engagement, Risikomanagement, Qualitätsmanagementsysteme, Standort- und Anlagenmanagement, Produktkontrollen und Mitarbeiterschulung [s146]. In der Praxis bedeutet dies beispielsweise, dass Produktionsmitarbeiter regelmäßige Schulungen durchlaufen müssen und ihre Qualifikationen dokumentiert werden. Ein besonders wichtiger Aspekt ist die Qualitätskontrolle der eingesetzten Geräte und Instrumente. Diese umfasst die regelmäßige Kalibrierung und Überprüfung aller Messgeräte sowie die Dokumentation dieser Prozesse [s147]. So muss beispielsweise eine Laborwaage in festgelegten Intervallen kalibriert werden, um präzise Messungen zu gewährleisten. Die Spezifikationen für die Produktion gliedern sich in vier Bereiche: Herstellungsprozess-, Komponenten-, In-Prozess-Produktions- und Fertigbatch-Spezifikationen [s148]. Ein konkretes Beispiel: Vor der Verwendung eines diätetischen Inhaltsstoffs muss mindestens ein geeigneter Test zur Identitätsüberprüfung durchgeführt werden [s149]. Dies könnte eine chromatographische Analyse sein, um die Reinheit und Identität eines Vitamins zu bestätigen. Die Prozessüberwachung spielt eine zentrale Rolle. An kritischen Kontrollpunkten müssen Überprüfungen stattfinden, um die Qualität der fertigen Charge sicherzustellen [s149]. In der Praxis bedeutet dies beispielsweise die kontinuierliche Temperaturüberwachung während der Herstellung von Pulvermischungen oder die Kontrolle der Homogenität bei Tablettenmassen. Die Gebäudeinfrastruktur und Hygiene sind weitere wichtige GMP-Aspekte [s150]. Produktionsräume müssen so gestaltet sein, dass Kreuzkontaminationen vermieden werden. Ein praktisches Beispiel ist die Einrichtung von Hygieneschleusen zwischen verschiedenen Produktionsbereichen und die Verwendung von spezieller Schutzkleidung. Für die GMP-Zertifizierung muss ein Unternehmen nachweisen, dass es alle Anforderungen erfüllt [s151]. Dies beinhaltet eine umfassende Dokumentation aller Prozesse und regelmäßige Audits durch unabhängige

Dritte [s146]. Die Zertifizierung muss innerhalb eines Jahres nach Beginn der lizenzierten Aktivitäten erfolgen. Die Überwachung der Produktqualität erfolgt durch wissenschaftlich validierte Testmethoden [s148]. Für jede Produktionscharge müssen Spezifikationen für Identität, Reinheit, Stärke, Zusammensetzung und Kontaminationsgrenzen überprüft werden [s149]. Ein praktisches Beispiel ist die mikrobiologische Analyse von Produktmustern jeder Charge. Wenn Abweichungen von den Spezifikationen festgestellt werden, müssen Korrekturmaßnahmenpläne vorliegen [s149]. Diese sollten konkrete Handlungsanweisungen enthalten, wie beispielsweise die sofortige Sperrung betroffener Chargen und die Durchführung einer Ursachenanalyse. Die GMP-Standards erfordern auch ein effektives Beschwerdemanagement und Allergenmanagement [s146]. In der Praxis bedeutet dies die Dokumentation und systematische Bearbeitung von Kundenreklamationen sowie die strikte Trennung allergenhaltiger Rohstoffe in der Produktion. Die kontinuierliche Überprüfung und Aktualisierung der GMP-Dokumentation ist essentiell. Änderungen müssen vor ihrer Implementierung verifiziert werden [s151]. Ein praktisches Beispiel ist die Erstellung und Pflege von Standardarbeitsanweisungen (SOPs) für jeden Produktionsprozess.

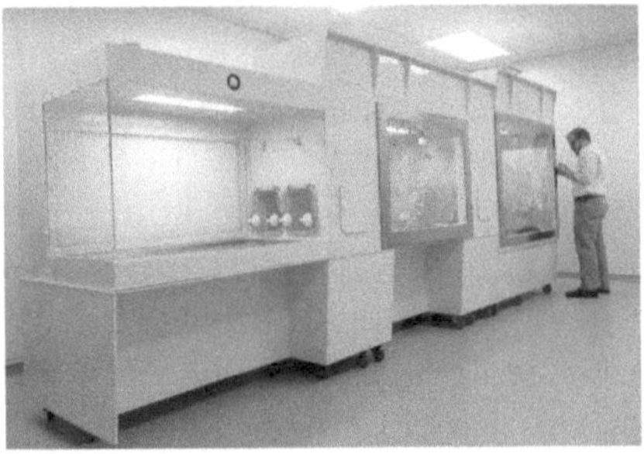

Gute Herstellungspraxis [i27]

Glossar

Chromatographie

Ein physikalisch-chemisches Trennverfahren, bei dem Substanzen aufgrund ihrer unterschiedlichen Verteilung zwischen einer stationären und einer mobilen Phase aufgetrennt werden

GMP

Good Manufacturing Practice - ein internationales Qualitätssicherungssystem, das ursprünglich aus der Pharmaindustrie stammt und heute in vielen Bereichen der Lebensmittel- und Supplementherstellung angewendet wird

Standardarbeitsanweisung

Detaillierte, schriftliche Arbeitsanweisungen, die jeden Arbeitsschritt genau beschreiben und als verbindliche Grundlage für alle Mitarbeiter dienen

3. 1. 2. Rohstoffqualität und Kontrolle

Die Qualität der Rohstoffe bildet das Fundament für hochwertige Nahrungsergänzungsmittel und Supplemente. Bereits bei der Beschaffung der Ausgangsmaterialien beginnt ein mehrstufiger Kontrollprozess, der die Sicherheit und Wirksamkeit der Endprodukte gewährleistet [s152]. Vertrauenswürdige Lieferanten müssen dabei strenge Qualifikationsstandards erfüllen und werden regelmäßig auditiert. Die Eingangskontrolle der Rohstoffe umfasst umfangreiche Analysen. Durchschnittlich wird jede Charge sechs Mal getestet, wobei wöchentlich bis zu 1.100 Tests an Rohstoffen, Zwischenprodukten und Endprodukten durchgeführt werden [s153]. Bei pflanzlichen Rohstoffen kommt ein proprietärer Prozess zur eindeutigen Identifizierung der Pflanzenarten zum Einsatz [s154]. Dies ist besonders wichtig, da Verwechslungen oder Verfälschungen bei Pflanzenmaterial gravierende Folgen haben können. Modernste Analysetechnologie spielt bei der Qualitätskontrolle eine zentrale Rolle. Mittels ICP-Massenspektrometrie und Hochleistungsflüssigkeitschromatographie werden präzise Analysen durchgeführt [s152]. Ein Laborinformationsmanagementsystem zentralisiert dabei die Datenerfassung und -auswertung, was die Genauigkeit der Ergebnisse erhöht [s153]. Ein praktisches Beispiel ist die Analyse von Schwermetallen: Mittels ICP-MS können selbst geringste Spuren nachgewiesen werden, wodurch die Einhaltung der gesetzlichen Grenzwerte sichergestellt wird. Die Hauptrisiken bei Rohstoffen umfassen mikrobiologische Kontaminationen wie E. coli, Salmonella und S. aureus, aber auch Schwermetalle, Pestizide und Mykotoxine [s155]. Jede Zutat wird daher bis zu 20 verschiedenen Tests auf Reinheit und Wirkstoffgehalt unterzogen [s156]. Bei glutenfreien Produkten werden spezielle Tests durchgeführt, die sicherstellen, dass der Glutengehalt unter 20 ppm liegt [s153]. Innovative Entwicklungen in der Rohstoffverarbeitung tragen zur Qualitätsverbesserung bei. Ein Beispiel ist ein spezieller Prozess zur Herstellung hochdichter Pflanzenpulver, der den Materialfluss verbessert und die Staubbildung während der Produktion reduziert [s154]. Dies erhöht nicht nur die Verarbeitungsqualität, sondern verbessert auch die Arbeitssicherheit. Contract Development and Manufacturing Organizations (CDMOs) spielen eine wichtige Rolle bei der Qualitätssicherung. Sie bieten spezialisierte Expertise und modernste Einrichtungen für Forschung, Entwicklung und Produktion [s157]. Durch die Integration von Daten aus

Gesundheitsbewertungen und genetischen Tests können sie zudem personalisierte Formulierungen entwickeln, die auf spezifische Gesundheitsbedürfnisse abgestimmt sind. Die Rückverfolgbarkeit der Rohstoffe muss während des gesamten Verarbeitungsprozesses gewährleistet sein [s155]. In der Praxis bedeutet dies eine lückenlose Dokumentation vom Wareneingang bis zum fertigen Produkt. Moderne Tracking-Systeme ermöglichen dabei die schnelle Identifikation und Isolation problematischer Chargen im Falle von Qualitätsabweichungen. Die SQF 2000-Zertifizierung, die viele Hersteller anstreben, bestätigt die Einhaltung internationaler Lebensmittelsicherheitsstandards [s154]. Sie gewährleistet, dass Rohstoffe gemäß höchster Standards für Lebensmittelsicherheit und -qualität verarbeitet werden. Ein praktisches Beispiel ist die Implementierung von Allergenmanagement-Systemen, die Kreuzkontaminationen verhindern.

Glossar

Contract Development and Manufacturing Organization
Spezialisierte Dienstleistungsunternehmen, die für andere Firmen die Entwicklung und Herstellung von Produkten übernehmen und dabei eigene Technologien und Expertise einbringen.

Hochleistungsflüssigkeitschromatographie
Ein chemisches Trennverfahren, bei dem Substanzen durch unterschiedliche Verteilung zwischen einer stationären und einer mobilen Phase aufgetrennt werden. Ermöglicht die genaue Bestimmung von Inhaltsstoffen.

ICP-Massenspektrometrie
Ein hochempfindliches Analyseverfahren, bei dem Atome ionisiert und nach ihrer Masse getrennt werden. Ermöglicht die Messung kleinster Elementkonzentrationen bis in den Bereich von Billionstel Gramm.

Mykotoxine
Giftige Stoffwechselprodukte von Schimmelpilzen, die natürlich in Lebensmitteln und Rohstoffen vorkommen können und bereits in geringen Mengen gesundheitsschädlich sein können.

3. 1. 3. Haltbarkeit und Lagerung

Die Haltbarkeit und korrekte Lagerung von Nahrungsergänzungsmitteln und Supplementen sind entscheidende Faktoren für deren Qualität und Wirksamkeit. Verschiedene physikalische und chemische Einflüsse können die Stabilität der Produkte beeinträchtigen, weshalb ein durchdachtes Lagerungsmanagement unerlässlich ist [s158]. Die Lagerung erfordert die Kontrolle mehrerer kritischer Parameter. Die Temperatur sollte unter 20°C liegen und die relative Luftfeuchtigkeit 60% nicht überschreiten [s158]. In der Praxis bedeutet dies, dass Lagerräume klimatisiert und mit Luftentfeuchtern ausgestattet sein sollten. Ein praktisches Beispiel: Vitamin C ist besonders empfindlich gegenüber Feuchtigkeit und verliert bei falscher Lagerung schnell an Wirksamkeit.

Bei der Verpackung spielt die hermetische Versiegelung eine zentrale Rolle. Sie schützt empfindliche Inhaltsstoffe vor Feuchtigkeit und Sauerstoff [s159]. Besonders bei Softgel-Kapseln ist die Wahl des Materials entscheidend - Gelatine bietet beispielsweise eine ausgezeichnete Sauerstoffbarriere, was sie ideal für ölbasierte Wirkstoffe macht [s159]. Ein häufiges Problem ist die Kreuzvernetzung, die die Schale hart und spröde werden lässt. Innovative Technologien können dies jedoch minimieren und die Haltbarkeit verlängern [s159]. Die Lagerdauer hat einen signifikanten Einfluss auf die Produktqualität. Für Bulk-Produkte gelten strenge Zeitvorgaben - bei festen oralen Darreichungsformen sollte die Lagerzeit 30 Tage nicht überschreiten [s160]. Um dies in der Praxis umzusetzen, ist ein First-In-First-Out (FIFO) System unerlässlich [s158]. Konkret bedeutet das: Neue Chargen werden hinten eingelagert, während ältere Bestände zuerst verwendet werden. Die Stabilität muss durch umfangreiche Testprogramme nachgewiesen werden. Diese müssen statistisch fundierte Stichprobengrößen und Testintervalle umfassen [s161]. Beschleunigte Stabilitätsstudien können vorläufige Verfallsdaten liefern, müssen aber durch Langzeitstudien bestätigt werden [s161]. Ein praktisches Beispiel ist die Lagerung von Testmustern unter verschiedenen Temperaturbedingungen, um die Haltbarkeit unter realen Bedingungen zu simulieren. Die Lagerinfrastruktur spielt eine wichtige Rolle. Produkte sollten auf Kunststoffpaletten gelagert werden, um Bodenkontakt zu vermeiden [s158]. Quarantänebereiche für neue Materialien sind obligatorisch, bis deren Qualität bestätigt ist [s158]. In der Praxis sollten separate Bereiche für freigegebene und gesperrte Ware klar gekennzeichnet sein. Bei probiotischen Produkten gelten besonders strenge Anforderungen. Am Ende der Haltbarkeit müssen sie noch 100% der deklarierten Menge an probiotischen Kulturen enthalten [s162]. Dies erfordert eine lückenlose Kühlkette und regelmäßige mikrobiologische Kontrollen. Die Verpackung muss für Transport und Lagerung geeignet sein und im Dossier gerechtfertigt werden [s160]. Praktisch bedeutet dies die Durchführung von Verpackungsstabilitätsstudien unter verschiedenen Umweltbedingungen. Beispielsweise müssen Vitamin-D-Präparate in lichtundurchlässigen Behältern gelagert werden, um einen vorzeitigen Wirkstoffabbau zu verhindern. Die Überwachung der Lagerbedingungen erfolgt kontinuierlich durch kalibrierte Messgeräte. Temperatur- und Feuchtigkeitslogger zeichnen die Werte auf und ermöglichen eine lückenlose Dokumentation [s158]. Bei Abweichungen von den Sollwerten müssen sofort Korrekturmaßnahmen eingeleitet werden.

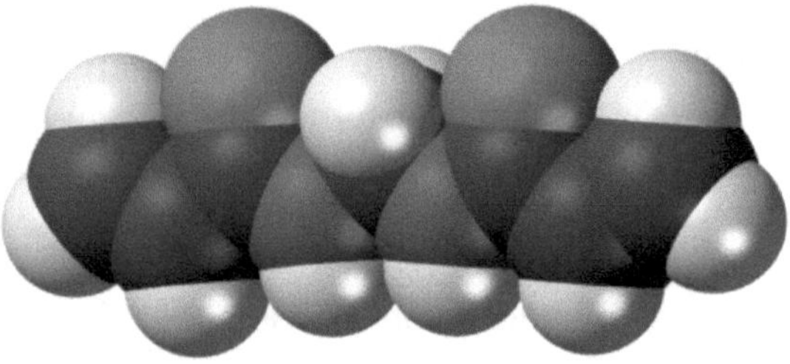

Kreuzvernetzung [i28]

Glossar

First-In-First-Out
Ein Lagerverwaltungsprinzip, bei dem die zuerst eingelagerten Waren auch zuerst wieder ausgelagert werden. Dies verhindert, dass Produkte zu lange im Lager verbleiben und ihre Haltbarkeit überschreiten.

hermetisch
Eine vollständig luft- und wasserdichte Verschlussart, die den Inhalt komplett von der Umgebung isoliert und vor äußeren Einflüssen schützt.

Kreuzvernetzung
Ein chemischer Prozess bei Kapselhüllen, bei dem sich Molekülketten miteinander verbinden und dadurch die Struktur des Materials verändern. Dies kann die Auflösungseigenschaften der Kapsel beeinträchtigen.

3. 1. 4. Verpackungsmaterialien

Die Verpackung von Nahrungsergänzungsmitteln und Supplementen unterliegt strengen regulatorischen Anforderungen, da sie einen direkten Einfluss auf die Produktqualität und -sicherheit hat. Besonders die Primärverpackung, die in unmittelbarem Kontakt mit dem Produkt steht, muss höchsten Qualitätsstandards entsprechen [s163]. In der Praxis bedeutet dies, dass Hersteller sorgfältig geprüfte und zertifizierte Verpackungsmaterialien verwenden müssen. Für Flaschen gelten spezifische Anforderungen: Sie müssen aus hochdichtem Polypropylen (HDPE) hergestellt, weiß oder undurchsichtig sein und über einen manipulations- sowie kindersicheren Schraubverschluss verfügen [s164]. Diese Spezifikationen sind nicht willkürlich gewählt - sie gewährleisten den Schutz des Produkts vor Licht und unbefugtem Zugriff. Ein praktisches Beispiel: Vitamin D-haltige Präparate müssen zwingend in lichtundurchlässigen Behältern verpackt werden, da der Wirkstoff lichtsensitiv ist.

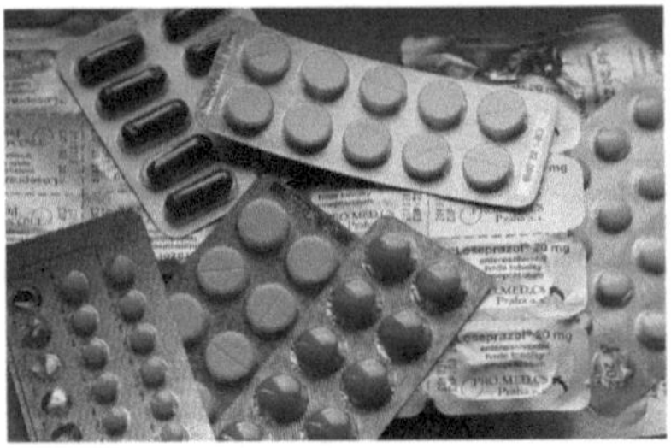

Blisterverpackungen [i29]

Bei der Verwendung von Blisterverpackungen ist eine thermoformbare Feuchtigkeitsbarriere unerlässlich [s164]. Diese schützt die Produkte vor Feuchtigkeit und gewährleistet ihre Stabilität während der gesamten Haltbarkeitsdauer. In der Praxis hat sich gezeigt, dass besonders hygroskopische Substanzen wie Vitamin C in Blisterverpackungen mit zusätzlicher Aluminiumfolienbeschichtung am besten geschützt sind. Die Primärverpackung muss das Produkt vor verschiedenen äußeren Einflüssen schützen: Oxidation, Licht und mikrobieller Kontamination [s163]. Gleichzeitig darf sie keine toxikologisch relevanten Substanzen an das Produkt abgeben. Ein konkretes Beispiel aus der Praxis: Bei öl-basierten Supplementen müssen Verpackungsmaterialien verwendet werden, die keine Weichmacher enthalten, da diese in das Produkt migrieren könnten. Die Anforderungen an Verpackungsmaterialien variieren je nach Darreichungsform [s163]. Flüssige Präparate stellen beispielsweise andere Anforderungen an die Verpackung als Pulver oder Tabletten. In der Praxis bedeutet dies, dass für jede Formulierung spezifische

Verpackungsstabilitätsstudien durchgeführt werden müssen. Für Bulk-Verpackungen, die im Geschäftsverkehr verwendet werden, gelten besondere Vorschriften. Große Gebinde für Kliniken sollten vermieden werden, um Gesundheits- und Sicherheitsrisiken zu minimieren [s164]. Stattdessen empfiehlt sich die Verwendung kleinerer, handlicher Einheiten, die das Risiko von Verschüttungen oder Kontaminationen reduzieren. Die Etikettierung der Verpackung muss den regulatorischen Anforderungen des jeweiligen Ziellandes entsprechen [s164]. Dies umfasst klare Angaben zur Quantität der Inhaltsstoffe und spezifische Lagerungsanforderungen. Ein praktisches Beispiel: Bei temperatursensitiven Produkten muss der zulässige Temperaturbereich deutlich auf der Verpackung angegeben sein. Die Herstellung von Nahrungsergänzungsmitteln mit tierischen Inhaltsstoffen unterliegt zusätzlichen Anforderungen gemäß dem Gesetz über tierische Produkte [s165]. Dies hat direkte Auswirkungen auf die Wahl der Verpackungsmaterialien, da diese spezielle Barriereeigenschaften aufweisen müssen, um mikrobiologische Stabilität zu gewährleisten. Die kontinuierliche Innovation im Bereich der Verpackungsmaterialien spielt eine zunehmend wichtige Rolle für die Qualität, Sicherheit und Funktionalität von Produkten [s163]. Hersteller müssen daher stets auf dem neuesten Stand der Technik bleiben und ihre Verpackungslösungen regelmäßig evaluieren und optimieren.

Glossar

Bulk
Englischer Begriff für Massengut oder Großmengen. Bezeichnet im Kontext von Supplementen große, unverpackte Mengen von Rohstoffen oder Produkten vor der Endverpackung.

hygroskopisch
Eigenschaft eines Stoffes, Feuchtigkeit aus der Umgebungsluft aufzunehmen und zu binden. Diese Stoffe müssen besonders gut vor Luftfeuchtigkeit geschützt werden, da sie sonst verklumpen oder sich zersetzen können.

Polypropylen
Ein thermoplastischer Kunststoff, der sich durch hohe Festigkeit, chemische Beständigkeit und Lebensmittelechtheit auszeichnet. Wird häufig für Verpackungen verwendet, da er bei Hitze formbar ist und keine schädlichen Stoffe abgibt.

Zusammenfassung - 3. 1. Herstellungsprozesse

- GMP-Standards umfassen sechs zentrale Bereiche und erfordern die Dokumentation jedes Produktionsschritts
- Vor der Verwendung eines diätetischen Inhaltsstoffs muss mindestens ein geeigneter Test zur Identitätsüberprüfung durchgeführt werden
- Die GMP-Zertifizierung muss innerhalb eines Jahres nach Beginn der lizenzierten Aktivitäten erfolgen
- Durchschnittlich wird jede Rohstoff-Charge sechs Mal getestet, mit bis zu 1.100 Tests wöchentlich
- ICP-Massenspektrometrie ermöglicht den Nachweis geringster Spuren von Schwermetallen
- Jede Zutat wird bis zu 20 verschiedenen Tests auf Reinheit und Wirkstoffgehalt unterzogen
- Bei glutenfreien Produkten muss der Glutengehalt unter 20 ppm liegen
- Die Lagertemperatur sollte unter 20°C liegen bei maximal 60% relativer Luftfeuchtigkeit
- Bei festen oralen Darreichungsformen sollte die Bulk-Lagerzeit 30 Tage nicht überschreiten
- Probiotische Produkte müssen am Ende der Haltbarkeit noch 100% der deklarierten Kulturen enthalten
- Flaschen müssen aus hochdichtem Polypropylen hergestellt und mit manipulationssicheren Verschlüssen versehen sein
- Bei Blisterverpackungen ist eine thermoformbare Feuchtigkeitsbarriere erforderlich
- Die Verpackung darf keine toxikologisch relevanten Substanzen an das Produkt abgeben

3. 2. Rechtliche Aspekte

Die rechtlichen Aspekte von Nahrungsergänzungsmitteln und Supplementen werfen viele Fragen auf: Welche Kennzeichnungen sind gesetzlich vorgeschrieben? Wie werden Grenzwerte für Inhaltsstoffe festgelegt? Was dürfen Hersteller in der Werbung versprechen? Und wie unterscheiden sich die Standards international? Die Regulierung dieser Produkte bewegt sich in einem komplexen Spannungsfeld zwischen Verbraucherschutz, wirtschaftlichen Interessen und wissenschaftlichen Erkenntnissen. Während einige Länder sehr strenge Vorschriften haben, setzen andere auf liberalere Ansätze. Dies führt zu unterschiedlichen Anforderungen an Hersteller und kann Verbraucher verunsichern. Die folgenden Abschnitte beleuchten die wichtigsten rechtlichen Rahmenbedingungen und zeigen auf, welche Konsequenzen sich daraus für Hersteller und Verbraucher ergeben. Ein besonderer Fokus liegt dabei auf praktischen Beispielen, die verdeutlichen, wie sich gesetzliche Vorgaben im Alltag auswirken.

> *„Nahrungsergänzungsmittel dürfen nicht mit medizinischen Heilversprechen beworben werden - erlaubt sind nur Aussagen wie "trägt zu einer normalen Funktion bei".“*

3. 2. 1. Kennzeichnungspflicht

Die Kennzeichnungspflicht für Nahrungsergänzungsmittel und Supplemente unterliegt strengen gesetzlichen Regelungen, die dem Verbraucherschutz dienen und eine transparente Information sicherstellen sollen [s166]. Diese Vorschriften sind in der EU harmonisiert und gelten einheitlich für alle Mitgliedsstaaten.

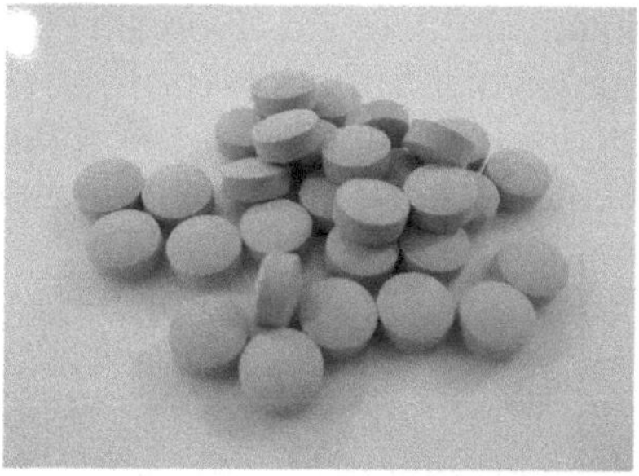

Nahrungsergänzungsmittel [i30]

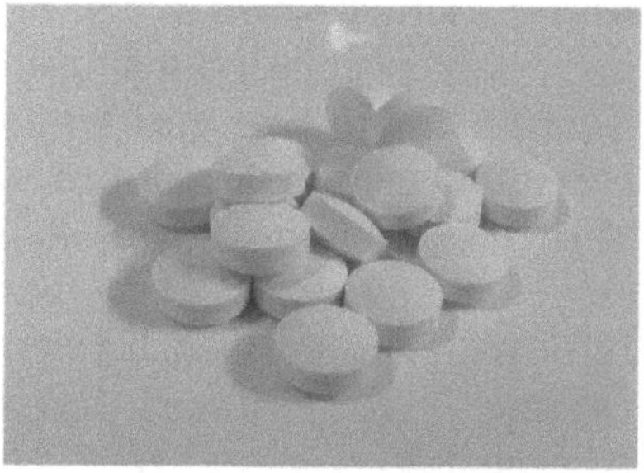

Vitamin-D-Supplementierung [i31]

Für Hersteller und Vertreiber bedeutet dies konkret, dass jedes Nahrungsergänzungsmittel eine vollständige und wahrheitsgemäße Kennzeichnung aufweisen muss. Ein typisches Beispiel ist die Vitamin-D-Supplementierung: Auf der Verpackung müssen nicht nur der Gehalt an Vitamin D in internationalen Einheiten (IE) oder Mikrogramm (μg) angegeben werden, sondern auch die empfohlene Tagesdosis und ein Warnhinweis, diese nicht zu überschreiten [s166]. Besonders strenge Vorschriften gelten für bilanzierte Diäten, die für spezielle Verbrauchergruppen bestimmt sind. Die Kennzeichnung muss hier unmissverständlich den medizinisch bedingten Nährstoffbedarf der Zielgruppe kommunizieren [s167]. So muss beispielsweise bei einer proteinarmen Diät für Phenylketonurie-Patienten deutlich erkennbar sein, dass es sich um ein Spezialprodukt handelt, das nur unter ärztlicher Aufsicht verwendet werden sollte. Ein wichtiger Aspekt der Kennzeichnungspflicht ist das Verbot von Aussagen über vorbeugende Wirkungen, selbst wenn diese wissenschaftlich belegt sind [s167]. Dies bedeutet in der Praxis: Ein Calcium-Magnesium-Präparat darf nicht mit der Aussage beworben werden, es verhindere Osteoporose, auch wenn positive Effekte auf die Knochengesundheit nachgewiesen sind. Die Rückverfolgbarkeit spielt eine zentrale Rolle bei der Kennzeichnung. Hersteller müssen durch entsprechende Chargennummern und Produktionsdaten gewährleisten, dass jedes Produkt im Bedarfsfall zurückverfolgt werden kann [s166]. Dies ermöglicht im Fall von Qualitätsproblemen schnelle und gezielte Rückrufaktionen. Für Materialien, die mit Nahrungsergänzungsmitteln in Kontakt kommen (FCMs), gelten zusätzliche Kennzeichnungsvorschriften [s168]. Dies betrifft beispielsweise Verpackungsmaterialien oder Dosierhilfen. Verbraucher können dies an Symbolen wie dem "Glas-und-Gabel-Symbol" erkennen, das die Eignung für den Lebensmittelkontakt bestätigt. Die Überwachung der Kennzeichnungspflichten erfolgt durch regelmäßige behördliche Kontrollen [s166]. Hersteller sind verpflichtet, eigene Qualitätskontrollen durchzuführen und die Konformität ihrer Produkte kontinuierlich zu überprüfen. Ein praktischer Tipp für Verbraucher: Achten Sie beim Kauf von Nahrungsergänzungsmitteln auf vollständige Kennzeichnungen in deutscher Sprache und das Vorhandensein einer Chargennummer sowie eines Mindesthaltbarkeitsdatums. Bei gentechnisch veränderten Organismen (GVO) in Nahrungsergänzungsmitteln gelten besonders strenge Kennzeichnungsvorschriften [s169]. Produkte, die GVO enthalten oder daraus hergestellt wurden, müssen dies klar erkennbar machen. Dies ermöglicht Verbrauchern eine bewusste Kaufentscheidung. Die Kennzeichnungspflicht erstreckt sich auch auf Online-Shops und Versandhandel. Alle relevanten Informationen müssen bereits vor dem Kauf verfügbar sein. Ein praktisches Beispiel: Bei einem Online-Kauf von Omega-3-Kapseln müssen Allergiehinweise (z.B. bezüglich Fischallergien) bereits in der Produktbeschreibung ersichtlich sein, nicht erst auf der gelieferten Verpackung.

Glossar

FCM

Food Contact Materials sind alle Materialien und Gegenstände, die dazu bestimmt sind, mit Lebensmitteln in Berührung zu kommen, wie Verpackungen, Behälter oder Küchengeräte.

GVO

Genetisch veränderte Organismen sind Lebewesen, deren Erbgut gezielt im Labor verändert wurde, um bestimmte Eigenschaften zu erreichen oder zu verstärken.

Phenylketonurie

Eine erbliche Stoffwechselerkrankung, bei der die Aminosäure Phenylalanin nicht richtig abgebaut werden kann. Unbehandelt kann sie zu schweren geistigen Entwicklungsstörungen führen.

3. 2. 2. Gesetzliche Grenzwerte

Die gesetzlichen Grenzwerte für Nahrungsergänzungsmittel und Supplemente befinden sich derzeit in einer besonderen Situation: Auf EU-Ebene existieren noch keine verbindlichen Höchstmengen für Vitamine und Mineralstoffe [s170]. Dies führt in der Praxis zu unterschiedlichen Handhabungen in den verschiedenen EU-Mitgliedsstaaten. Ein anschauliches Beispiel ist Großbritannien, wo keine gesetzlich festgelegten Höchstwerte existieren, sondern lediglich freiwillige Richtlinien für sichere obere Grenzwerte gelten [s171]. Die Festlegung von Grenzwerten basiert auf wissenschaftlichen Risikobewertungen und berücksichtigt verschiedene Faktoren. Besonders wichtig sind dabei die tolerierbaren oberen Aufnahmemengen (ULs), die Nährstoffaufnahme über die normale Ernährung sowie die jeweiligen Referenzwerte [s170]. Ein praktischer Ansatz zeigt sich in der Wahl der Altersgruppe der 15- bis 17-Jährigen als Referenzgruppe für die Ableitung maximaler Werte, um gesundheitliche Beeinträchtigungen zu vermeiden [s170]. Bei der Herstellung und Kontrolle von Nahrungsergänzungsmitteln spielen Toleranzen eine wichtige Rolle. Da es technisch nicht möglich ist, dass Produkte immer exakt die deklarierten Nährstoffwerte enthalten, sind gewisse Abweichungen zulässig [s172]. Diese Toleranzen berücksichtigen verschiedene Faktoren wie die Variabilität der Rohstoffe und die Genauigkeit der Analysemethoden. Für Verbraucher bedeutet dies konkret: Ein Vitamin-C-Präparat mit deklariertem Gehalt von 1000 mg kann innerhalb bestimmter Grenzen mehr oder weniger enthalten, muss aber während der gesamten Haltbarkeit innerhalb der festgelegten Toleranzen bleiben. Ein besonders streng regulierter Bereich betrifft die Verwendung chemischer Substanzen als Vitaminquellen. Die EU regelt dies durch positive Listen zugelassener Substanzen [s173]. Diese müssen zwei zentrale Kriterien erfüllen: Sie müssen sicher sein und eine ausreichende bioverfuegbarkeit aufweisen. Für Verbraucher ist dies wichtig zu wissen, da nicht jede Form eines Vitamins oder Minerals gleich gut vom Körper aufgenommen werden kann. Beispielsweise wird Magnesiumcitrat meist besser absorbiert als Magnesiumoxid. Die Regelungen sehen auch die Festlegung von Mindestmengen vor, um sicherzustellen, dass Nahrungsergänzungsmittel einen tatsächlichen Nutzen bieten [s174]. Dies verhindert, dass Produkte mit zu geringen Wirkstoffmengen auf den Markt kommen. Ein praktisches Beispiel: Ein B12-Präparat muss eine ausreichende Menge des Vitamins enthalten, um einen messbaren Beitrag zur Versorgung zu leisten. Für spezielle Produktkategorien wie Makroalgen-basierte Nahrungsergänzungsmittel gelten zusätzliche Vorschriften. Die EU-Verordnung 2017/2470 führt eine spezielle Liste genehmigter neuartiger Lebensmittel, während die Verordnung (EC) Nr. 1881/2006 Höchstwerte für bestimmte toxische Substanzen festlegt [s175]. Verbraucher sollten bei Algenprodukten besonders auf Qualitätszertifikate und Schadstoffanalysen achten. Ein wichtiger Praxistipp für Verbraucher: Achten Sie bei der Auswahl von Nahrungsergänzungsmitteln darauf, dass die Dosierung innerhalb der empfohlenen Bereiche liegt. Besonders bei fettlöslichen Vitaminen (A, D, E, K) können zu hohe Dosen problematisch sein. Konsultieren Sie im Zweifelsfall einen Arzt oder Ernährungsberater, besonders wenn Sie mehrere Präparate kombinieren möchten.

Glossar

UL
: Steht für 'Upper Level' und bezeichnet die maximal tolerierbare Tagesdosis eines Nährstoffs, bei der keine gesundheitlichen Risiken zu erwarten sind.

3. 2. 3. Werberichtlinien

Die Werberichtlinien für Nahrungsergänzungsmittel und Supplemente unterliegen strengen Regulierungen, die dem Verbraucherschutz dienen und irreführende Werbung verhindern sollen. Jede Werbeaussage muss präzise, wahrheitsgemäß und durch wissenschaftliche Evidenz belegt sein [s176]. Dies bedeutet in der Praxis: Ein Hersteller, der beispielsweise die positive Wirkung eines Magnesium-Präparats auf die Muskelregeneration bewirbt, muss diese Aussage durch qualitativ hochwertige klinische Studien belegen können.

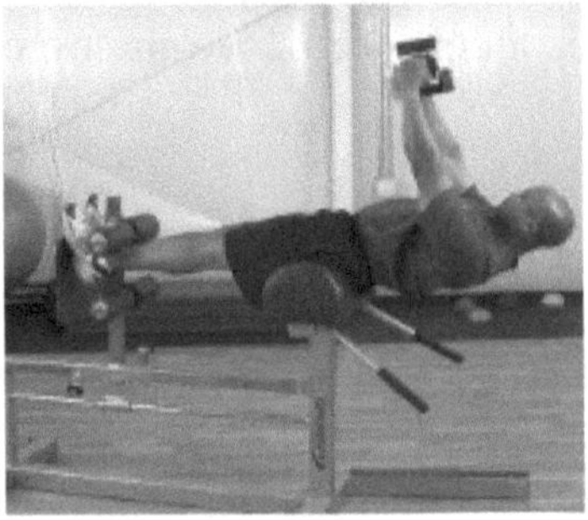

Krafttraining [i32]

Besonders wichtig ist die Vermeidung irreführender Aussagen durch Weglassen wichtiger Informationen [s176]. Ein typisches Beispiel: Wenn ein Protein-Supplement mit dem Hinweis "unterstützt den Muskelaufbau" beworben wird, muss gleichzeitig deutlich kommuniziert werden, dass dies nur in Verbindung mit regelmäßigem Krafttraining gilt. Qualifizierende Informationen müssen dabei so präsentiert werden, dass sie für Verbraucher leicht wahrnehmbar und verständlich sind. Die Werbung für Nahrungsergänzungsmittel wird von verschiedenen Behörden und Institutionen überwacht. In den USA arbeiten FDA und FTC eng zusammen [s177], während in Deutschland verschiedene Überwachungsbehörden zuständig sind [s178]. Für Hersteller bedeutet dies, dass sie ihre Werbestrategien sorgfältig planen und rechtlich absichern müssen. Ein praktischer Tipp für Unternehmen: Die Einbindung von Rechtsexperten bereits in der Planungsphase von Werbekampagnen kann spätere kostspielige Korrekturen vermeiden. Ein besonders sensibler Bereich ist die Abgrenzung zwischen Nahrungsergänzungsmitteln und Arzneimitteln in der Werbung [s179]. Nahrungsergänzungsmittel dürfen nicht mit medizinischen Heilversprechen beworben werden. So wäre beispielsweise die Aussage "Vitamin C heilt Erkältungen" unzulässig - erlaubt wäre hingegen "Vitamin C trägt zu einer normalen Funktion des Immunsystems bei". Die Rechtsprechung zeigt eine zunehmende Tendenz zu Verbraucherklagen, die sich auf komplexe regulatorische Verstöße stützen [s180]. Besonders das kalifornische Gesetz über unlauteren Wettbewerb ermöglicht Verbrauchern weitreichende Klagemöglichkeiten. Für international agierende Unternehmen bedeutet dies: Sie müssen ihre Werbeaussagen an die jeweils strengsten Standards anpassen. Die Verantwortung für die Einhaltung aller Werbevorschriften liegt beim Lebensmittelunternehmer selbst [s181]. Dies umfasst auch die korrekte Darstellung von Produkten in flüssiger Form, bei denen die FDA besondere Richtlinien zur Unterscheidung zwischen Nahrungsergänzungsmitteln und Getränken vorgibt [s182]. Ein praktisches Beispiel: Ein Protein-Shake muss je nach Vermarktung entweder als Nahrungsergänzungsmittel oder als Getränk gekennzeichnet werden, mit entsprechend unterschiedlichen Kennzeichnungsanforderungen. Für den internationalen Handel gelten zusätzliche Vorschriften. Importeure müssen sicherstellen, dass ihre Werbeaussagen den lokalen Bestimmungen entsprechen [s183]. Dies kann bedeuten, dass Werbekampagnen für verschiedene Märkte unterschiedlich gestaltet werden müssen. Ein praktischer Hinweis für Importeure: Die Zusammenarbeit mit lokalen Rechtsexperten kann helfen, kostspielige Fehler zu vermeiden. Für Verbraucher empfiehlt es sich, Werbeaussagen kritisch zu hinterfragen und auf wissenschaftlich fundierte Belege zu achten. Ein nützlicher Tipp: Extreme Versprechen wie "sofortige Wirkung" oder "garantierte Erfolge" sollten skeptisch betrachtet werden, da sie häufig nicht den strengen Anforderungen an wissenschaftliche Evidenz entsprechen.

Glossar

FDA
: Die Food and Drug Administration ist die US-amerikanische Behörde für Lebensmittel- und Arzneimittelsicherheit, die Standards für Lebensmittel, Medikamente und Nahrungsergänzungsmittel festlegt.

FTC
: Die Federal Trade Commission ist eine US-Bundesbehörde, die Verbraucher vor unlauterem Wettbewerb und irreführender Werbung schützt.

3. 2. 4. Internationale Standards

Die internationalen Standards für Nahrungsergänzungsmittel und Supplemente zeigen deutliche Unterschiede zwischen verschiedenen Ländern und Regionen, was für Hersteller und Importeure besondere Herausforderungen darstellt. Nach dem EU-Austritt Großbritanniens beispielsweise gelten dort nun eigenständige nationale Bestimmungen für die Regulierung und Kennzeichnung von Nahrungsergänzungsmitteln [s184]. Dies bedeutet für Exporteure in der Praxis, dass sie ihre Produkte möglicherweise unterschiedlich kennzeichnen und verschiedene Zulassungsverfahren durchlaufen müssen. In Neuseeland unterliegen Nahrungsergänzungsmittel spezifischen Vorschriften im Rahmen des Lebensmittelgesetzes. Ein konkretes Beispiel zeigt sich bei der Regulierung von Folsäure: Die maximale Tagesdosis ist auf 300 Mikrogramm begrenzt, kann aber auf 500 Mikrogramm erhöht werden, wenn der Hersteller nachweist, dass die Produktion in einer nach GMP-Standards zertifizierten Einrichtung erfolgt [s185]. Für Importeure bedeutet dies konkret: Sie müssen nicht nur als Lebensmittelimporteur registriert sein, sondern auch die Anforderungen des Biosecurity Act erfüllen. Die USA verfolgen einen besonders strengen Ansatz bei der Regulierung bestimmter Inhaltsstoffe. Die fda hat beispielsweise klare Richtlinien für Produkte mit hochkonzentriertem Koffein entwickelt [s186]. Praktisch bedeutet dies: Produkte mit potenziell gefährlichen Koffeinmengen werden als "adulteriert" eingestuft und dürfen nicht in den zwischenstaatlichen Handel gebracht werden - selbst wenn sie mit Warnhinweisen versehen sind. Ein wichtiger Praxistipp für Hersteller: Die Entwicklung von Produkten mit hochdosierten Stimulanzien sollte von vornherein die strengsten internationalen Standards berücksichtigen. Die Schaffung eines integrierten Lebensmittelsicherheitssystems erfordert eine enge Zusammenarbeit zwischen verschiedenen Behördenebenen [s187]. In den USA wurde dies durch das Gesetz zur Modernisierung der Lebensmittelsicherheit verstärkt, das die Partnerschaft zwischen Bundes-, Staats- und lokalen Behörden fördert [s188]. Für Hersteller bedeutet dies praktisch: Sie müssen ihre Qualitätssicherungssysteme so ausrichten, dass sie den Anforderungen aller relevanten Behörden entsprechen. Ein besonders wichtiger Aspekt der internationalen Standards ist die Unterscheidung zwischen Nahrungsergänzungsmitteln und Arzneimitteln. In vielen Ländern, wie beispielsweise Neuseeland, dürfen

Nahrungsergänzungsmittel keine kontrollierten Drogen oder verschreibungspflichtige Substanzen enthalten und keinen therapeutischen Zweck verfolgen [s185]. Ein praktischer Tipp für Hersteller: Die Produktentwicklung sollte von Anfang an die strengsten internationalen Abgrenzungskriterien berücksichtigen, um spätere kostspielige Anpassungen zu vermeiden. Die Implementierung internationaler Standards erfordert oft erhebliche Investitionen in die Infrastruktur. Empfänger von Fördermitteln müssen nachweisen, dass sie die notwendigen Strukturen zur Einhaltung der guten Herstellungspraxis entwickeln [s187]. Ein praktischer Ratschlag für Unternehmen: Die frühzeitige Planung und schrittweise Implementierung von Qualitätsmanagementsystemen kann die finanziellen Belastungen über einen längeren Zeitraum verteilen. Für international agierende Unternehmen ist es essentiell, die unterschiedlichen Anforderungen verschiedener Märkte zu kennen und zu erfüllen. Ein praktischer Ansatz ist die Orientierung an den jeweils strengsten Standards, um eine möglichst breite internationale Vermarktung zu ermöglichen. Verbraucher profitieren von diesen hohen Standards durch sichere und qualitativ hochwertige Produkte, sollten aber dennoch vor dem Kauf die Herkunft und Zertifizierung der Produkte prüfen.

Zusammenfassung - 3. 2. Rechtliche Aspekte

- Die EU hat noch keine verbindlichen Höchstmengen für Vitamine und Mineralstoffe festgelegt, was zu unterschiedlichen Regelungen in den Mitgliedsstaaten führt
- Die Altersgruppe der 15- bis 17-Jährigen dient als Referenzgruppe für die Ableitung maximaler Nährstoffwerte
- Magnesiumcitrat wird vom Körper besser absorbiert als Magnesiumoxid
- Für Makroalgen-basierte Nahrungsergänzungsmittel gelten die EU-Verordnung 2017/2470 und Verordnung (EC) Nr. 1881/2006
- In den USA arbeiten FDA und FTC bei der Werbeüberwachung eng zusammen
- Das kalifornische Gesetz über unlauteren Wettbewerb ermöglicht weitreichende Verbraucherklagen
- In Neuseeland ist die maximale Tagesdosis für Folsäure auf 300 Mikrogramm begrenzt, kann aber bei GMP-zertifizierter Produktion auf 500 Mikrogramm erhöht werden
- Produkte mit hochkonzentriertem Koffein werden in den USA als "adulteriert" eingestuft und vom zwischenstaatlichen Handel ausgeschlossen
- Die Rückverfolgbarkeit wird durch Chargennummern und Produktionsdaten gewährleistet
- Materialien mit Lebensmittelkontakt (FCMs) müssen mit dem "Glas-und-Gabel-Symbol" gekennzeichnet sein

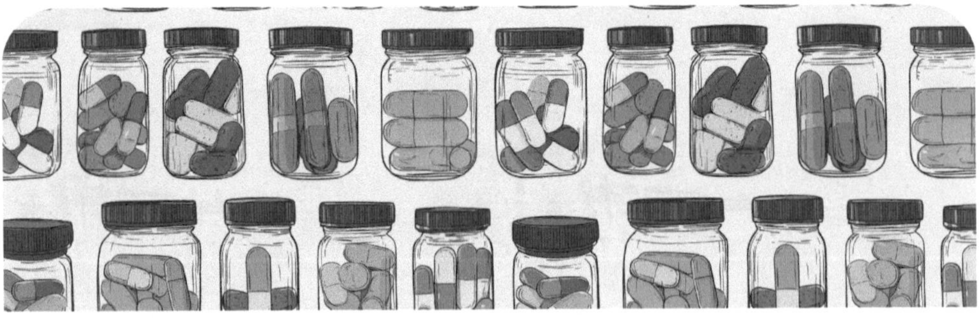

3. 3. Qualitätsmerkmale

Die Qualität von Nahrungsergänzungsmitteln steht im Zentrum vieler Diskussionen - doch woran lässt sich diese eigentlich konkret messen? Während bei Arzneimitteln strenge Zulassungsverfahren existieren, gelten für Nahrungsergänzungsmittel andere Regelungen. Wie können Verbraucher also die Qualität eines Produkts einschätzen? Welche Merkmale und Standards geben verlässlich Auskunft über Sicherheit und Wertigkeit? Die Antworten auf diese Fragen finden sich in einem komplexen System aus Zertifizierungen, Laboranalysen und Stabilitätsprüfungen. Diese Qualitätsmerkmale bilden das Fundament für sichere und hochwertige Nahrungsergänzungsmittel - vorausgesetzt, man weiß sie richtig zu interpretieren.

> *„Etwa 31% der Konsumenten orientieren sich bei ihrer Kaufentscheidung von Nahrungsergänzungsmitteln an Zertifizierungen und Siegeln als Qualitätsmerkmale.“*

3. 3. 1. Zertifizierungen und Siegel

Zertifizierungen und Siegel spielen eine zentrale Rolle bei der Qualitätssicherung von Nahrungsergänzungsmitteln, da diese Produkte vor der Markteinführung nicht von Behörden genehmigt werden müssen [s189]. Für Verbraucher sind sie ein wichtiger Vertrauensfaktor - etwa 31% der Konsumenten orientieren sich bei ihrer Kaufentscheidung an diesen Qualitätsmerkmalen [s190]. Eine besonders wichtige Rolle spielen Drittanbieter-Zertifizierungen, bei denen unabhängige Organisationen die Produkte und deren Herstellungsprozesse überprüfen. Diese bestätigen zwar nicht direkt die Wirksamkeit eines Produkts, garantieren aber die Übereinstimmung zwischen Inhalt und Kennzeichnung [s189]. Ein konkretes Beispiel ist die Non-GMO-Zertifizierung, die von vielen Verbrauchern und Händlern gefordert wird. Hierbei gibt es zwei Stufen: "Non-GMO getestet" und das umfassendere "Non-GMO zertifiziert", das die Rückverfolgbarkeit aller Inhaltsstoffe bis zum Ursprung gewährleistet [s190]. Eine fundamentale Rolle spielt die gmp-Zertifizierung (Good Manufacturing Practice). Renommierte Organisationen wie UL Solutions oder NSF führen regelmäßige Audits durch, um die Einhaltung dieser Standards zu überprüfen [s191]. Für Verbraucher bedeutet dies konkret: Produkte von GMP-zertifizierten Herstellern wurden unter kontrollierten Bedingungen produziert, die Sicherheit und Reinheit gewährleisten. Besondere Bedeutung haben auch spezifische Zertifizierungen für bestimmte Ernährungsformen oder religiöse Anforderungen. Dazu gehören Halal-Zertifizierungen durch das Islamic Food and Nutrition Council of America (IFANCA) oder Kosher-Zertifizierungen [s191]. Wer beispielsweise aus religiösen Gründen bestimmte Ernährungsvorschriften befolgt, sollte gezielt nach diesen Siegeln suchen. Ein wichtiges Qualitätsdokument ist das Analysezertifikat (Certificate of Analysis, CoA). Dieses rechtliche Dokument belegt für jede spezifische Produktcharge die Erfüllung der Qualitätskriterien [s192]. Verbraucher sollten beim Kauf darauf achten, ob der Hersteller auf Anfrage ein solches Zertifikat zur Verfügung stellt. Die Rolle akkreditierter Labore ist ebenfalls hervorzuheben. Viele Einzelhändler akzeptieren nur Testresultate von akkreditierten Laboratorien [s193]. Der Akkreditierungsprozess ist aufwendig und kann bis zu 9 Monate dauern. Er umfasst Eignungstests, Mitarbeiterschulungen und interne Audits [s193]. Für Verbraucher bedeutet dies eine zusätzliche Sicherheit, da die Testergebnisse aufgrund strenger

Qualitätsanforderungen besonders verlässlich sind. Auch Bio-Zertifizierungen, wie beispielsweise durch CCOF/USDA, spielen eine wichtige Rolle [s191]. Diese Zertifizierungen stellen sicher, dass die Produkte strenge ökologische Standards erfüllen. Verbraucher, die Wert auf biologische Produkte legen, sollten gezielt nach entsprechenden Siegeln suchen. Die Safe Quality Food (SQF) Zertifizierung ist ein weiterer wichtiger Standard, der die Sicherheit der Herstellungsprozesse gewährleistet [s191]. Für internationale Märkte sind zudem spezifische Zertifikate wie das "Certificate of Free Sale" oder Gesundheitszertifikate relevant [s194].

Um das Maximum an Sicherheit zu gewährleisten, sollten Verbraucher beim Kauf von Nahrungsergänzungsmitteln auf folgende Punkte achten:
- Vorhandensein von Drittanbieter-Zertifizierungen
- GMP-Zertifizierung des Herstellers
- Spezifische Zertifizierungen je nach individuellen Anforderungen (z.B. Halal, Kosher, Bio)
- Verfügbarkeit von Analysezertifikaten
- Testung durch akkreditierte Labore

Diese Zertifizierungen und Siegel bilden ein komplexes Qualitätssicherungssystem, das dazu beiträgt, das Vertrauen der Verbraucher zu stärken und die Produktsicherheit zu gewährleisten.

Glossar

Non-GMO
Bezeichnet Produkte, die keine gentechnisch veränderten Organismen enthalten und deren Inhaltsstoffe nicht durch Gentechnik modifiziert wurden

Certificate of Analysis
Ein technisches Dokument, das detaillierte Laborergebnisse zu Reinheit, Stärke und Zusammensetzung einer spezifischen Produktcharge enthält

3. 3. 2. Laboranalysen und Tests

Laboranalysen und Tests sind fundamentale Säulen der Qualitätssicherung bei Nahrungsergänzungsmitteln. Sie gewährleisten, dass die Produkte sicher sind und die deklarierten Inhaltsstoffe in der angegebenen Menge enthalten [s195]. Die Komplexität dieser Analysen erfordert hochspezialisierte Laboratorien mit modernster Ausrüstung und qualifiziertem Personal [s196]. Ein zentraler Aspekt ist die Identitätsprüfung der Rohstoffe. Bevor eine Komponente in der Produktion verwendet werden darf, muss mindestens ein geeigneter Test ihre Identität bestätigen [s195]. Dies ist besonders bei pflanzlichen Inhaltsstoffen wichtig, wo die exakte botanische Quelle bestimmt werden muss [s197]. Ein praktisches Beispiel: Bei der Verarbeitung von Ginkgo biloba muss nicht nur die Pflanzengattung, sondern auch der spezifische Teil der Pflanze (meist die Blätter) analytisch nachgewiesen werden. Die mikrobiologischen Untersuchungen bilden einen weiteren Kernbereich. Dabei werden strenge Grenzwerte für verschiedene Mikroorganismen überprüft [s198]. Überschreitet eine Probe diese Grenzwerte, wird die gesamte Charge zurückgewiesen. Für Verbraucher bedeutet dies konkret: Produkte, die diese Tests bestanden haben, sind frei von gesundheitsgefährdenden Mikroorganismen. Besondere Aufmerksamkeit gilt der Analyse von Schwermetallen und Pestizidrückständen [s199]. Moderne Analysemethoden wie die Flüssigchromatographie gekoppelt mit Massenspektrometrie (LC/MS) ermöglichen dabei äußerst präzise Messungen. Ein konkretes Beispiel aus der Praxis: Bei der Analyse von Krillöl-Kapseln wird nicht nur der Omega-3-Gehalt bestimmt, sondern auch die Belastung mit Schwermetallen wie Quecksilber oder Cadmium. Die Homogenitätsprüfung stellt sicher, dass die Wirkstoffe gleichmäßig im Produkt verteilt sind [s198]. Dies ist besonders bei Tabletten und Kapseln wichtig, wo jede Einheit die gleiche Menge an Wirkstoffen enthalten muss. Verbraucher können sich dadurch darauf verlassen, dass jede einzelne Tablette die angegebene Wirkstoffmenge enthält. Ein oft unterschätzter Aspekt ist die Wasseraktivitätsmessung [s198]. Diese bestimmt das für Mikroorganismen verfügbare Wasser und ist entscheidend für die Haltbarkeit. Verschiedene Produktarten haben dabei unterschiedliche Grenzwerte. Für Verbraucher bedeutet dies: Produkte mit korrekter Wasseraktivität bleiben über die angegebene Haltbarkeitsdauer stabil. Die Validierung der Analysemethoden folgt strengen wissenschaftlichen

Kriterien [s200]. Dabei werden Aspekte wie Spezifität, Linearität, Genauigkeit und Präzision überprüft. Die Methoden müssen reproduzierbare Ergebnisse liefern und den anerkannten Branchenstandards entsprechen [s195]. Eine besondere Herausforderung stellt die Analyse komplexer Mehrkomponenten-Produkte dar [s197]. Hier müssen spezielle Methoden entwickelt werden, da Standard-Lebensmittelanalysen oft nicht anwendbar sind. Verbraucher sollten daher besonders bei Kombipräparaten auf Analysezertifikate achten. Die Laboratorien müssen ihre Ergebnisse kontinuierlich überwachen und regelmäßig überprüfen [s198]. Dies geschieht durch interne Qualitätskontrollen und die Teilnahme an Ringversuchen. Für maximale Transparenz sollten Verbraucher Produkte bevorzugen, deren Hersteller mit ISO 17025 akkreditierten Laboratorien zusammenarbeiten [s199]. Die analytischen Daten fließen in spezielle Datenbanken ein [s197], die einen Vergleich zwischen deklarierten und tatsächlichen Inhaltsstoffmengen ermöglichen. Dies hilft bei der Aufdeckung von Abweichungen und trägt zur kontinuierlichen Qualitätsverbesserung bei.

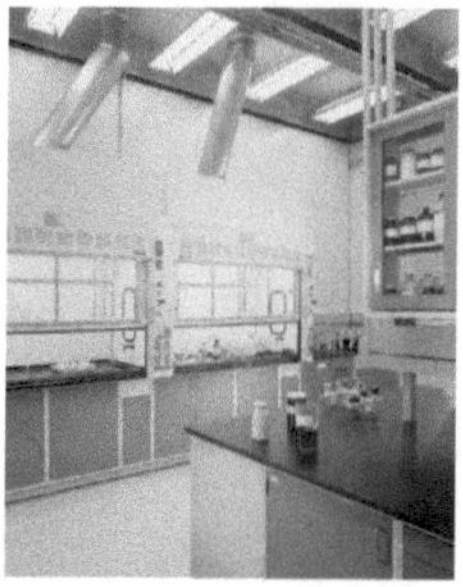

Laboranalysen [i33]

Glossar

Flüssigchromatographie
Ein chemisches Trennverfahren, bei dem eine flüssige mobile Phase durch eine stationäre Phase fließt, um verschiedene Substanzen aufgrund ihrer unterschiedlichen Wechselwirkungen zu trennen.

Massenspektrometrie
Ein analytisches Messverfahren zur Bestimmung der Masse von Atomen oder Molekülen, bei dem die zu untersuchenden Teilchen ionisiert und nach ihrer Masse sortiert werden.

Wasseraktivität
Ein physikalischer Parameter, der das frei verfügbare Wasser in einem Produkt beschreibt und auf einer Skala von 0 bis 1 gemessen wird, wobei reines Wasser den Wert 1 hat.

3. 3. 3. Stabilitätsprüfungen

Stabilitätsprüfungen sind ein essentieller Bestandteil der Qualitätssicherung von Nahrungsergänzungsmitteln und geben Aufschluss über die Haltbarkeit sowie die Beständigkeit der Produktqualität über die Zeit [s201]. Anders als bei Arzneimitteln gibt es für Nahrungsergänzungsmittel zwar keine gesetzlich vorgeschriebenen Stabilitätsprogramme [s202], dennoch sind diese Tests für die Produktsicherheit und Qualitätsgarantie unverzichtbar. Die Prüfungen unterteilen sich in zwei Hauptkategorien: Echtzeit-Stabilitätstests und beschleunigte Stabilitätstests [s201]. Bei Echtzeit-Tests werden die Produkte unter normalen Lagerbedingungen geprüft - ein Prozess, der naturgemäß länger dauert, aber realistische Ergebnisse liefert. Beschleunigte Tests hingegen simulieren extreme Bedingungen durch erhöhte Temperatur und Luftfeuchtigkeit, um schneller Aussagen über die Produktstabilität treffen zu können. Ein praktisches Beispiel: Eine Vitamin C-Tablette könnte bei 40°C und 75% Luftfeuchtigkeit gelagert werden, um ihre Stabilität unter Stress zu testen. Die Analyse umfasst verschiedene Parameter wie das äußere Erscheinungsbild, physikalische Eigenschaften, Nährstoffgehalt und mögliche Abbauprodukte [s203]. Besonders aufschlussreich sind dabei erzwungene Abbaustudien, bei denen das Produkt gezielt Stressfaktoren wie Hitze, Licht und Feuchtigkeit ausgesetzt wird. Verbraucher sollten daher besonders auf Lagerungshinweise achten und beispielsweise hitzeempfindliche Präparate nicht im Badezimmer aufbewahren. Die Effizienz von Nahrungsergänzungsmitteln hängt maßgeblich von der Stabilität ihrer Inhaltsstoffe ab [s204]. Studien zeigen, dass verschiedene Formen von Wirkstoffen unterschiedlich stabil sein können. Ein interessantes Beispiel aus der Praxis: Bei Weichkapseln kann die Zugabe von Antioxidantien während der Lagerung zu einer verbesserten Bioverfügbarkeit führen - allerdings muss dies bereits bei der Produktentwicklung berücksichtigt werden. Moderne Analysetechniken wie Hochleistungsflüssigkeitschromatographie (HPLC) oder massenspektrometrie ermöglichen präzise Messungen der Inhaltsstoffe und ihrer Veränderungen über die Zeit [s203]. Für Verbraucher bedeutet dies: Produkte, die solchen umfassenden Stabilitätsprüfungen unterzogen wurden, bieten mehr Sicherheit hinsichtlich ihrer deklarierten Wirkstoffgehalte über die gesamte Haltbarkeitsdauer. Die Häufigkeit der Stabilitätstests wird durch eine Risikoanalyse bestimmt [s201]. Je höher das Risiko für Instabilität, desto häufiger werden Kontrollen durchgeführt. Verbraucher sollten bei der Produktwahl darauf achten, dass der Hersteller regelmäßige Stabilitätskontrollen durchführt und diese dokumentiert. Besonders wertvoll sind Stabilitätsprüfungen in der frühen Entwicklungsphase neuer Produkte [s205]. Hier können potenzielle Probleme frühzeitig erkannt und behoben werden. Ein praktischer Tipp für Verbraucher: Bevorzugen Sie Hersteller, die transparent über ihre Stabilitätsprüfungen kommunizieren und entsprechende Daten zur Verfügung stellen. Die partnerschaftliche Zusammenarbeit zwischen Herstellern und spezialisierten Laboratorien ist dabei von großer Bedeutung [s205]. Sie ermöglicht eine kontinuierliche Optimierung der Stabilitätsprofile und trägt zur Entwicklung stabilerer Formulierungen bei. Verbraucher profitieren davon durch qualitativ hochwertigere und haltbarere Produkte.

Zusammenfassung - 3. 3. Qualitätsmerkmale

- 31% der Konsumenten orientieren sich bei Nahrungsergänzungsmitteln an Qualitätsmerkmalen und Siegeln.
- Der Akkreditierungsprozess für Testlabore dauert bis zu 9 Monate und umfasst Eignungstests und interne Audits.
- Vor Verwendung eines Rohstoffs muss mindestens ein Test die exakte Identität bestätigen, besonders bei pflanzlichen Inhaltsstoffen.
- Die Wasseraktivitätsmessung bestimmt das für Mikroorganismen verfügbare Wasser und ist entscheidend für die Haltbarkeit.
- Flüssigchromatographie gekoppelt mit Massenspektrometrie ermöglicht präzise Messungen von Schwermetallen und Pestizidrückständen.
- Bei der Non-GMO-Zertifizierung gibt es zwei Stufen: "getestet" und das umfassendere "zertifiziert" mit Rückverfolgbarkeit.
- Stabilität wird durch Echtzeit-Tests unter normalen Bedingungen und beschleunigte Tests bei 40°C/75% Luftfeuchtigkeit geprüft.
- Die Zugabe von Antioxidantien kann bei Weichkapseln während der Lagerung zu verbesserter Bioverfügbarkeit führen.
- Komplexe Mehrkomponenten-Produkte erfordern spezielle Analysemethoden, da Standard-Lebensmittelanalysen oft nicht anwendbar sind.

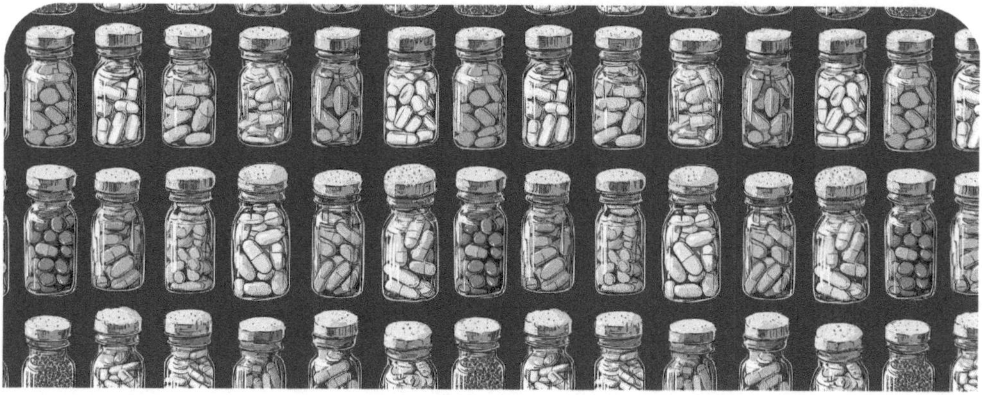

Rückblick - 3. Qualität und Sicherheit

- GMP-Standards gewährleisten die qualitätsgesicherte Produktion durch Dokumentation jedes Produktionsschritts und regelmäßige Kalibrierung aller Messgeräte
- Die Spezifikationen gliedern sich in Herstellungsprozess-, Komponenten-, In-Prozess-Produktions- und Fertigbatch-Spezifikationen
- Durchschnittlich wird jede Charge sechs Mal getestet, mit bis zu 1.100 Tests wöchentlich
- ICP-Massenspektrometrie und Hochleistungsflüssigkeitschromatographie ermöglichen präzise Analysen von Schwermetallen und Inhaltsstoffen
- Die Lagerung erfordert Temperaturen unter 20°C und relative Luftfeuchtigkeit unter 60%
- Bei festen oralen Darreichungsformen sollte die Bulk-Lagerzeit 30 Tage nicht überschreiten
- Probiotische Produkte müssen am Ende der Haltbarkeit noch 100% der deklarierten Kulturen enthalten
- Die EU hat noch keine verbindlichen Höchstmengen für Vitamine und Mineralstoffe festgelegt
- Die Altersgruppe der 15- bis 17-Jährigen dient als Referenz für die Ableitung maximaler Werte
- Werbeaussagen müssen durch qualitativ hochwertige klinische Studien belegt sein
- Etwa 31% der Konsumenten orientieren sich bei Kaufentscheidungen an Zertifizierungen und Siegeln
- Die Akkreditierung von Testlaboren dauert bis zu 9 Monate und umfasst Eignungstests und interne Audits
- Moderne Analysemethoden ermöglichen die Identifizierung kleinster Spuren von Schwermetallen und Pestizidrückständen
- Während diese strengen Qualitäts- und Sicherheitsstandards die Basis bilden, stellt sich nun die spannende Frage, wie verschiedene

Nährstoffe optimal kombiniert werden können, um ihre Wirkung zu verstärken.

4. Nährstoffkombinationen

Die optimale Kombination von Nährstoffen ist ein faszinierendes und zugleich komplexes Thema der Ernährungswissenschaft. Wie beeinflussen sich verschiedene Vitamine und Mineralstoffe gegenseitig? Welche Kombinationen verstärken ihre Wirkung und welche schwächen sich möglicherweise ab? Und wie lässt sich das Zusammenspiel der Nährstoffe für die eigene Gesundheit optimal nutzen? Die Forschung der letzten Jahre hat gezeigt, dass die isolierte Betrachtung einzelner Nährstoffe zu kurz greift. Vielmehr kommt es auf das harmonische Zusammenwirken an - ähnlich wie bei einem gut eingespielten Orchester, bei dem jeder Spieler seinen Part beherrschen muss, damit am Ende ein stimmiges Ganzes entsteht. Besonders spannend wird es bei der Frage der zeitlichen Abstimmung: Wann sollten bestimmte Nährstoffe eingenommen werden, um ihre Wirkung zu optimieren? Welche Rolle spielen dabei individuelle Faktoren wie Alter, Geschlecht oder der persönliche Stoffwechsel? Die Antworten auf diese Fragen sind nicht nur für Ernährungswissenschaftler relevant, sondern haben ganz praktische Bedeutung für jeden, der Nahrungsergänzungsmittel einnimmt. Denn erst das Wissen um die richtigen Kombinationen und deren optimale Anwendung ermöglicht es, das volle Potenzial der Supplementierung auszuschöpfen.

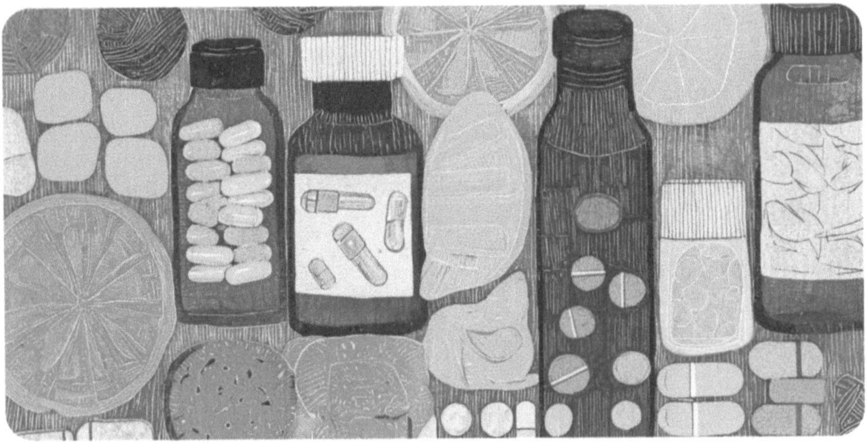

4. 1. Synergien

Die optimale Kombination von Nährstoffen ist ein faszinierendes Feld der Ernährungswissenschaft, das immer wieder neue Erkenntnisse hervorbringt. Wie beeinflussen sich verschiedene Vitamine und Mineralstoffe gegenseitig? Welche Kombinationen verstärken ihre Wirkung, und welche hemmen sich möglicherweise? Besonders interessant ist dabei die Frage, wie der Körper bestimmte Nährstoffe besser aufnehmen und verwerten kann, wenn sie gemeinsam zugeführt werden. Die Wissenschaft hat in den letzten Jahren bedeutende Zusammenhänge aufgedeckt, die unser Verständnis von Nährstoffsynergien grundlegend erweitert haben. Von der klassischen Kombination von Vitamin D3 und K2 bis hin zu weniger bekannten Wechselwirkungen zwischen Spurenelementen – das Zusammenspiel der Nährstoffe ist komplex und oft überraschend. Die folgenden Ausführungen beleuchten die wichtigsten Synergien und ihre praktische Bedeutung für eine optimale Nährstoffversorgung.

> *„Vitamin D3 und K2 ergänzen sich im Calcium-Stoffwechsel: Während D3 die Aufnahme von Calcium im Darm verbessert, sorgt K2 dafür, dass das Calcium in Knochen und Zähnen eingelagert wird statt in den Arterien."*

4. 1. 1. Vitamin D3 und Vitamin K2

Die Kombination von Vitamin D3 und K2 stellt eine der wichtigsten Synergien im Bereich der Nahrungsergänzungsmittel dar. Beide Vitamine arbeiten eng zusammen und ergänzen sich in ihrer Wirkung, besonders im Calcium-Stoffwechsel [s206]. Während Vitamin D3 die Aufnahme von Calcium im Darm verbessert, sorgt Vitamin K2 dafür, dass das aufgenommene Calcium auch tatsächlich dort ankommt, wo es gebraucht wird - in den Knochen und Zähnen [s207].

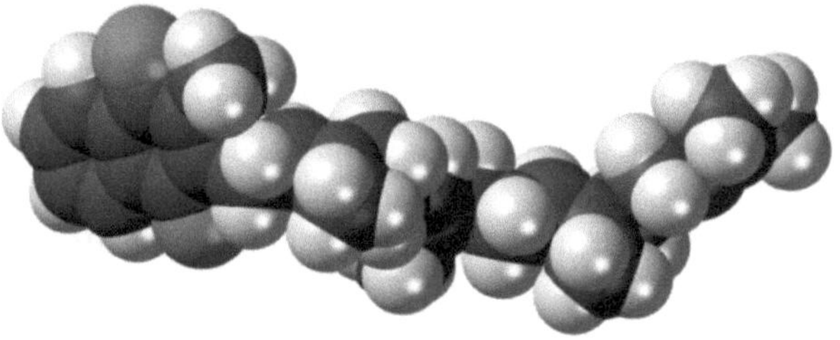

Vitamin K2 [i34]

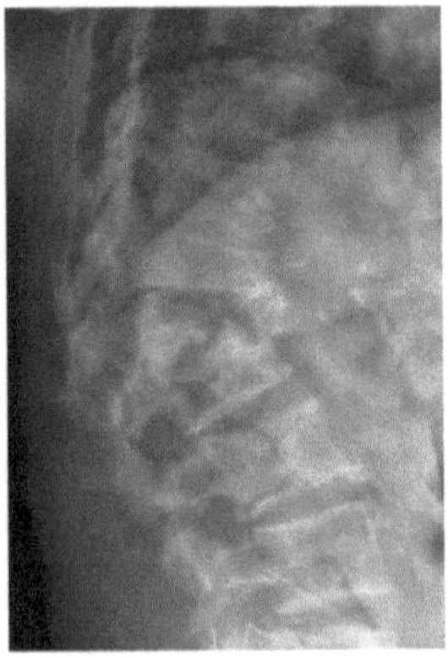

Osteoporose [i35]

Diese Zusammenarbeit ist besonders wichtig für die Knochengesundheit. Studien zeigen, dass die kombinierte Einnahme beider Vitamine effektiver zur Prävention und Behandlung von Osteoporose beitragen kann als die isolierte Einnahme eines einzelnen Vitamins [s208]. Für Menschen ab 50, die sich Sorgen um ihre Knochengesundheit machen, ist es daher ratsam, beide Vitamine ergänzend einzunehmen, idealerweise in Kombination mit regelmäßiger Bewegung und einer calciumreichen Ernährung. Ein weiterer wichtiger Aspekt ist die kardiovaskuläre Gesundheit. Vitamin K2 spielt hier eine besondere Rolle, indem es ein Protein aktiviert, das überschüssiges Calcium aus den Arterien entfernt und dessen Ablagerung in den Gefäßwänden verhindert [s207]. Dies ist besonders relevant, da eine hohe Vitamin-D3-Zufuhr ohne ausreichend Vitamin K2 zu unerwünschten Calciumablagerungen in den Arterien führen kann [s209]. Menschen, die Vitamin D3 supplementieren, sollten daher immer auch auf eine ausreichende Vitamin-K2-Versorgung achten. Interessanterweise zeigen neuere Forschungen auch Zusammenhänge mit dem Körpergewicht. Vitamin K2 kann zur Reduktion von Körpergewicht und viszeralem Fett beitragen, besonders bei Menschen mit erhöhtem carboxyliertem Osteocalcin [s210]. Für Menschen, die ihr Gewicht im Auge behalten möchten, könnte eine ausgewogene Versorgung mit beiden Vitaminen daher unterstützend wirken. Die Bedeutung der Kombination wird durch epidemiologische Studien unterstrichen, die zeigen, dass ein gleichzeitiger Mangel an beiden Vitaminen mit einem erhöhten Risiko für die Gesamtsterblichkeit und kardiovaskuläre Ereignisse verbunden ist [s211]. Um dem vorzubeugen, empfiehlt sich eine vitamin-D3- und K2-reiche Ernährung mit viel grünem Gemüse und fermentierten Milchprodukten [s212]. Besonders relevant ist die Synergie beider Vitamine auch im Kontext von Virusinfektionen. Studien deuten darauf hin, dass beide Vitamine komplementäre Effekte auf entzündliche Reaktionen, Blutgerinnung und Lungenschäden während einer Virusinfektion haben können [s213]. Menschen mit erhöhtem Infektionsrisiko sollten daher auf optimale Spiegel beider Vitamine achten.

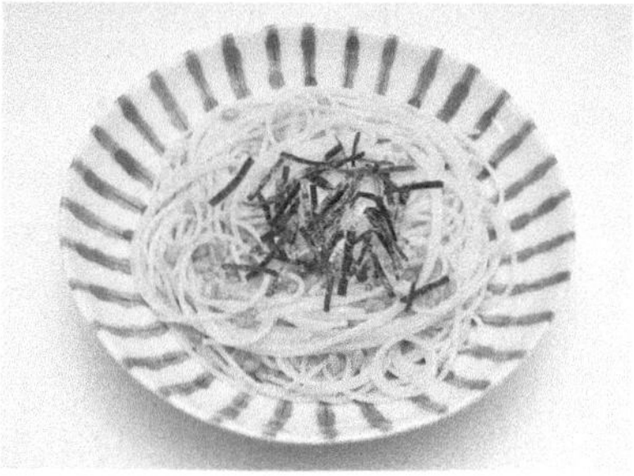

Natto [i36]

Für die praktische Anwendung bedeutet dies: Wer Vitamin D3 supplementiert, sollte gleichzeitig auch auf eine ausreichende Vitamin-K2-Versorgung achten. Dies kann durch den Verzehr von vitamin-K2-reichen Lebensmitteln wie Natto, fermentiertem Käse und Eiern erfolgen oder durch gezielte Supplementierung. Bei der Supplementierung ist es wichtig, auf qualitativ hochwertige Präparate zu achten, die beide Vitamine in einem ausgewogenen Verhältnis enthalten [s214]. Die optimale Dosierung sollte individuell mit einem Gesundheitsexperten besprochen werden, da sie von verschiedenen Faktoren wie Alter, Gesundheitszustand und bestehenden Risikofaktoren abhängt. Besonders wichtig ist die gemeinsame Supplementierung für Menschen mit erhöhtem Osteoporose-Risiko, Herz-Kreislauf-Erkrankungen oder einem nachgewiesenen Vitamin-D-Mangel [s212].

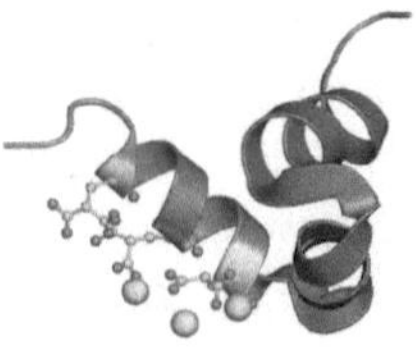

carboxyliertes Osteocalcin [i37]

Glossar

carboxyliertes Osteocalcin
Ein Protein im Knochengewebe, das durch Vitamin K aktiviert wird und als Marker für die Knochenbildung dient. Es spielt eine wichtige Rolle bei der Einlagerung von Calcium in die Knochenmatrix.

Natto
Ein traditionelles japanisches Lebensmittel aus fermentierten Sojabohnen, das zu den reichsten natürlichen Quellen von Vitamin K2 (MK-7) gehört.

viszerales Fett
Fettgewebe, das die inneren Organe im Bauchraum umgibt und im Vergleich zu Unterhautfett stoffwechselaktiver ist und mehr Hormone produziert.

4. 1. 2. Zink und Selen

Zink und Selen bilden ein beeindruckendes Duo im menschlichen Stoffwechsel, das besonders für das Immunsystem von großer Bedeutung ist. Diese beiden Spurenelemente arbeiten auf vielfältige Weise zusammen und verstärken ihre jeweiligen positiven Effekte [s215]. Besonders in der aktuellen Zeit, wo ein gut funktionierendes Immunsystem wichtiger denn je ist, gewinnt diese Synergie zunehmend an Aufmerksamkeit.

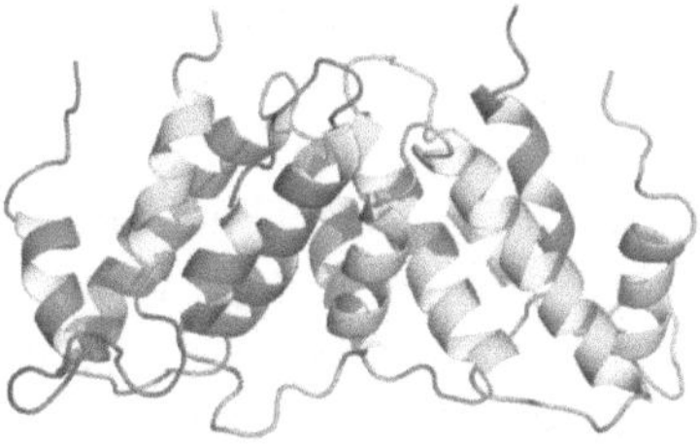

Interferon [i38]

Die immunmodulatorische Wirkung dieser Kombination zeigt sich besonders deutlich in der Regulation des Interferon-Signalwegs [s215]. Während Zink für die grundlegende Entwicklung und Funktion der Immunzellen unverzichtbar ist, unterstützt Selen die antioxidative Abwehr durch spezielle Selenoproteine [s216]. Für Menschen mit häufigen Infekten kann daher eine ausreichende Versorgung mit beiden Mineralstoffen besonders wichtig sein. Ein faszinierender Aspekt ist die Rolle von Selen bei der Schilddrüsenfunktion. Selenabhängige Deiodinasen sind essentiell für die Umwandlung des Schilddrüsenhormons T4 in das aktive T3 [s216]. Dies unterstreicht die Wichtigkeit einer ausgewogenen Selenversorgung, besonders für Menschen mit Schilddrüsenerkrankungen. In der Praxis bedeutet dies, dass bei Schilddrüsenproblemen neben der Kontrolle des Jodspiegels auch der Selenstatus überprüft werden sollte. Die Bioverfügbarkeit beider Mineralstoffe wird durch verschiedene Faktoren beeinflusst. Interessanterweise können Probiotika die Aufnahme und den Stoffwechsel dieser Mikronährstoffe positiv beeinflussen [s217]. Für eine optimale Versorgung empfiehlt es sich daher, fermentierte Lebensmittel in den Speiseplan zu integrieren oder qualitativ hochwertige Probiotika zu ergänzen. Zink zeigt darüber hinaus wichtige Synergien mit anderen Nährstoffen. Besonders bemerkenswert ist die Interaktion mit Vitamin A, wobei Zink eine Schlüsselrolle bei der Freisetzung von Vitamin A aus der Leber spielt [s218]. Auch die Eisenaufnahme kann durch eine ausreichende Zinkversorgung verbessert werden. Dies ist besonders relevant für Menschen mit erhöhtem Risiko für Mangelernährung oder für Vegetarier und Veganer. Die antioxidative Wirkung von Selen wird durch das Zusammenspiel mit anderen Antioxidantien verstärkt [s216]. Bei oxidativem Stress, wie er beispielsweise durch intensive sportliche Aktivität oder Umweltbelastungen entstehen kann, ist eine ausreichende Versorgung mit beiden Spurenelementen besonders wichtig. Sportler und Menschen mit hoher Umweltbelastung sollten daher besonders auf ihre Versorgung achten. Für die praktische Umsetzung empfiehlt sich eine Kombination aus gezielter Ernährung und gegebenenfalls Supplementierung. Gute Zinkquellen sind beispielsweise Austern, Kürbiskerne und Rindfleisch, während Paranüsse, Fisch und Eier reich an Selen sind. Bei der Supplementierung sollte auf qualitativ hochwertige Präparate geachtet werden, die beide Mineralstoffe in einem ausgewogenen Verhältnis enthalten. Die bidirektionale Beziehung zwischen diesen Mikronährstoffen und der Darmflora [s217] unterstreicht die Bedeutung einer gesunden Darmflora für die optimale Aufnahme und Verwertung von Zink und Selen. Eine ballaststoffreiche Ernährung mit vielen fermentierten Lebensmitteln kann hier unterstützend wirken. Für Menschen mit Mangelernährung oder erhöhtem Bedarf kann die kombinierte Supplementierung von Zink und Selen zusammen mit anderen wichtigen Mikronährstoffen wie Vitamin A und Eisen besonders vorteilhaft sein [s218]. Die Abstimmung der individuellen Dosierung sollte jedoch immer mit einem Gesundheitsexperten erfolgen, da verschiedene Faktoren wie Alter, Gesundheitszustand und bestehende Erkrankungen berücksichtigt werden müssen.

Glossar

bidirektional
Bezeichnet eine Wechselwirkung, die in beide Richtungen wirkt, sodass sich beide Komponenten gegenseitig beeinflussen können.

Deiodinase
Enzyme, die für die Umwandlung von Schilddrüsenhormonen zuständig sind. Sie entfernen Jodatome von den Hormonen und sind besonders im Gehirn, der Leber und den Nieren aktiv.

Interferon
Körpereigene Signalstoffe des Immunsystems, die bei der Abwehr von Viren eine zentrale Rolle spielen und die Kommunikation zwischen Immunzellen koordinieren.

Selenoprotein
Spezielle Proteine, die Selen als essentiellen Bestandteil enthalten. Sie kommen in allen Organen vor und sind besonders wichtig für die DNA-Reparatur und den Schutz vor oxidativem Stress.

4. 1. 3. Eisen und Vitamin C

Die Kombination von Eisen und Vitamin C stellt eine der effektivsten Synergien im Bereich der Nährstoffaufnahme dar. Besonders bei der Aufnahme von nicht-hämehaltigem Eisen, das hauptsächlich in pflanzlichen Lebensmitteln vorkommt, spielt Vitamin C eine Schlüsselrolle [s219]. Der Mechanismus dahinter ist bemerkenswert: Vitamin C wandelt das schwerer verfügbare dreiwertige Eisen (Fe3+) in das besser absorbierbare zweiwertige Eisen (Fe2+) um [s220]. Diese Umwandlung ist besonders wichtig, da Eisenmangelanämie ein weitverbreitetes Gesundheitsproblem darstellt, das verschiedene Bevölkerungsgruppen betrifft [s221]. Um die Eisenaufnahme zu optimieren, sollten eisenreiche Mahlzeiten stets mit Vitamin-C-haltigen Lebensmitteln kombiniert werden. Praktisch bedeutet dies beispielsweise, zum Frühstücksmüsli frische Beeren hinzuzufügen oder den Spinatsalat mit Zitronensaft zu beträufeln. Die Wirksamkeit dieser Kombination zeigt sich besonders deutlich bei der Überwindung von absorptionshemmenden Faktoren. Vitamin C kann die hemmende Wirkung von Substanzen wie Tee oder Calcium auf die Eisenaufnahme ausgleichen [s222]. Ein praktischer Tipp hierzu: Wer seinen Tee zum Essen genießen möchte, sollte zusätzlich vitamin-C-reiche Lebensmittel wie Paprika oder Orangenschnitze servieren. Interessanterweise ist die Verbesserung der Eisenaufnahme direkt proportional zur zugeführten Menge an Vitamin C [s222]. Studien zeigen signifikante Verbesserungen verschiedener Blutwerte wie Hämoglobin, Hämatokrit und Serum-Ferritin bei Menschen, die Eisen zusammen mit Vitamin C supplementieren [s220]. Für Menschen mit diagnostiziertem Eisenmangel kann es daher sinnvoll sein, die Eisensupplementierung gezielt mit Vitamin C zu kombinieren. Grüne Blattgemüse spielen eine besondere Rolle, da sie sowohl Eisen als auch unterstützende Substanzen enthalten, die den Hämoglobinspiegel erhöhen und die Bioverfügbarkeit von Eisen verbessern [s223]. Ein ausgewogener Speiseplan sollte daher regelmäßig Kombinationen wie Feldsalat mit Orangenfilets oder Spinat mit vitamin-C-reichen Paprikastreifen enthalten. Die antioxidative Wirkung von Vitamin C geht über die reine Eisenabsorption hinaus. Es verbessert die gesamte antioxidative Abwehr im Körper, was sich in verbesserten TAC-Werten (Total Antioxidant Capacity) zeigt [s220]. Für Menschen mit erhöhtem oxidativem Stress, etwa durch intensive sportliche Aktivität, kann diese zusätzliche Schutzfunktion besonders wertvoll sein. Bei der praktischen

Umsetzung sollte beachtet werden, dass sehr hohe Dosen Vitamin C die Absorption anderer wichtiger Nährstoffe wie Vitamin B12 beeinträchtigen können [s224]. Es empfiehlt sich daher, moderate Mengen vitamin-C-reicher Lebensmittel über den Tag verteilt zu konsumieren, anstatt sehr große Mengen auf einmal.

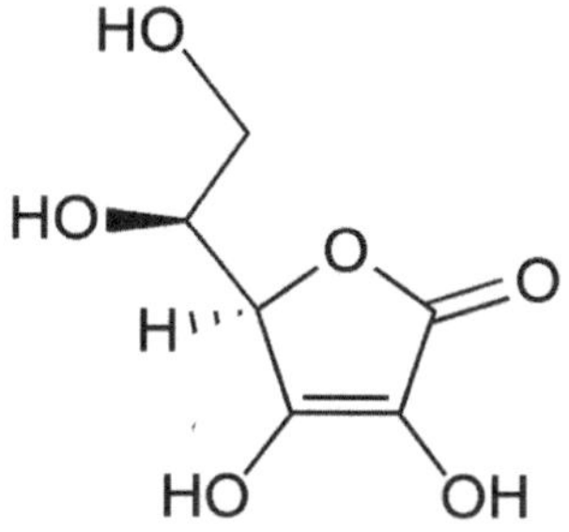

Vitamin C [i39]

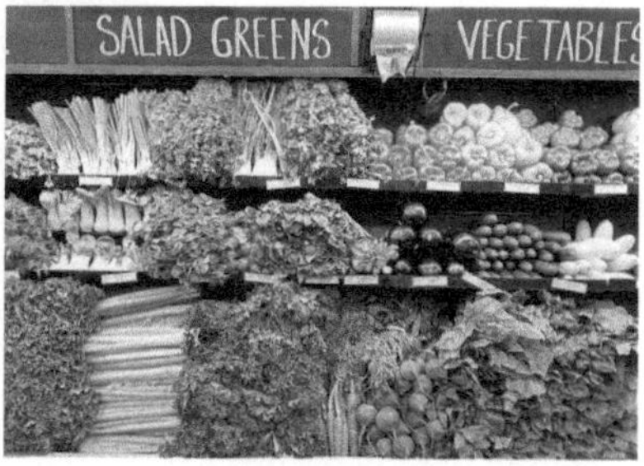

grünes Gemüse [i40]

Für die optimale Eisenversorgung ist es ratsam, die Mahlzeiten bewusst zu planen. Hülsenfrüchte, Vollkornprodukte und grünes Gemüse sollten mit vitamin-C-reichen Lebensmitteln wie Zitrusfrüchten, Paprika oder Brokkoli kombiniert werden. Besonders für Vegetarier und Veganer, die ausschließlich nicht-hämehaltiges Eisen zu sich nehmen, ist diese Kombination essenziell für eine ausreichende Eisenversorgung.

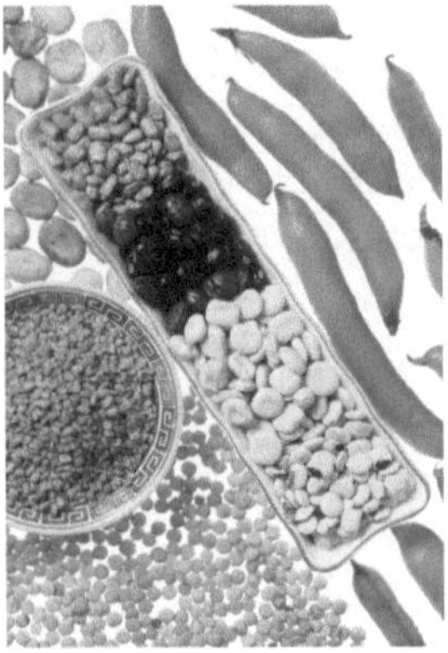

Hülsenfrüchte [i41]

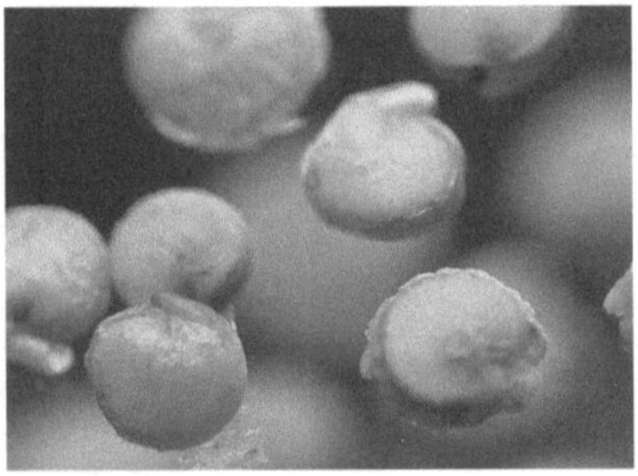

Vollkornprodukte [i42]

Hämatokrit

Ein Messwert, der den prozentualen Anteil der roten Blutkörperchen am Gesamtblutvolumen angibt. Wichtiger Indikator für die Sauerstofftransportkapazität des Blutes.

nicht-hämehaltiges Eisen

Eine Form von Eisen, die nicht an Hämoglobin gebunden ist und hauptsächlich in pflanzlichen Quellen vorkommt. Im Vergleich zu Hämeisen schwieriger vom Körper aufzunehmen.

Serum-Ferritin

Ein Protein, das als wichtigster Speicher für Eisen im Körper dient. Der Wert im Blut gibt Aufschluss über die Eisenreserven des Körpers.

TAC

Total Antioxidant Capacity - Ein Messwert, der die Gesamtheit aller antioxidativen Schutzsysteme im Körper erfasst und deren Fähigkeit, freie Radikale zu neutralisieren.

4. 1. 4. B-Vitamin-Komplexe

B-Vitamin-Komplexe spielen eine fundamentale Rolle im menschlichen Stoffwechsel und zeichnen sich durch bemerkenswerte Synergien aus. Die wasserlöslichen B-Vitamine arbeiten als Co-Enzyme eng zusammen und beeinflussen sich gegenseitig in ihrer Wirksamkeit [s225]. Besonders hervorzuheben ist dabei riboflavin (Vitamin B2), das als Vorläufer der Coenzyme FAD und FMN eine Schlüsselrolle bei der Energieproduktion und dem Zellschutz einnimmt [s226].

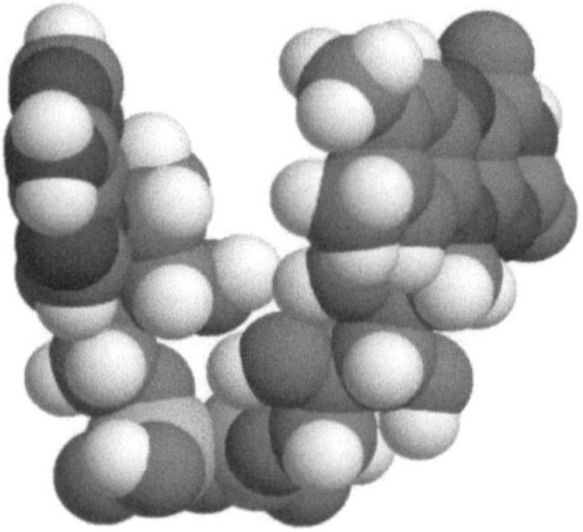

FAD [i43]

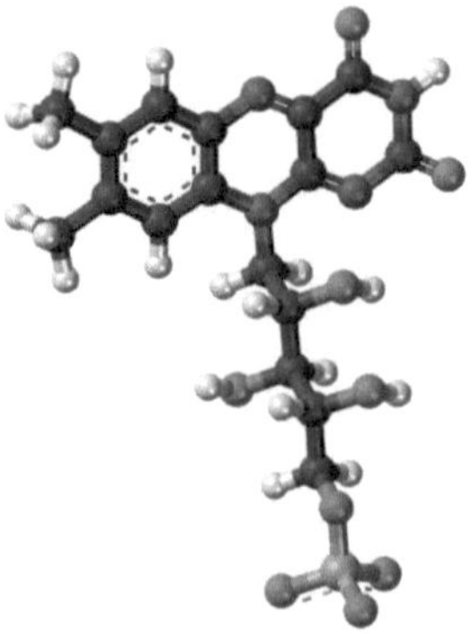

FMN [i44]

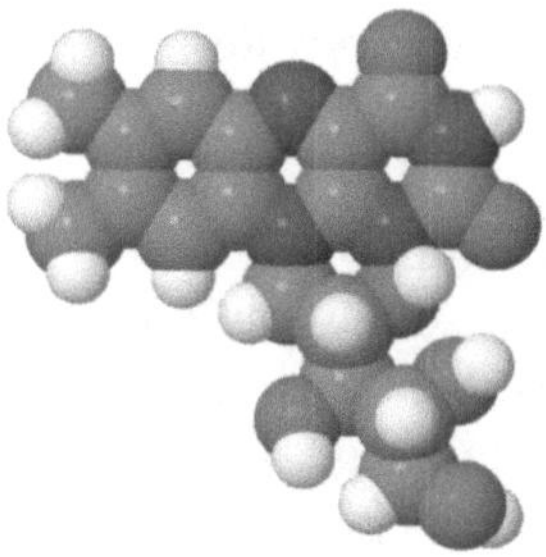

Riboflavin [i45]

Ein faszinierender Aspekt ist die Rolle von Riboflavin im Stoffwechsel anderer B-Vitamine. Es ist essentiell für den Metabolismus von Vitamin B6 und die Synthese von Niacin aus der Aminosäure Tryptophan [s226]. In der Praxis bedeutet dies, dass ein Riboflavinmangel zu einer verminderten Wirksamkeit anderer B-Vitamine führen kann. Menschen mit erhöhtem Bedarf, wie Sportler oder Schwangere, sollten daher besonders auf eine ausreichende B2-Versorgung achten. Die Bedeutung natürlicher B-Vitamin-Komplexe gegenüber synthetischen Präparaten wird durch aktuelle Forschung unterstrichen [s227]. Natürliche B-Vitamin-Komplexe enthalten verschiedene Vitamin-Varianten und deren aktive Formen, die synergistisch zusammenwirken. Ein praktischer Tipp ist daher, bevorzugt auf Präparate aus natürlichen Quellen zurückzugreifen oder gezielt B-vitamin-reiche Lebensmittel zu kombinieren. Besonders interessant ist die Rolle von B-Vitaminen bei der Migräne-Prophylaxe. Studien zeigen, dass eine gezielte Riboflavin-Supplementierung die Häufigkeit von Migräneattacken reduzieren kann [s226]. Für Migräne-Betroffene kann es daher sinnvoll sein, ihren B2-Status überprüfen zu lassen und gegebenenfalls zu supplementieren.

Ein weiterer wichtiger Aspekt ist die Rolle der B-Vitamine im Homocystein-Stoffwechsel. Riboflavin beeinflusst als Cofaktor für das Enzym Methylentetrahydrofolat-Reduktase den Homocystein-Metabolismus maßgeblich [s226]. Menschen mit genetischen Varianten im MTHFR-Gen können von einer gezielten B-Vitamin-Supplementierung besonders profitieren. Die Absorption von Vitamin B12 wird durch andere B-Vitamine unterstützt, indem sie die Synthese und Sekretion des intrinsischen Faktors stimulieren [s225]. Für Vegetarier und Veganer, die häufig einen B12-Mangel aufweisen, ist es daher ratsam, B12-Supplemente im Kontext eines B-Vitamin-Komplexes einzunehmen. Neueste Forschungen zeigen auch die Bedeutung bestimmter B-Vitamine für die zelluläre Plastizität und Gewebereparatur [s228]. Diese Erkenntnisse eröffnen neue therapeutische Perspektiven, beispielsweise in der regenerativen Medizin. Für die praktische Anwendung empfiehlt sich eine Kombination aus ausgewogener Ernährung und gezielter Supplementierung. B-vitamin-reiche Lebensmittel wie Vollkornprodukte, Hülsenfrüchte, grünes Gemüse und Nüsse sollten regelmäßig auf dem Speiseplan stehen. Bei der Supplementierung ist auf hochwertige Präparate zu achten, die alle B-Vitamine in einem ausgewogenen Verhältnis enthalten. Die Dosierung sollte individuell angepasst werden, da der Bedarf je nach Lebenssituation (Schwangerschaft, Sport, Stress) stark variieren kann. Eine regelmäßige Überprüfung des B-Vitamin-Status, besonders bei Risikogruppen wie älteren Menschen oder bei speziellen Ernährungsformen, ist ratsam.

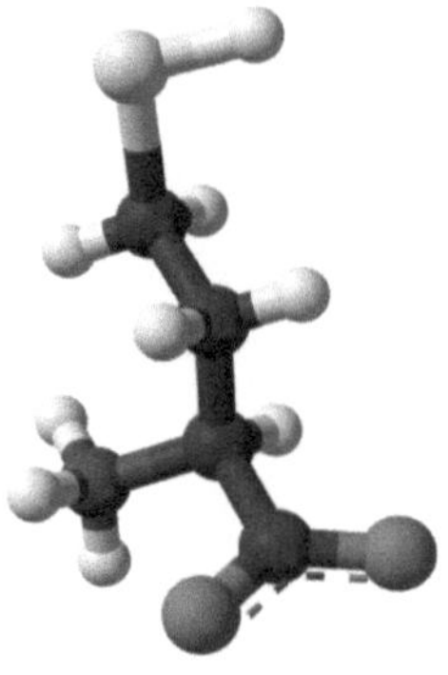

Homocystein [i46]

Zusammenfassung - 4. 1. Synergien

- Vitamin D3 und K2 arbeiten synergistisch im Calcium-Stoffwechsel und verbessern gemeinsam die Knochengesundheit
- K2 aktiviert spezielle Proteine zur Entfernung überschüssigen Calciums aus den Arterien
- Vitamin K2 trägt zur Reduktion von viszeralem Fett bei, besonders bei erhöhtem carboxyliertem Osteocalcin
- Beide Vitamine zeigen komplementäre Effekte bei Virusinfektionen auf Entzündungsreaktionen und Blutgerinnung
- Zink und Selen regulieren gemeinsam den Interferon-Signalweg und verstärken die Immunantwort
- Selenabhängige Deiodinasen sind essentiell für die Umwandlung von T4 in aktives T3
- Probiotika können die Bioverfügbarkeit von Zink und Selen positiv beeinflussen
- Eine bidirektionale Beziehung zwischen Mikronährstoffen und Darmflora beeinflusst die Aufnahme
- Vitamin C wandelt dreiwertiges Eisen (Fe^{3+}) in besser absorbierbares zweiwertiges Eisen (Fe^{2+}) um
- Die Eisenabsorption steigt proportional zur zugeführten Vitamin-C-Menge
- Vitamin C kann die hemmende Wirkung von Tee oder Calcium auf die Eisenaufnahme ausgleichen
- Riboflavin fungiert als Vorläufer der Coenzyme FAD und FMN
- B2 ist essentiell für den Metabolismus von B6 und die Niacin-Synthese aus Tryptophan
- B-Vitamine beeinflussen als Cofaktoren den Homocystein-Stoffwechsel über die Methylentetrahydrofolat-Reduktase

4. 2. Antagonisten

Wie wirken sich verschiedene Nährstoffe gegenseitig auf ihre Aufnahme und Verwertung im Körper aus? Welche Rolle spielen dabei Timing und Dosierung? Die Interaktionen zwischen Vitaminen, Mineralstoffen und anderen Nährstoffen sind komplex und können die Wirksamkeit von Nahrungsergänzungsmitteln erheblich beeinflussen. Während manche Nährstoffe sich gegenseitig in ihrer Aufnahme unterstützen, können andere sich regelrecht blockieren. Diese antagonistischen Wechselwirkungen sind besonders bei der gezielten Supplementierung relevant. Auch Medikamente können die Aufnahme und Verwertung von Nährstoffen deutlich beeinträchtigen. Die richtige zeitliche Abstimmung der Einnahme verschiedener Präparate ist daher entscheidend für deren optimale Wirkung. Gleichzeitig gilt es, mögliche Überdosierungen durch Wechselwirkungen zu vermeiden. Ein fundiertes Verständnis dieser Zusammenhänge ist die Basis für eine sinnvolle Supplementierungsstrategie. Die folgenden Abschnitte beleuchten die wichtigsten Antagonisten und ihre Wechselwirkungen im Detail - Wissen, das für jeden relevant ist, der Nahrungsergänzungsmittel gezielt und effektiv einsetzen möchte.

„Eisen, Kupfer und Zink konkurrieren um dieselben Aufnahmemechanismen im Darm, wobei Kupfer und Zink die Eisenaufnahme hemmen können, während Eisen seinerseits die Kupferaufnahme beeinträchtigt."

4. 2. 1. Konkurrierende Mineralstoffaufnahme

Die Aufnahme von Mineralstoffen im menschlichen Körper ist ein komplexer Prozess, bei dem verschiedene Nährstoffe miteinander in Wechselwirkung treten können. Diese Interaktionen können sowohl förderlich als auch hinderlich für die Absorption sein, wobei besonders die antagonistische (hemmende) Wirkung bei der Supplementierung beachtet werden muss [s229]. Ein klassisches Beispiel für konkurrierende Mineralstoffaufnahme ist die Wechselwirkung zwischen Eisen, Kupfer und Zink. Diese Mineralstoffe konkurrieren um dieselben Aufnahmemechanismen im Darm, wobei Kupfer und Zink die Eisenaufnahme hemmen können, während Eisen seinerseits die Kupferaufnahme beeinträchtigt [s230]. Um diese Konkurrenzsituation zu vermeiden, empfiehlt es sich beispielsweise, eisenhaltige Supplemente zeitlich getrennt von zinkhaltigen Präparaten einzunehmen - idealerweise mit einem Abstand von mindestens zwei Stunden. Besonders relevant ist auch die Wechselwirkung zwischen Calcium und Eisen. Calcium kann die Eisenaufnahme signifikant hemmen, unabhängig von der Quelle [s231]. Dies ist besonders wichtig für Menschen, die sowohl Calcium- als auch Eisensupplemente einnehmen müssen. Interessanterweise zeigen Langzeitstudien, dass der Körper sich an diese Situation anpassen kann und eine dauerhafte Calcium-Supplementierung keine negativen Auswirkungen auf den Eisenstatus hat [s231]. Dennoch ist es ratsam, calcium- und eisenhaltige Nahrungsergänzungsmittel nicht gleichzeitig einzunehmen. Die Komplexität der Mineralstoffinteraktionen wird noch durch verschiedene Medikamente erhöht. Beispielsweise können Antazida die Absorption von Folsäure, Eisen, Magnesium und Mangan beeinträchtigen [s232]. Patienten, die regelmäßig Antazida einnehmen, sollten daher ihre Mineralsupplemente mit ausreichendem zeitlichen Abstand zu ihrer Medikation einnehmen. Ein weiterer wichtiger Aspekt ist die Rolle von organischen Säuren und Ballaststoffen. Während bestimmte organische Säuren die Kupferaufnahme positiv beeinflussen können, können Ballaststoffe die bioverfuegbarkeit von Mineralstoffen beeinträchtigen [s233]. Dies erklärt, warum es sinnvoll sein kann, Mineralsupplemente nicht zusammen mit ballaststoffreichen Mahlzeiten einzunehmen. Die Transportmechanismen für Mineralstoffe im Körper sind oft nicht selektiv für nur einen Mineralstoff. Viele Transporter können mehrere Mineralarten aufnehmen, wobei sie dazu neigen, das am häufigsten vorhandene Mineral zu bevorzugen [s234]. Dies kann bei einer übermäßigen Supplementierung eines einzelnen Minerals zu einem Mangel an anderen Mineralstoffen führen. Mineralstoffinteraktionen lassen sich in drei Hauptkategorien einteilen: Erstens kann eine übermäßige Konzentration eines Minerals die Nutzung eines anderen beeinflussen, zweitens gibt es Faktoren, die zwar nicht die Absorption, aber die Nutzung beeinträchtigen, und drittens können organische Faktoren essenzielle Mineralien binden und deren Absorption verhindern [s235]. Um negative Auswirkungen zu minimieren, empfiehlt sich eine durchdachte Supplementierungsstrategie: Hochdosierte Einzelmineralien sollten zeitlich versetzt eingenommen werden, idealerweise zu verschiedenen Tageszeiten. Multi-Mineralpräparate sollten in ausgewogenen Verhältnissen formuliert sein. Bei der Einnahme von Supplementen sollte auch der Einfluss von Medikamenten und Nahrungskomponenten berücksichtigt werden. Beispielsweise könnte man Eisenpräparate morgens auf nüchternen Magen einnehmen, während calciumhaltige Supplemente besser zum Abend hin eingenommen werden sollten. Die Berücksichtigung dieser komplexen Wechselwirkungen ist besonders wichtig bei Menschen mit erhöhtem Mineralstoffbedarf, wie Schwangeren, Sportlern oder Menschen mit Absorptionsstörungen. In solchen Fällen kann eine professionelle Beratung durch Ernährungsexperten oder Ärzte hilfreich sein, um einen optimalen Supplementierungsplan zu erstellen.

Glossar

Antagonist
Ein Stoff, der die Wirkung eines anderen Stoffes abschwächt oder verhindert, indem er mit ihm um Bindungsstellen oder Transportwege konkurriert

Antazida
Medikamente, die Magensäure neutralisieren und zur Behandlung von Sodbrennen und Magenbeschwerden eingesetzt werden

4. 2. 2. Zeitliche Einnahmeabstände

Die zeitliche Koordination der Einnahme von Nahrungsergänzungsmitteln und Medikamenten ist von entscheidender Bedeutung für deren optimale Wirksamkeit. Besonders wichtig ist dabei die Beachtung spezifischer Zeitabstände, um unerwünschte Wechselwirkungen zu vermeiden und die bestmögliche Aufnahme der einzelnen Substanzen zu gewährleisten [s236]. Für die meisten Vitamine und Nährstoffpräparate gilt als grundlegende Regel ein Mindestabstand von 4 Stunden zu Medikamenten [s236]. Dies betrifft insbesondere die Vitamine D und E sowie riboflavin. Ein praktischer Ansatz wäre beispielsweise, Medikamente morgens und die entsprechenden Vitaminpräparate erst am späten Nachmittag oder Abend einzunehmen. Bei der Planung sollte man seinen persönlichen Tagesablauf berücksichtigen und feste Einnahmezeiten etablieren, um die Regelmäßigkeit zu gewährleisten. Folsäure nimmt eine Sonderstellung ein und erfordert einen kürzeren Mindestabstand von 3 Stunden zu Medikamenten [s236]. Dies lässt sich gut in den Tagesablauf integrieren, indem man beispielsweise die Folsäure zum Frühstück und Medikamente zum Mittagessen einnimmt. Bei der Einnahme von antazida und Fluoridpräparaten ist ein Mindestabstand von 2 Stunden einzuhalten [s236]. Besondere Aufmerksamkeit verdient die Einnahme von Eisenpräparaten, die einen Mindestabstand von 2 Stunden zu anderen Medikamenten erfordert [s236]. Um die Eisenaufnahme zu optimieren, empfiehlt sich die Einnahme auf nüchternen Magen, idealerweise morgens nach dem Aufstehen, während andere Medikamente erst zum Frühstück eingenommen werden. Ähnliches gilt für Kupferpräparate, die ebenfalls einen 2-Stunden-Abstand zu Medikamenten benötigen [s236]. Bei der langfristigen Einnahme von Medikamenten ist besonders auf die Vitamin-B12-Versorgung zu achten [s236]. Hier ist eine regelmäßige Überprüfung der B12-Spiegel durch den behandelnden Arzt ratsam, um mögliche Wechselwirkungen frühzeitig zu erkennen und gegebenenfalls die Einnahmezeiten anzupassen.

Um diese komplexen Zeitabstände praktikabel zu gestalten, kann die Erstellung eines persönlichen Einnahmeplans sehr hilfreich sein. Dieser sollte die individuellen Lebensgewohnheiten berücksichtigen und könnte beispielsweise wie folgt aussehen:
- 7:00 Uhr: Eisenpräparat auf nüchternen Magen
- 9:00 Uhr: Medikamente zum Frühstück
- 13:00 Uhr: Folsäure zum Mittagessen
- 17:00 Uhr: Vitamin D und E
- 21:00 Uhr: Kupferpräparat

Die konsequente Einhaltung dieser Zeitabstände mag zunächst aufwendig erscheinen, ist jedoch entscheidend für die optimale Wirkung der Supplemente. Es empfiehlt sich, Erinnerungen im Smartphone zu setzen oder einen Medikamentendosierer zu verwenden, der nach Tageszeiten unterteilt ist. Besonders bei mehreren verschiedenen Präparaten kann dies die Einhaltung der korrekten Abstände erheblich erleichtern. Bei der Planung der Einnahmezeiten sollten auch praktische Aspekte wie Mahlzeiten, Arbeitszeiten und andere tägliche Routinen berücksichtigt werden. So könnte man beispielsweise die Mittagspause am Arbeitsplatz für die Einnahme bestimmter Präparate nutzen oder den Abend zu Hause für Supplemente reservieren, die mehr Ruhe und Aufmerksamkeit erfordern.

4. 2. 3. Wechselwirkungen mit Medikamenten

Die Wechselwirkungen zwischen Medikamenten und Nahrungsergänzungsmitteln sind komplex und können weitreichende Auswirkungen auf die Gesundheit haben. Besonders bei der Langzeittherapie chronischer Erkrankungen können bestimmte Medikamente zu Mikronährstoffmängeln führen, die eine gezielte Supplementierung erforderlich machen [s237]. Bei der Einnahme von Antidepressiva wie SSRIs (Selektive Serotonin-Wiederaufnahmehemmer) ist besondere Vorsicht geboten. Diese können mit verschiedenen anderen Medikamenten und Supplementen interagieren und das Risiko von Nebenwirkungen wie Blutungen oder dem gefährlichen Serotonin-Syndrom erhöhen [s238]. Besonders kritisch ist die gleichzeitige Einnahme von Johanniskraut, die zu ernsthaften gesundheitlichen Problemen führen kann. Ein praktischer Tipp ist hier, vor der Einnahme jeglicher pflanzlicher Präparate Rücksprache mit dem behandelnden Arzt zu halten.
Monoaminoxidase-Hemmer (MAOIs) erfordern besondere Aufmerksamkeit bei der Ernährung. Tyraminreiche Lebensmittel können in Kombination mit MAOIs zu einem gefährlichen Blutdruckanstieg führen [s239]. Patienten sollten daher eine detaillierte Liste tyraminreicher Lebensmittel erhalten und diese während der Behandlung meiden.

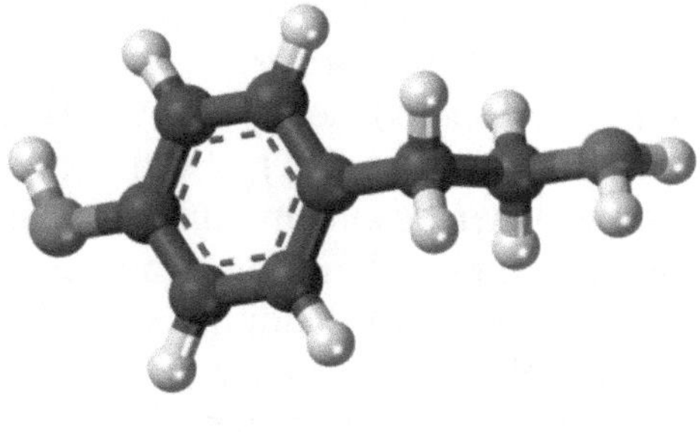

Tyramin [i47]

Interessant ist auch der Einfluss von Grapefruit auf die Medikamentenwirkung. Der Saft kann Enzyme hemmen, die für den Abbau verschiedener Medikamente verantwortlich sind, was zu erhöhten Wirkstoffspiegeln im Blut führen kann [s239]. Ein praktischer Ansatz wäre, während der Medikamenteneinnahme komplett auf Grapefruit zu verzichten und stattdessen auf andere Zitrusfrüchte auszuweichen.

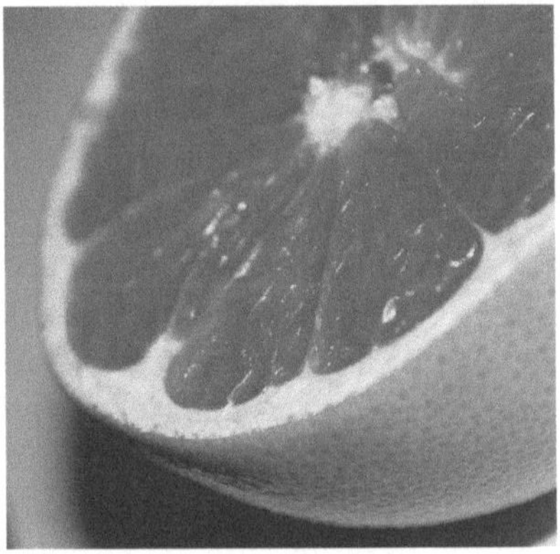

Grapefruit [i48]

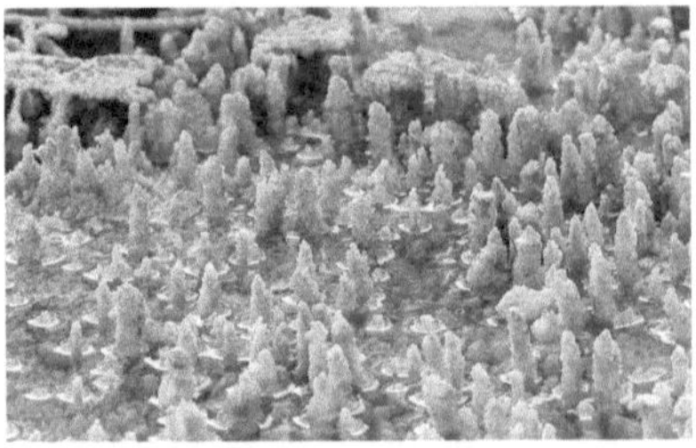

Calciumcarbonat [i49]

Bei der Einnahme von Calciumcarbonat ist besondere Vorsicht geboten, da es die Wirksamkeit vieler Medikamente durch pH-Wert-Änderungen im Magen beeinträchtigen kann [s240]. Dies betrifft besonders Antibiotika, wo die gleichzeitige Einnahme sogar kontraindiziert sein kann. Eine praktische Lösung ist, Calcium-Supplemente mindestens vier Stunden zeitversetzt zu den betroffenen Medikamenten einzunehmen. Chronischer Alkoholkonsum kann verschiedene Nährstoffmängel verursachen, insbesondere bei B-Vitaminen [s241]. Bei der Behandlung von Alkoholabhängigkeit sollte daher besonders auf die ausreichende Versorgung mit Folsäure, Riboflavin und Thiamin geachtet werden. Bestimmte Medikamente können auch die Ausscheidung von Vitaminen beeinflussen. Hochdosiertes Aspirin beispielsweise erhöht die Ausscheidung von Vitamin C [s241]. In solchen Fällen kann eine zusätzliche Vitamin-C-Supplementierung sinnvoll sein, die idealerweise zeitlich versetzt zur Aspirineinnahme erfolgt. Bei der Einnahme von Bisphosphonaten ist die Interaktion mit Mineralstoffen zu beachten. Calcium, Eisen, Magnesium und Zink können die Absorption dieser Medikamente verringern [s241]. Ein praktischer Einnahmeplan könnte wie folgt aussehen: Bisphosphonate morgens auf nüchternen Magen, mineralstoffhaltige Supplemente frühestens zwei Stunden später. Cholestyramin, ein Medikament zur Senkung des Cholesterinspiegels, kann die Aufnahme fettlöslicher Vitamine und verschiedener Mineralstoffe beeinträchtigen [s241]. Hier empfiehlt sich eine zeitliche Trennung der Supplementeinnahme von mindestens vier Stunden.

Bei der Behandlung mit Isoniazid, einem Tuberkulose-Medikament, kann es zu einem funktionellen Vitamin-B6-Mangel kommen [s241]. Eine prophylaktische B6-Supplementierung sollte in Absprache mit dem behandelnden Arzt erwogen werden. Um diese komplexen Wechselwirkungen zu managen, ist es ratsam, einen detaillierten Einnahmeplan zu erstellen und diesen regelmäßig mit dem behandelnden Arzt zu besprechen. Dabei sollten auch regelmäßige Kontrollen relevanter Blutwerte eingeplant werden, um Nährstoffmängel frühzeitig zu erkennen und gegenzusteuern.

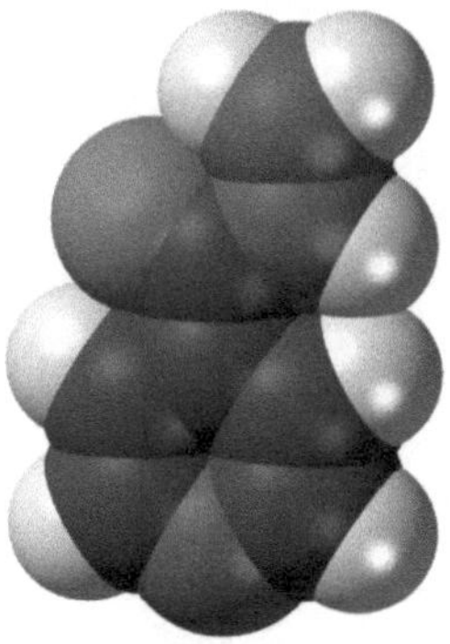

Isoniazid [i50]

Glossar

Bisphosphonat
Medikamentenklasse, die den Knochenabbau hemmt und hauptsächlich zur Behandlung von Osteoporose und Knochenmetastasen eingesetzt wird

Cholestyramin
Ein Gallensäure-bindendes Medikament, das Cholesterin im Darm bindet und dessen Aufnahme in den Körper verhindert

Isoniazid
Ein Antibiotikum der ersten Wahl zur Behandlung der Tuberkulose, das den Vitamin-B6-Stoffwechsel beeinflusst

Monoaminoxidase-Hemmer
Medikamentengruppe, die durch Hemmung des Enzyms Monoaminoxidase die Konzentration bestimmter Botenstoffe im Gehirn erhöht

Serotonin-Syndrom
Ein potentiell lebensbedrohlicher Zustand, der durch zu hohe Serotoninkonzentrationen im Körper entsteht und sich durch Verwirrtheit, Muskelzuckungen und Fieber äußert

4. 2. 4. Überdosierungsrisiken

Die Überdosierung von Nahrungsergänzungsmitteln und Supplementen kann schwerwiegende gesundheitliche Folgen haben, die häufig unterschätzt werden. Anders als bei vielen Medikamenten gibt es bei Supplementen oft keine klaren Dosierungsgrenzen, was das Risiko einer unbeabsichtigten Überdosierung erhöht [s242]. Besonders kritisch ist die Situation bei Antihistaminika, wo eine Überdosierung zwar selten lebensbedrohlich ist, aber dennoch ernsthafte Konsequenzen haben kann [s243]. In der Praxis zeigt sich dies beispielsweise durch ausgeprägte Müdigkeit und Konzentrationsstörungen, weshalb Betroffene keinesfalls Auto fahren oder Maschinen bedienen sollten. Bei der Einnahme von Antihistaminika ist es ratsam, die Dosierung strikt einzuhalten und die Packungsbeilage sorgfältig zu studieren.
Ein besonders komplexer Fall ist die Supplementierung mit Folsäure. Während sie für die meisten Menschen auch in höheren Dosen als unbedenklich gilt, kann sie bei Patienten mit unerkannter perniziöser Anämie zu neurologischen Schäden führen [s244]. Dies verdeutlicht, wie wichtig eine ärztliche Abklärung vor Beginn einer Supplementierung ist. Epilepsiepatienten müssen besonders vorsichtig sein, da Folsäure die Wirksamkeit ihrer Medikamente beeinträchtigen kann [s244].

Die Symptome einer Überdosierung können vielfältig sein und reichen von relativ milden Beschwerden bis hin zu lebensbedrohlichen Zuständen. Zu den Warnsignalen gehören:
- Verlangsamte Herzfrequenz
- Atemprobleme
- Schwindelgefühle
- Zittern
- Krampfanfälle [s242]

Um Überdosierungen zu vermeiden, empfiehlt sich folgende praktische Vorgehensweise: 1. Führen eines Supplementierungstagebuchs mit genauer Dokumentation der eingenommenen Mengen 2. Regelmäßige Überprüfung der relevanten Blutwerte 3. Beachtung von Wechselwirkungen mit anderen Supplementen und Medikamenten 4. Sofortiges Absetzen bei Auftreten ungewöhnlicher Symptome Bei Kindern ist besondere Vorsicht geboten, da sie empfindlicher auf Überdosierungen reagieren können. Auch wenn die häusliche Überwachung nach versehentlicher Überdosierung oft ausreichend ist, sollte bei größeren Mengen oder besorgniserregenden Symptomen umgehend ärztliche Hilfe in Anspruch genommen werden [s243]. Die individuelle Empfindlichkeit gegenüber Überdosierungen kann stark variieren [s242]. Was für eine Person noch im tolerablen Bereich liegt, kann für eine andere bereits problematisch sein. Daher ist es ratsam, mit niedrigen Dosierungen zu beginnen und diese nur bei Bedarf und unter fachkundiger Begleitung zu erhöhen. Bei der Behandlung mit Antifolat-Medikamenten, die bei verschiedenen Erkrankungen zum Einsatz kommen, ist besondere Vorsicht bei der gleichzeitigen Einnahme von Folsäure-Supplementen geboten [s244]. Hier sollte die Supplementierung ausschließlich nach ärztlicher Anordnung und unter regelmäßiger Kontrolle erfolgen.

Im Falle einer vermuteten Überdosierung ist schnelles Handeln erforderlich. Die wichtigsten Schritte sind:
- Sofortige Kontaktaufnahme mit dem Giftnotruf oder Notarzt
- Dokumentation der eingenommenen Substanzen und Mengen
- Aufbewahrung der Verpackungen zur Information der Rettungskräfte
- Beobachtung und Dokumentation der Symptome

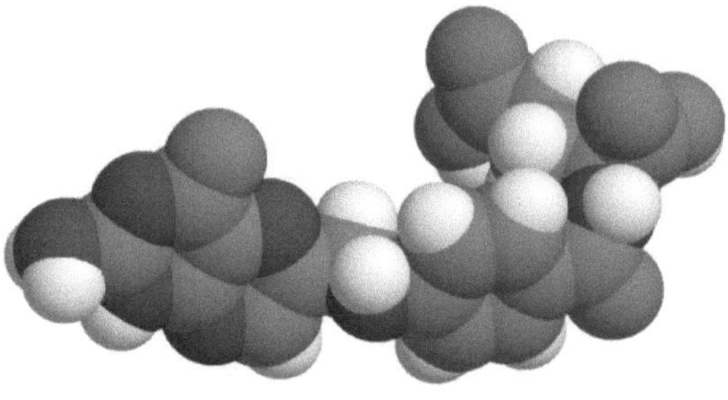

Folsäure [i51]

Antifolat

Substanzen, die die Wirkung der Folsäure im Körper hemmen. Sie werden besonders in der Krebstherapie eingesetzt, da sie das Wachstum sich schnell teilender Zellen hemmen können.

Antihistaminika

Medikamente, die die Wirkung von Histamin im Körper blockieren und hauptsächlich bei allergischen Reaktionen eingesetzt werden. Sie werden in verschiedene Generationen eingeteilt, wobei neuere Generationen weniger müde machen.

Zusammenfassung - 4. 2. Antagonisten

- Mineralstoffaufnahme wird durch konkurrierende Aufnahmemechanismen im Darm stark beeinflusst.
- Kupfer und Zink hemmen die Eisenaufnahme, während Eisen die Kupferaufnahme beeinträchtigt.
- Calcium kann die Eisenaufnahme signifikant hemmen, der Körper kann sich aber langfristig daran anpassen.
- Antazida beeinträchtigen die Absorption von Folsäure, Eisen, Magnesium und Mangan.
- Nicht-selektive Mineraltransporter bevorzugen das am häufigsten vorhandene Mineral.
- Für die meisten Vitamine gilt ein Mindestabstand von 4 Stunden zu Medikamenten.
- Folsäure benötigt nur 3 Stunden Abstand zu Medikamenten.
- Eisen- und Kupferpräparate erfordern 2 Stunden Mindestabstand.
- SSRIs können mit Johanniskraut zum gefährlichen Serotonin-Syndrom führen.
- MAO-Hemmer können mit tyraminreichen Lebensmitteln gefährliche Blutdruckanstiege verursachen.
- Grapefruitsaft hemmt Enzyme für den Medikamentenabbau und erhöht Wirkstoffspiegel.
- Calciumcarbonat beeinträchtigt die Wirksamkeit vieler Medikamente durch pH-Wert-Änderungen.
- Bisphosphonate werden durch Calcium, Eisen, Magnesium und Zink in ihrer Absorption gehemmt.
- Cholestyramin beeinträchtigt die Aufnahme fettlöslicher Vitamine und Mineralstoffe.
- Isoniazid kann zu funktionellem Vitamin-B6-Mangel führen.
- Hohe Folsäuredosen können bei unerkannter perniziöser Anämie neurologische Schäden verursachen.

4. 3. Bedarfsgerechte Dosierung

Die bedarfsgerechte Dosierung von Nahrungsergänzungsmitteln stellt eine komplexe Herausforderung dar. Wie lässt sich der individuelle Bedarf an Vitaminen, Mineralstoffen und anderen Nährstoffen präzise ermitteln? Welche Rolle spielen dabei Faktoren wie Alter, Geschlecht und saisonale Schwankungen? Die Wissenschaft zeigt, dass eine standardisierte "One-size-fits-all"-Lösung den unterschiedlichen Bedürfnissen nicht gerecht wird. Während beispielsweise ältere Menschen häufig einen erhöhten Bedarf an bestimmten Nährstoffen aufweisen, können zu hoch dosierte Einzelpräparate auch negative Auswirkungen haben. Gleichzeitig variiert der Nährstoffbedarf zwischen den Geschlechtern und unterliegt jahreszeitlichen Schwankungen. Die Bestimmung der optimalen individuellen Dosierung erfordert daher einen differenzierten Blick auf die verschiedenen Einflussfaktoren. Die folgenden Abschnitte beleuchten die wichtigsten Aspekte einer bedarfsgerechten Supplementierung und liefern evidenzbasierte Empfehlungen für eine optimale Nährstoffversorgung.

> *„Hochdosierte Einzelpräparate von Vitamin C oder E können das Kataraktrisiko erhöhen - bei Vitamin C-Einzelsupplementierung um 21%, bei langfristiger Einnahme sogar um 36%.“*

4. 3. 1. Altersabhängige Dosierung

Die altersabhängige Dosierung von Nahrungsergänzungsmitteln spielt eine zentrale Rolle für deren Wirksamkeit und Sicherheit, da sich der Nährstoffbedarf im Laufe des Lebens deutlich verändert. Besonders bei älteren Menschen ab 55 Jahren ist eine angepasste Supplementierung oft notwendig, um altersbedingten Erkrankungen vorzubeugen oder diese zu behandeln [s245].

Ein wichtiges Beispiel ist die altersbedingte Makuladegeneration (AMD), bei der eine individuell angepasste Supplementierung mit Antioxidantien und Zink empfohlen wird. Personen mit diagnostizierter intermediärer oder fortgeschrittener AMD sollten dabei besonders auf die korrekte Dosierung achten, wobei die Nährstoffe einzeln oder in Kombination eingenommen werden können. Wichtig ist hier, dass die Produkte innerhalb einer 20%-igen Toleranz der empfohlenen Dosen liegen [s246].

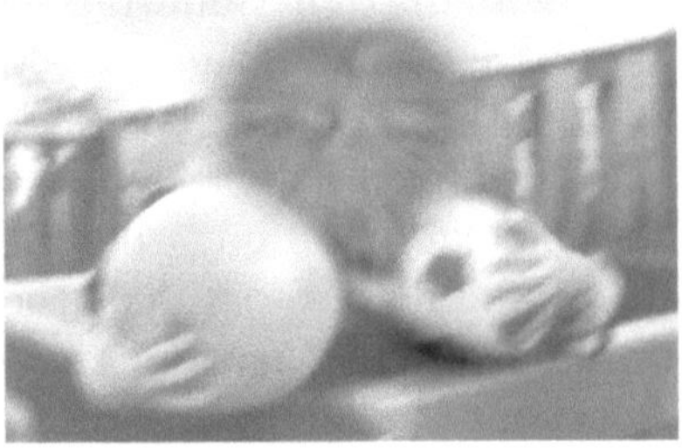

Makuladegeneration [i52]

Bei der Supplementierung muss jedoch Vorsicht walten, da hochdosierte Einzelpräparate auch negative Auswirkungen haben können. Studien zeigen beispielsweise, dass die isolierte Einnahme hochdosierter Vitamin C- oder E-Präparate das Kataraktrisiko erhöhen kann. Besonders gefährdet sind dabei Männer über 65 Jahre und Langzeitanwender. Das Risiko steigt bei Vitamin C-Einzelsupplementierung um 21%, bei langjähriger Einnahme sogar um 36%. Bei Vitamin E-Einzelsupplementierung liegt die Risikoerhöhung bei 59% [s247]. Ein weiterer wichtiger Aspekt der altersabhängigen Dosierung betrifft die Sarkopenie, einen altersbedingten Muskelabbau, der sich durch Myopenie (Verlust von Muskelmasse) und Dynapenie (Verlust von Muskelkraft) auszeichnet. Hier können gezielt dosierte Nahrungsergänzungsmittel in Kombination mit Widerstandstraining positive Effekte auf Muskelmasse, Kraft und Funktionalität haben [s248]. Um

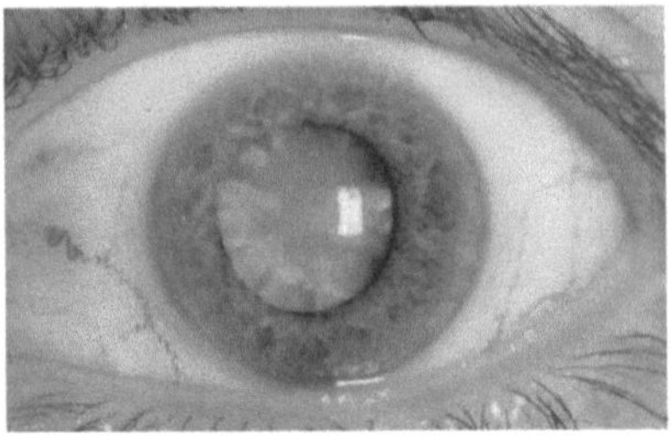

Katarakt [i53]

optimale Ergebnisse zu erzielen, sollte die Supplementierung dabei individuell an die Bedürfnisse des älteren Menschen angepasst werden. Interessanterweise zeigen Forschungsergebnisse auch Zusammenhänge zwischen der Supplementierung und verschiedenen Augenkrankheiten. Während bei kortikalen Katarakten ein leicht schützender Effekt durch bestimmte Vitamin- und Mineralstoffkombinationen nachgewiesen wurde, gibt es auch Hinweise auf ein erhöhtes Risiko für späte AMD bei bestimmten Supplementierungen [s249]. Dies unterstreicht die Wichtigkeit einer sorgfältigen, altersgerechten Dosierung. Praktische Empfehlungen für die altersabhängige Supplementierung: 1. Ab 55 Jahren sollte eine umfassende Augenuntersuchung erfolgen, um das AMD-Risiko zu bestimmen und gegebenenfalls eine gezielte Supplementierung einzuleiten [s245]. 2. Bei der Einnahme von Nahrungsergänzungsmitteln sollte auf Kombinationspräparate zurückgegriffen werden, statt hochdosierte Einzelvitamine zu verwenden. 3. Die Supplementierung sollte regelmäßig durch medizinisches Fachpersonal überprüft und bei Bedarf angepasst werden, da sich der Nährstoffbedarf mit zunehmendem Alter ändern kann. 4. Bei Sarkopenie sollte die Supplementierung immer in Verbindung mit angepasstem Krafttraining erfolgen, um die bestmögliche Wirkung zu erzielen. 5. Besondere Vorsicht ist bei der langfristigen Einnahme hochdosierter Einzelvitamine geboten, insbesondere bei älteren Männern und Personen, die Kortikosteroide einnehmen [s247]. Die altersabhängige Dosierung von Nahrungsergänzungsmitteln erfordert einen ausgewogenen Ansatz, der sowohl die potenziellen Vorteile als auch die möglichen Risiken berücksichtigt. Eine regelmäßige Überprüfung der Supplementierung durch Fachpersonal ist dabei unerlässlich, um die optimale Wirkung zu gewährleisten und unerwünschte Nebenwirkungen zu vermeiden.

Glossar

Dynapenie
Beschreibt den altersbedingten Verlust der Muskelkraft, der unabhängig von der Muskelmasse auftreten kann und oft mit neurologischen Veränderungen zusammenhängt.

Makuladegeneration
Eine Augenerkrankung, bei der es zur Schädigung des schärfsten Punktes des Sehens in der Netzhautmitte kommt. Führt unbehandelt zu stark eingeschränktem Sehvermögen im zentralen Gesichtsfeld.

Myopenie
Bezeichnet den messbaren Verlust von Muskelmasse, der durch verschiedene Faktoren wie Bewegungsmangel, Hormonveränderungen oder Erkrankungen verursacht werden kann.

Sarkopenie
Eine altersbedingte Erkrankung, die durch fortschreitenden Verlust von Muskelmasse, Muskelkraft und Muskelfunktion gekennzeichnet ist. Betrifft hauptsächlich Menschen über 60 Jahre und kann zu erhöhtem Sturzrisiko führen.

4. 3. 2. Geschlechtsspezifische Empfehlungen

Die geschlechtsspezifischen Empfehlungen für Nahrungsergänzungsmittel basieren auf den unterschiedlichen physiologischen und hormonellen Bedürfnissen von Männern und Frauen [s250]. Diese Unterschiede manifestieren sich besonders deutlich im Stoffwechsel und der Verwertung verschiedener Nährstoffe. Frauen haben während ihrer reproduktiven Jahre einen deutlich höheren Eisenbedarf als Männer [s250]. Dies ist besonders relevant während der Menstruation, wo der Eisenverlust durch die monatliche Blutung ausgeglichen werden muss. Ein praktischer Ansatz ist hier die Einnahme von Eisenpräparaten zusammen mit Vitamin C-haltigen Lebensmitteln, um die Absorption zu verbessern. Interessanterweise zeigen sich auch geschlechtsspezifische Unterschiede in der Energieverwertung während körperlicher Aktivität. Frauen oxidieren während Ausdauerübungen verhältnismäßig mehr Fette und weniger Kohlenhydrate als Männer [s251]. Dies hat direkte Auswirkungen auf die Supplementierungsstrategien: Während Männer von einer höheren Kohlenhydratzufuhr profitieren können, sollten Frauen ihre Ernährung entsprechend ihres erhöhten Fettstoffwechsels anpassen. Der Proteinbedarf unterscheidet sich ebenfalls zwischen den Geschlechtern. Obwohl die empfohlene Proteinzufuhr pro Kilogramm Körpergewicht gleich ist, benötigen Elite-Sportler unterschiedliche Steigerungsraten: Männer bis zu 100% mehr als Untrainierte, Frauen hingegen nur 50-60% [s251]. Bei der Kreatinsupplementierung zeigen Frauen einen geringeren Anstieg der fettfreien Körpermasse im Vergleich zu Männern [s251]. Besondere Aufmerksamkeit verdient der weibliche Hormonzyklus. Während der lutealen Phase des Menstruationszyklus sollte die Kohlenhydrataufnahme erhöht werden, um die Glykogenspeicher optimal zu unterstützen [s252]. Aktive Frauen sollten eine Energieverfügbarkeit von 45 kcal pro Kilogramm fettfreier Masse pro Tag anstreben [s253]. Ein praktischer Tipp ist hier die Verwendung einer Tracking-App, die den Menstruationszyklus mit Ernährungsempfehlungen verknüpft. Für Frauen nach der Menopause ergeben sich weitere spezifische Anforderungen. Der Calciumbedarf steigt in dieser Phase an, ebenso wie der Bedarf an Vitamin D [s250]. Studien zeigen jedoch ethnische Unterschiede in der Vitamin D-Supplementierung: Schwarze und Latina Frauen sowie Filipinas nehmen signifikant weniger Vitamin D-Supplemente zu sich als nicht-hispanische weiße Frauen [s254]. Die Supplementierung sollte auch die unterschiedlichen metabolischen Reaktionen auf orale Kontrazeptiva berücksichtigen [s255]. Diese können den Bedarf an bestimmten Mikronährstoffen erhöhen. Ein praktischer Ansatz ist hier die regelmäßige Überprüfung der Nährstoffversorgung durch Blutuntersuchungen.

Bei der Supplementierung für Kinder im Alter von 9-13 Jahren zeigen sich bereits geschlechtsspezifische Unterschiede. Während der Zinkbedarf bei beiden Geschlechtern bei 8 mg/Tag liegt, unterscheiden sich andere Nährstoffempfehlungen aufgrund der einsetzenden Pubertät [s256]. Praktische Empfehlungen für eine geschlechtsspezifische Supplementierung: 1. Frauen im gebärfähigen Alter sollten ihre Eisensupplementierung an ihren Menstruationszyklus anpassen und die Einnahme mit Vitamin C kombinieren. 2. Sportlerinnen sollten ihre Proteinzufuhr moderat erhöhen und dabei die geschlechtsspezifischen Unterschiede in der Verwertung berücksichtigen. 3. Die Supplementierung sollte bei der Einnahme hormoneller Verhütungsmittel angepasst werden, idealerweise nach Rücksprache mit einem Arzt. 4. Frauen nach der Menopause sollten besonders auf eine ausreichende Calcium- und Vitamin D-Versorgung achten. 5. Bei der Kreatinsupplementierung sollten Frauen längere Einnahmezeiträume einplanen, da die Effekte langsamer eintreten als bei Männern. Diese geschlechtsspezifischen Empfehlungen sollten immer individuell angepasst werden, da weitere Faktoren wie Alter, Aktivitätsniveau und gesundheitliche Vorgeschichte eine wichtige Rolle spielen. Eine regelmäßige Überprüfung und Anpassung der Supplementierungsstrategie durch medizinisches Fachpersonal ist dabei unerlässlich.

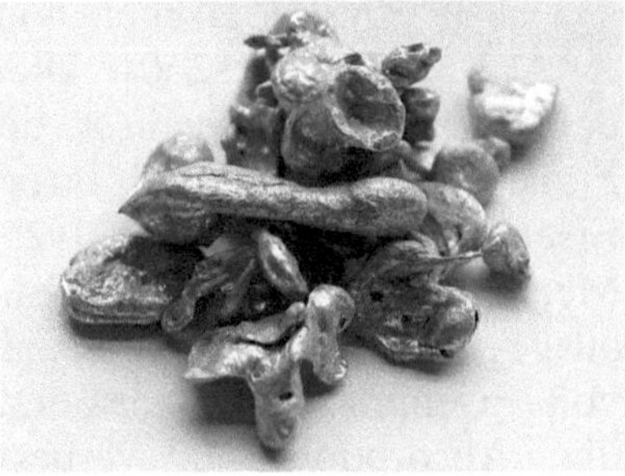

Zink [i54]

luteale Phase

Die zweite Hälfte des weiblichen Menstruationszyklus, die etwa 14 Tage dauert und durch die Bildung des Gelbkörpers gekennzeichnet ist. In dieser Zeit bereitet sich der Körper auf eine mögliche Schwangerschaft vor.

oxidieren

Ein chemischer Prozess, bei dem Substanzen mit Sauerstoff reagieren, um Energie zu gewinnen. Im Stoffwechsel ist dies ein wichtiger Vorgang zur Energiegewinnung aus Nährstoffen.

4. 3. 3. Individuelle Faktoren

Die individuellen Faktoren bei der Dosierung von Nahrungsergänzungsmitteln gehen weit über Alter und Geschlecht hinaus. Ein wissenschaftlich fundierter, personalisierter Ansatz berücksichtigt zahlreiche weitere Aspekte, die die Aufnahme und Verwertung von Nährstoffen beeinflussen können [s257]. biomarker spielen eine zentrale Rolle bei der individualisierten Supplementierung. Durch moderne Analyseverfahren können Mängel, metabolische Ungleichgewichte und Krankheitsneigungen präzise identifiziert werden. Die Integration von künstlicher Intelligenz ermöglicht dabei eine noch genauere Anpassung der Dosierung und Kombination von Supplementen [s257]. Ein praktischer Ansatz ist hier die regelmäßige Durchführung von Blutuntersuchungen, um die Wirksamkeit der Supplementierung zu überwachen und bei Bedarf anzupassen. Die Ernährungsform hat einen erheblichen Einfluss auf den Supplementierungsbedarf. Menschen mit einer pflanzenbasierten Ernährung benötigen beispielsweise eine höhere Eisenzufuhr als Personen, die tierische Produkte konsumieren [s258]. Ein praktischer Tipp für Veganer ist die Kombination von Eisenpräparaten mit Vitamin C-reichen Lebensmitteln, um die Absorption zu verbessern. Ethnische Unterschiede spielen ebenfalls eine wichtige Rolle. Menschen mit dunkler Hautfarbe haben ein erhöhtes Risiko für Vitamin D-Mangel, da ihre Haut bei gleicher Sonnenlichtexposition weniger Vitamin D synthetisiert [s259]. Für diese Personengruppe kann eine höhere Vitamin D-Supplementierung erforderlich sein, besonders in Regionen mit geringer Sonneneinstrahlung. Besondere Lebensphasen erfordern spezielle Aufmerksamkeit. Adoleszenten haben aufgrund von Wachstum und Entwicklung einen erhöhten Bedarf an Mikronährstoffen. Allerdings zeigt sich in dieser Altersgruppe häufig eine unzureichende Einhaltung der Ernährungsrichtlinien [s259]. Eine praktische Lösung kann die Verwendung von altersgerechten Kombinationspräparaten sein, die speziell auf die Bedürfnisse von Heranwachsenden abgestimmt sind. Schwangere Frauen haben einen deutlich erhöhten Bedarf an bestimmten Mikronährstoffen wie Folsäure, Eisen, Jod und Zink [s259]. Die Supplementierung sollte hier bereits vor der Konzeption beginnen und während der gesamten Schwangerschaft an die sich verändernden Bedürfnisse angepasst werden.

Interessante Erkenntnisse liefern auch Studien zur individuellen Reaktion auf Nahrungsergänzungsmittel. Bei der Supplementierung mit pflanzlichen Polysacchariden wurde beispielsweise ein dosisabhängiger Einfluss auf die Glykosylierung von Serumproteinen nachgewiesen [s260]. Dies unterstreicht die Notwendigkeit einer individualisierten Dosierung. Die Ballaststoffaufnahme und deren Wirkung zeigt ebenfalls starke individuelle Unterschiede. Eine Kombination aus ballaststoffreicher Ernährung und gezielter Supplementierung kann dabei die besten Ergebnisse bei der Verbesserung von Risikofaktoren des metabolischen Syndroms erzielen [s261]. Praktische Empfehlungen für eine individualisierte Supplementierung: 1. Lassen Sie regelmäßig Ihre Biomarker durch Blutuntersuchungen bestimmen, um die Supplementierung optimal anzupassen. 2. Berücksichtigen Sie Ihre Ernährungsform bei der Wahl der Supplemente - besonders bei speziellen Ernährungsformen wie veganer Ernährung. 3. Passen Sie die Vitamin D-Supplementierung an Ihren Hauttyp und Ihren Aufenthaltsort an. 4. Achten Sie in besonderen Lebensphasen (Adoleszenz, Schwangerschaft) auf eine angepasste Supplementierung. 5. Dokumentieren Sie Ihre individuelle Reaktion auf Supplemente, um die optimale Dosierung zu finden. Die Entwicklung standardisierter Supplements für bestimmte Altersgruppen, wie sie von Fachorganisationen vorgeschlagen wird [s262], kann dabei als Ausgangspunkt dienen. Diese sollten jedoch immer individuell angepasst werden, basierend auf persönlichen Faktoren wie Ernährungsgewohnheiten, Gesundheitszustand und spezifischen Bedürfnissen.

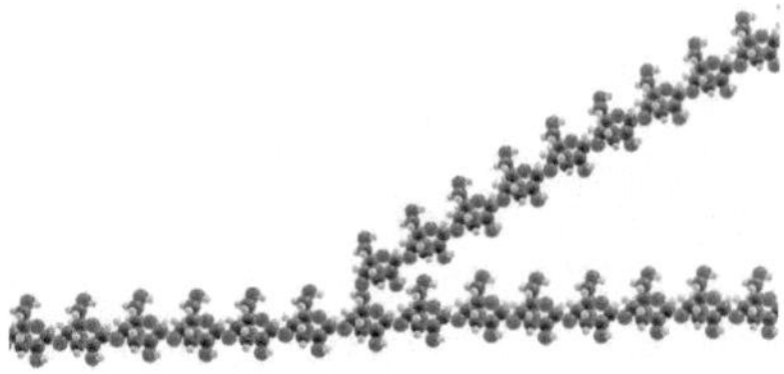

Polysacchariden [i55]

4. 3. 4. Saisonale Aspekte

Die saisonalen Aspekte spielen eine wichtige Rolle bei der bedarfsgerechten Dosierung von Nahrungsergänzungsmitteln, da die Nährstoffversorgung und der Bedarf im Jahresverlauf deutlichen Schwankungen unterliegen können [s263]. Diese Schwankungen sind besonders in landwirtschaftlich geprägten Regionen ausgeprägt, wo die Verfügbarkeit bestimmter Nahrungsmittel stark von Erntezyklen abhängt. Studien zeigen, dass die Mikronährstoffzufuhr signifikante saisonale Unterschiede aufweist. So ist die Nährstoffversorgung typischerweise nach der Ernte deutlich besser als in der mageren Saison [s263]. Ein interessantes Beispiel ist Vitamin A, das entgegen dem allgemeinen Trend in der Nacherntezeit sogar niedrigere Werte aufweisen kann. Vitamin B12 und Zink zeigen hingegen oft stabilere Werte über die Jahreszeiten hinweg [s263]. Diese Erkenntnisse sind besonders relevant für die Anpassung von Supplementierungsstrategien. Die Wirksamkeit von Nahrungsergänzungsmitteln kann ebenfalls saisonalen Schwankungen unterliegen. Beispielsweise wurde beobachtet, dass der Effekt der Supplementierung auf das Wachstum bei Kindern stark von saisonalen Faktoren beeinflusst wird [s264]. Besonders deutlich zeigt sich dies bei der Betrachtung von Atemwegsinfektionen, die häufig saisonal gehäuft auftreten. Die beste Wirkung der Supplementierung wurde bei Kindern festgestellt, die eine geringe Belastung durch Atemwegsinfektionen aufwiesen [s264]. Ein praktischer Ansatz für die saisonale Supplementierung könnte wie folgt aussehen: 1. Führen Sie ein Ernährungstagebuch über mehrere Monate, um saisonale Schwankungen in Ihrer Ernährung zu identifizieren. 2. Passen Sie die Dosierung von Vitamin D-Präparaten an die Jahreszeit an - höhere Dosen in den sonnenarmen Wintermonaten. 3. Berücksichtigen Sie lokale Erntezyklen bei der Planung Ihrer Supplementierung. 4. Achten Sie besonders in Erkältungszeiten auf eine ausreichende Versorgung mit immunstärkenden Nährstoffen. In Regionen mit saisonalen Gesundheitsrisiken, wie beispielsweise Malaria-Gebieten, ist eine koordinierte Herangehensweise besonders wichtig. Die saisonale Malaria-Chemoprävention (SMC) sollte mit einer angepassten Ernährungsintervention kombiniert werden, da viele betroffene Kinder gleichzeitig von Unterernährung betroffen sind [s265]. Interessanterweise zeigen Untersuchungen, dass die Ernährungsmuster von Kindern und ihren Müttern oft ähnlich sind, was auf eine gemeinsame Nahrungsaufnahme hindeutet [s263]. Dies sollte bei der Planung von Supplementierungsstrategien berücksichtigt werden, da familiäre Ernährungsgewohnheiten die Nährstoffaufnahme maßgeblich beeinflussen.

Für eine optimale saisonale Anpassung der Supplementierung empfiehlt es sich:
- Regelmäßige Überprüfung der Nährstoffversorgung durch Blutuntersuchungen, besonders zu Saisonwechseln
- Anpassung der Supplementierung an lokale Verfügbarkeit von frischen Lebensmitteln
- Berücksichtigung saisonaler Krankheitsmuster bei der Dosierung
- Entwicklung eines flexiblen Supplementierungsplans, der saisonale Schwankungen ausgleicht

Die Verfügbarkeit quantitativer Ernährungsdaten ist dabei von großer Bedeutung, um die potenziellen Auswirkungen von Supplementierungsprogrammen genau einschätzen zu können [s263]. Dies ermöglicht eine präzisere Anpassung der Dosierung an saisonale Bedürfnisse und trägt zu einer effektiveren Reduzierung von Mikronährstoffmängeln bei.

Glossar

Malaria-Chemoprävention
Eine vorbeugende medizinische Behandlung gegen Malaria durch regelmäßige Gabe von Medikamenten, besonders wichtig in Risikogebieten während der Hauptübertragungszeit

Zusammenfassung - 4. 3. Bedarfsgerechte Dosierung

- Die Nährstoffversorgung älterer Menschen ab 55 Jahren erfordert besondere Aufmerksamkeit bei der Supplementierung.
- Hochdosierte Vitamin C- oder E-Einzelpräparate können das Kataraktrisiko bei Männern über 65 um bis zu 59% erhöhen.
- Frauen oxidieren während Ausdauerübungen verhältnismäßig mehr Fette und weniger Kohlenhydrate als Männer.
- Elite-Sportlerinnen benötigen nur 50-60% mehr Protein als Untrainierte, während Männer bis zu 100% mehr benötigen.
- In der lutealen Phase des Menstruationszyklus sollte die Kohlenhydrataufnahme erhöht werden.
- Schwarze und Latina Frauen sowie Filipinas nehmen signifikant weniger Vitamin D-Supplemente zu sich als nicht-hispanische weiße Frauen.
- Biomarker und KI-gestützte Analysen ermöglichen eine präzise Anpassung der Supplementierung.
- Die Supplementierung mit pflanzlichen Polysacchariden zeigt dosisabhängige Effekte auf die Glykosylierung von Serumproteinen.
- Die Mikronährstoffzufuhr weist signifikante saisonale Unterschiede auf, wobei Vitamin A in der Nacherntezeit niedrigere Werte aufweisen kann.
- Die Wirksamkeit von Supplementen bei Kindern wird stark von der saisonalen Belastung durch Atemwegsinfektionen beeinflusst.

Rückblick - 4. Nährstoffkombinationen

- Vitamin D3 und K2 arbeiten synergistisch im Calcium-Stoffwechsel zusammen, wobei K2 die korrekte Einlagerung des Calciums in Knochen und Zähne steuert
- Vitamin K2 aktiviert ein Protein, das überschüssiges Calcium aus den Arterien entfernt und dessen Ablagerung verhindert
- Vitamin K2 kann zur Reduktion von viszeralem Fett beitragen, besonders bei Menschen mit erhöhtem carboxyliertem Osteocalcin
- Zink und Selen verstärken sich gegenseitig in ihrer immunmodulatorischen Wirkung, besonders bei der Regulation des Interferon-Signalwegs
- Selenabhängige Deiodinasen sind essentiell für die Umwandlung des Schilddrüsenhormons T4 in das aktive T3
- Die Bioverfügbarkeit von Zink und Selen wird durch Probiotika positiv beeinflusst
- Vitamin C wandelt das schwerer verfügbare dreiwertige Eisen (Fe3+) in das besser absorbierbare zweiwertige Eisen (Fe2+) um
- B-Vitamine arbeiten als Co-Enzyme eng zusammen, wobei Riboflavin eine Schlüsselrolle bei der Energieproduktion und dem Zellschutz einnimmt
- Hochdosierte Vitamin C- oder E-Einzelpräparate können das Kataraktrisiko bei älteren Menschen erhöhen
- Frauen oxidieren während Ausdauerübungen verhältnismäßig mehr Fette und weniger Kohlenhydrate als Männer
- Die Nährstoffversorgung zeigt signifikante saisonale Schwankungen, wobei sie typischerweise nach der Ernte besser ist als in der mageren Saison
- Die Wirksamkeit von Supplementen bei Kindern wird stark von der Belastung durch saisonale Atemwegsinfektionen beeinflusst

Nach diesem theoretischen Überblick über die komplexen Zusammenhänge von Nährstoffkombinationen stellt sich nun die spannende Frage: Wie lassen sich diese Erkenntnisse optimal in die tägliche Praxis umsetzen?

5. Praktische Anwendung

Die praktische Anwendung von Nahrungsergänzungsmitteln wirft viele Fragen auf: Wann ist der optimale Zeitpunkt für die Einnahme? Wie lässt sich die Aufnahme der Nährstoffe verbessern? Welche Kombinationen sind sinnvoll und welche sollten vermieden werden? Die Wissenschaft hat in den letzten Jahren wichtige Erkenntnisse zur effektiven Supplementierung geliefert. Dabei zeigt sich, dass der Erfolg einer Nahrungsergänzung von vielen Faktoren abhängt - vom individuellen Stoffwechsel über den Biorhythmus bis hin zu Wechselwirkungen zwischen verschiedenen Nährstoffen. Eine durchdachte Supplementierungsstrategie berücksichtigt nicht nur die Art und Dosierung der Präparate, sondern auch deren zeitliche Abstimmung auf Mahlzeiten, körperliche Aktivität und persönliche Lebensumstände. Besonders wichtig ist dabei die regelmäßige Überprüfung und Anpassung der Einnahme an sich verändernde Bedürfnisse. Die folgenden Abschnitte liefern evidenzbasierte Antworten auf die wichtigsten Fragen zur praktischen Umsetzung einer effektiven Supplementierung - von der Bedarfsermittlung über optimale Einnahmezeiten bis hin zur individuellen Anpassung an verschiedene Lebensphasen.

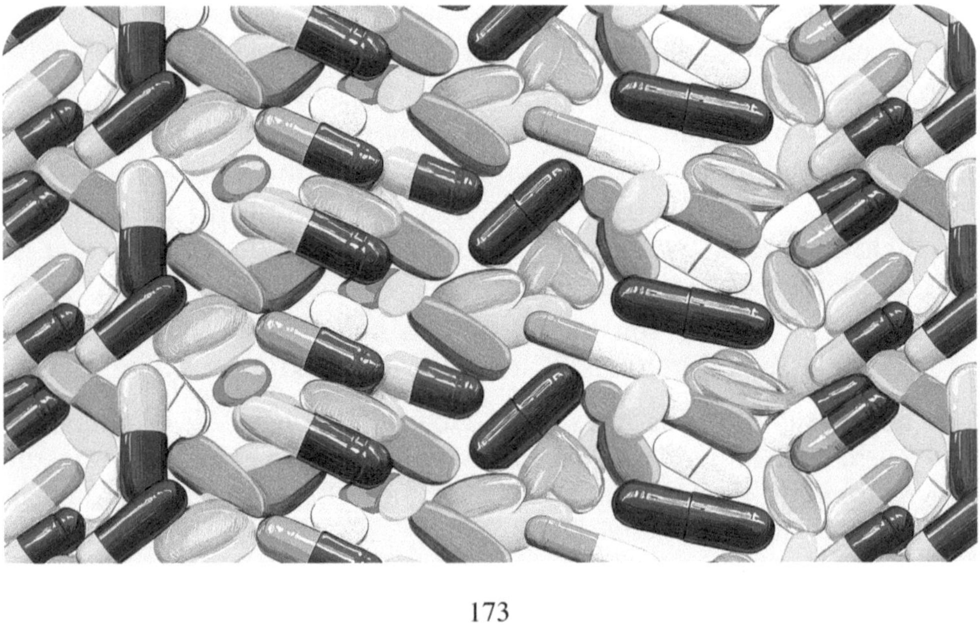

5. 1. Einnahmeempfehlungen

Die optimale Einnahme von Nahrungsergänzungsmitteln wirft viele Fragen auf: Wann ist der beste Zeitpunkt für die Einnahme bestimmter Supplemente? Wie lässt sich deren Aufnahme im Körper verbessern? Welche Wechselwirkungen müssen beachtet werden? Die Wissenschaft hat in den letzten Jahren bedeutende Erkenntnisse zur zeitlichen Planung und Kombination verschiedener Präparate gewonnen. Dabei zeigt sich: Der richtige Einnahmezeitpunkt kann den Unterschied zwischen optimaler und suboptimaler Wirkung ausmachen. Gleichzeitig können falsche Kombinationen die Aufnahme wichtiger Nährstoffe deutlich verschlechtern. Die folgenden Empfehlungen basieren auf aktuellen Forschungsergebnissen und helfen dabei, das volle Potenzial von Nahrungsergänzungsmitteln auszuschöpfen.

> *„Eisenhaltige Supplemente sollten nicht zusammen mit Eiern, Kaffee oder Tee eingenommen werden.“*

5. 1. 1. Optimale Einnahmezeitpunkte

Der richtige Zeitpunkt der Einnahme von Nahrungsergänzungsmitteln und Supplementen spielt eine entscheidende Rolle für deren Wirksamkeit. Eine durchdachte zeitliche Planung kann den Nutzen dieser Präparate deutlich steigern. Für Sportler und aktive Menschen ist die Proteinversorgung besonders wichtig. Experten empfehlen, Protein alle 3-4 Stunden über den Tag verteilt zu konsumieren [s266]. Ein praktischer Ansatz wäre beispielsweise: Proteinreiches Frühstück um 7 Uhr (z.B. Quark mit Nüssen), Proteinshake um 10:30 Uhr, Mittagessen mit Hähnchenbrust um 14 Uhr, Proteinriegel um 17 Uhr und abends eine langsam verdauliche Proteinquelle wie Hüttenkäse. Die anabole Wirkung des Trainings hält zwar mindestens 24 Stunden an, nimmt aber mit der Zeit ab [s266]. Bei der Eisenaufnahme gilt es, einige wichtige Zeitfenster zu beachten. Nach intensivem Training sollte man mindestens 6 Stunden warten, bevor man Eisenpräparate einnimmt, da die Hepcidinwerte 3-6 Stunden nach dem Training am höchsten sind [s267]. Um die Aufnahme zu optimieren, sollten eisenreiche Mahlzeiten mit Vitamin C-haltigen Lebensmitteln kombiniert werden. Ein praktisches Beispiel wäre ein Spinatsalat mit Orangenschnitzen zum Mittagessen. Vermeiden Sie die gleichzeitige Aufnahme von Eisen mit calcium-, phosphor-, zink- oder magnesiumhaltigen Lebensmitteln [s267]. Für optimale Trainingsergebnisse ist auch das Timing der Kohlenhydrataufnahme entscheidend. Eine größere kohlenhydratreiche Mahlzeit sollte 3-4 Stunden vor dem Training eingenommen werden [s268]. Für ein Training um 18 Uhr bedeutet das beispielsweise eine Portion Vollkornpasta um 14:30 Uhr. Ein kleiner Snack 1-2 Stunden vor dem Training, wie etwa eine Banane, kann zusätzlich von Vorteil sein. Bei Trainingseinheiten über 60 Minuten empfiehlt sich die Aufnahme von Kohlenhydraten während des Trainings [s268]. Die Flüssigkeitsversorgung verdient besondere Aufmerksamkeit. Etwa 500 ml Flüssigkeit sollten 2-4 Stunden vor der sportlichen Aktivität getrunken werden [s268]. Ein praktischer Tipp ist es, eine Wasserflasche am Arbeitsplatz zu haben und regelmäßig daraus zu trinken. Bei der Kombination verschiedener Supplemente ist Vorsicht geboten. Während Ballaststoffe und Eisen gut zusammen eingenommen werden können, sollten eisenhaltige Präparate nicht gleichzeitig mit calciumhaltigen Vitaminen konsumiert werden [s269]. Eine praktische Lösung wäre, Eisen und Ballaststoffe morgens und calciumhaltige Vitamine abends einzunehmen. Für eine effektive Gewichtskontrolle empfiehlt sich die Verteilung der Nahrungsaufnahme auf drei bis sechs Mahlzeiten über den Tag [s269]. Das Mittagessen sollte dabei aus komplexen Kohlenhydraten und einer guten Proteinquelle bestehen, um dem Nachmittagstief vorzubeugen. Ein Beispiel wäre Quinoa mit Putenbrust und Gemüse. Die Supplementeinnahme lässt sich grundsätzlich in fünf strategische Zeitfenster einteilen: vor dem Training, während des Trainings, nach dem Training, zur Mahlzeit und vor dem Schlafengehen [s270]. Dabei ist zu beachten, dass einige Substanzen gewichtsabhängig dosiert werden müssen, während andere eine standardisierte Dosierung haben. Für die nächtliche Regeneration ist es wichtig, vor dem Schlafengehen eine langsam verdauliche Proteinquelle zu sich zu nehmen [s266]. Dies unterstützt die muskelproteinsynthese während der Nacht. Casein-Protein oder griechischer Joghurt sind hierfür geeignete Optionen. Nach dem Training ist das Timing besonders kritisch. Innerhalb der ersten 1-2 Stunden sollten Kohlenhydrate und Flüssigkeiten aufgenommen werden, um die Glykogenspeicher wieder aufzufüllen [s268]. Ein praktischer Post-Workout-Snack könnte aus einem Proteinshake mit einer Banane bestehen.

Glossar

Glykogenspeicher

Energiedepots in Muskeln und Leber, wo Kohlenhydrate in Form von Glykogen gespeichert werden für schnelle Energiebereitstellung.

Hepcidin

Ein Hormon, das die Eisenaufnahme im Körper reguliert. Es wird in der Leber produziert und spielt eine zentrale Rolle bei der Kontrolle des Eisenstoffwechsels.

5. 1. 2. Mahlzeitenbezogene Einnahme

Die Beziehung zwischen Mahlzeiten und der Einnahme von Nahrungsergänzungsmitteln ist komplex und hat weitreichende Auswirkungen auf deren Wirksamkeit. Ein durchdachtes Timing kann dabei den Unterschied zwischen optimaler und suboptimaler Aufnahme ausmachen. Die Tageszeit der Nahrungsaufnahme spielt eine zentrale Rolle für unseren Stoffwechsel. Das Auslassen des Frühstücks sowie späte Abendmahlzeiten können unabhängige Risikofaktoren für Stoffwechsel- und Herz-Kreislauf-Erkrankungen darstellen [s271]. Ein praktischer Ansatz wäre, das Frühstück nicht später als eine Stunde nach dem Aufstehen einzunehmen und die letzte Mahlzeit mindestens drei Stunden vor dem Schlafengehen zu beenden. Bei der Einnahme von Ballaststoff-Supplementen ist die Beachtung der Flüssigkeitszufuhr essentiell. Die Empfehlung lautet, diese mit mindestens 240 ml Wasser einzunehmen, idealerweise dreimal täglich zu den Mahlzeiten [s272]. Möchte man den appetitzügelnden Effekt nutzen, sollte die Einnahme etwa 30 Minuten vor der Mahlzeit erfolgen. Ein praktisches Beispiel wäre, morgens um 7:30 Uhr die Ballaststoffe mit einem großen Glas Wasser einzunehmen und um 8:00 Uhr zu frühstücken. Besondere Aufmerksamkeit verdient die Einnahme von Hormonen in Bezug auf Mahlzeiten. Während traditionell eine Einnahme auf nüchternen Magen 30-60 Minuten vor dem Essen empfohlen wird, zeigen neuere Studien, dass bei manchen Hormonen auch eine Einnahme während des Frühstücks möglich ist [s273]. Für Risikogruppen wie Schwangere oder Menschen mit bestimmten Vorerkrankungen gilt jedoch weiterhin die klassische Empfehlung. Die bioverfuegbarkeit vieler Supplemente kann durch die gleichzeitige Aufnahme bestimmter Getränke oder Mahlzeiten deutlich gesteigert werden. Saure Getränke können die Aufnahme um bis zu 92% verbessern, während eine fettreiche Mahlzeit die Bioverfügbarkeit mehr als verdoppeln kann [s274]. Ein praktischer Tipp wäre, fettlösliche Vitamine zum Mittagessen mit einer ausgewogenen Mahlzeit einzunehmen, die gesunde Fette enthält. Bei der Eisenaufnahme gilt es, bestimmte Kombinationen zu vermeiden. Eisenhaltige Supplemente sollten nicht zusammen mit Eiern, Kaffee oder Tee eingenommen werden [s275]. Ein optimaler Zeitplan könnte so aussehen: Eisensupplement um 7:00 Uhr, Kaffee erst ab 8:30 Uhr und das Frühstücksei um 9:00 Uhr. Für Menschen mit Gewichtsverlust oder eingeschränkter Nahrungsaufnahme empfiehlt sich ein spezieller

Mahlzeitenrhythmus. Kleine Mahlzeiten alle zwei Stunden können hier die Nährstoffaufnahme optimieren [s276]. Zusätzlich können hochkalorische Nahrungsergänzungsmittel zwischen den Hauptmahlzeiten eingenommen werden, idealerweise 1-3 Mal täglich. Vor sportlichen Aktivitäten sollten Mahlzeiten und Supplemente kohlenhydratreich sein, um Verdauungsprobleme zu vermeiden [s277]. Ein bewährtes Konzept wäre, zwei Stunden vor dem Training eine leichte, kohlenhydratreiche Mahlzeit einzunehmen und 30 Minuten vorher noch einen kleinen Energieriegel zu konsumieren. Die moderne Chrono-Ernährung nutzt zunehmend personalisierte Ansätze, unterstützt durch Technologien wie Sensoren und künstliche Intelligenz [s271]. Diese können helfen, individuelle Einnahmezeitpunkte für Supplemente optimal an den persönlichen Biorhythmus anzupassen. Ein praktisches Beispiel wäre die Nutzung einer App, die basierend auf Aktivitätsdaten und Mahlzeitenprotokollen personalisierte Einnahmeempfehlungen gibt.

Glossar

Biorhythmus

Natürlicher Taktgeber des Körpers, der verschiedene körperliche und psychische Funktionen über den Tag hinweg steuert, wie zum Beispiel Körpertemperatur, Hormonspiegel und Stoffwechselaktivität

Chrono-Ernährung

Ernährungskonzept, das die Nahrungsaufnahme auf die innere Uhr des Körpers abstimmt und dabei berücksichtigt, wann der Körper bestimmte Nährstoffe am besten verwerten kann

5. 1. 3. Aufnahmeverbesserung

Die Aufnahme von Nahrungsergänzungsmitteln und Supplementen lässt sich durch verschiedene Strategien und moderne Technologien deutlich verbessern. Die Wissenschaft hat hier in den letzten Jahren bedeutende Fortschritte gemacht. Innovative Technologien spielen eine zentrale Rolle bei der Verbesserung der Bioverfügbarkeit. Die Nanotechnologie ermöglicht beispielsweise die Entwicklung von nanoskaligen Strukturen, die Nährstoffe effektiver transportieren können [s278]. Ein praktisches Beispiel ist die liposomale Verkapselungstechnologie bei Vitamin C, die dessen Bioverfügbarkeit und Halbwertszeit im Körper signifikant erhöht [s279]. Wenn Sie also die Wahl zwischen verschiedenen Vitamin C-Präparaten haben, greifen Sie vorzugsweise zu liposomalen Formulierungen. Bei der Eisenaufnahme zeigen sich interessante traditionelle und moderne Ansätze. Hemeisen aus tierischen Quellen wird grundsätzlich besser aufgenommen als nicht-hämisches Eisen aus pflanzlichen Quellen. Die Kombination von pflanzlichen Eisenquellen mit Fleisch, Fisch oder Geflügel kann die Eisenaufnahme um das 2- bis 3-fache steigern [s280]. Ein praktischer Tipp für Vegetarier: Verwenden Sie Eisenkochgeschirr - dies kann den Eisengehalt der Speisen nachweislich erhöhen [s280]. Traditionelle Verarbeitungsmethoden können die Nährstoffverfügbarkeit ebenfalls verbessern. Fermentation, Keimung und Einweichen reduzieren Anti-Nährstoffe in Lebensmitteln [s281]. Lassen Sie beispielsweise Hülsenfrüchte über Nacht einweichen und werfen Sie das Einweichwasser weg - dies reduziert störende Anti-Nährstoffe. Während des Keimungsprozesses können spezielle Enzyme die phytinsaeure abbauen und so die Nährstoffverfügbarkeit erhöhen [s281]. Für Sportler in Höhenlagen gelten besondere Empfehlungen. Die Eisensupplementierung sollte bereits 2-3 Wochen vor dem Höhenaufenthalt beginnen und während des gesamten Aufenthalts fortgeführt werden [s282]. Zur Bekämpfung des erhöhten oxidativen Stresses in der Höhe empfiehlt sich der Verzehr antioxidantienreicher Lebensmittel anstelle hochdosierter Antioxidantien-Supplemente [s282]. Die moderne Supplementtechnologie bietet auch bei Fettsäuren neue Möglichkeiten. Durch In-situ Emulsifikation und spezielle Aufnahmeverstärker kann die Bioverfügbarkeit von Fettsäuren auch ohne gleichzeitige Aufnahme einer fetthaltigen Mahlzeit verbessert werden [s283]. Wenn Sie also Omega-3-Supplemente einnehmen, achten Sie auf

Produkte mit entsprechender Technologie. Mikroverkapselung ist eine weitere wichtige Innovation. Sie schützt Nährstoffe vor vorzeitiger Zersetzung und ermöglicht eine kontrollierte Freisetzung während der Verdauung [s278]. Biopolymer-basierte Beschichtungen können zusätzlich die Stabilität der Nährstoffe verbessern [s278]. Bei der Auswahl von Supplementen lohnt es sich daher, auf diese Technologien zu achten. Die Wechselwirkungen zwischen verschiedenen Mineralien sollten ebenfalls berücksichtigt werden. Mineralien mit ähnlichen chemischen Eigenschaften können um gemeinsame Bindungsstellen konkurrieren [s284]. Planen Sie daher die Einnahme verschiedener Mineralsupplemente zeitlich versetzt. Auch die individuelle Physiologie spielt eine wichtige Rolle. Der persönliche Ernährungsstatus und Entwicklungsstand beeinflussen die Nährstoffaufnahme [s284]. Menschen mit höherer Muskelmasse können beispielsweise Vitamin C effizienter aufnehmen [s279]. Flüssige Formulierungen von Vitamin C zeigen dabei generell eine bessere Absorption als Tabletten oder Kapseln [s279]. Synergistische Effekte zwischen verschiedenen Nahrungsbestandteilen können die Absorptionsrate zusätzlich erhöhen [s278]. Kombinieren Sie beispielsweise eisenhaltige Lebensmittel mit Vitamin C-reichen Früchten oder Gemüsen. Die Verwendung moderner Technologien wie feste Dispersionen, Hydrotropie und Sprühtrocknung kann die Löslichkeit und Absorption weiter verbessern [s278].

Glossar

Emulsifikation
Ein physikalisch-chemischer Prozess, bei dem zwei nicht mischbare Flüssigkeiten durch intensive Vermischung in eine stabile Dispersion überführt werden.

Hydrotropie
Ein Lösungsvermittlungsverfahren, bei dem die Wasserlöslichkeit schwer löslicher Substanzen durch Zusatz bestimmter Verbindungen erhöht wird.

Liposom
Künstlich hergestellte Bläschen aus Lipiden, die einen wässrigen Kern umschließen und als Transportvehikel für Wirkstoffe dienen können.

Mikroverkapselung
Ein technisches Verfahren, bei dem kleinste Teilchen oder Tröpfchen mit einer schützenden Hülle umgeben werden, um deren Eigenschaften zu verbessern.

Nanotechnologie
Ein Wissenschaftszweig, der sich mit der Kontrolle von Materie auf atomarer und molekularer Ebene befasst, typischerweise im Bereich von 1 bis 100 Nanometern.

5. 1. 4. Einnahmedauer

Die Einnahmedauer von Nahrungsergänzungsmitteln und Supplementen variiert stark je nach Lebensphase, gesundheitlicher Situation und individuellen Bedürfnissen. Eine wissenschaftlich fundierte Planung der Supplementierungsdauer ist entscheidend für optimale Ergebnisse. Besonders wichtig ist die frühe und kontinuierliche Supplementierung während der Schwangerschaft. Werdende Mütter sollten so früh wie möglich nach der Empfängnis mit der Einnahme von Folsäure und Eisen beginnen [s285]. Für nicht-anämische Schwangere hat sich dabei ein intermittierendes Einnahmeschema bewährt: 120 mg elementares Eisen zusammen mit 2,8 mg Folsäure einmal wöchentlich [s285]. Diese Strategie reduziert potenzielle Nebenwirkungen bei gleichbleibender Wirksamkeit. Bei Säuglingen und Kleinkindern gelten besondere Regeln für die Vitamin D-Supplementierung. Stillkinder benötigen von Geburt an täglich 8,5-10 Mikrogramm Vitamin D [s286]. Ein praktischer Tipp für Eltern ist die Einführung einer festen Routine, beispielsweise die Gabe der Vitamin D-Tropfen immer beim ersten Stillen am Morgen. Bei Säuglingen, die mehr als 500 ml angereicherte Säuglingsnahrung pro Tag erhalten, ist keine zusätzliche Vitamin D-Supplementierung erforderlich [s286]. Für Kinder im Alter von 1-4 Jahren wird eine tägliche Vitamin D-Supplementierung von 10 Mikrogramm empfohlen [s286]. Zusätzlich sollten Kinder in dieser Altersgruppe täglich Vitaminpräparate mit den Vitaminen A und C erhalten [s286]. Ein praktischer Ansatz ist die Einbindung der Supplementierung in die morgendliche Routine, beispielsweise zusammen mit dem Frühstück. Bei der Vitamin D-Supplementierung im Erwachsenenalter ist die Dosierung altersabhängig. Während für die meisten gesunden Erwachsenen 600 IE täglich ausreichen, steigt der Bedarf ab 70 Jahren auf 800 IE [s287]. Um eine Überversorgung zu vermeiden, sollte die tägliche Gesamtaufnahme aus Nahrung und Supplementen 100 Mikrogramm nicht überschreiten [s288]. Ein praktischer Tipp ist die regelmäßige Überprüfung der Vitamin D-Spiegel, besonders bei Risikogruppen wie Menschen mit Magen-Darm-Erkrankungen oder eingeschränkter Mobilität [s287]. Die Supplementierungsdauer sollte regelmäßig überprüft und angepasst werden. Bei diagnostiziertem Vitamin D-Mangel können höhere Dosen erforderlich sein [s288]. Ein bewährter Ansatz ist die vierteljährliche Überprüfung der Supplementierungsstrategie zusammen mit dem behandelnden Arzt. Für eine optimale Wirkung ist die Regelmäßigkeit der Einnahme entscheidend.

Hilfreich kann die Nutzung von Erinnerungsfunktionen auf dem Smartphone oder das Anlegen eines Supplementierungstagebuchs sein. Die Integration in bestehende Tagesroutinen erhöht dabei die compliance erheblich. Die Einnahmedauer sollte auch jahreszeitliche Schwankungen berücksichtigen. Während der sonnenarmen Wintermonate kann beispielsweise eine intensivierte Vitamin D-Supplementierung sinnvoll sein. Ein praktischer Tipp ist die Anpassung der Supplementierungsstrategie an den Jahresrhythmus, beispielsweise mit höheren Dosen von Oktober bis März.

Zusammenfassung - 5. 1. Einnahmeempfehlungen

- Proteinaufnahme sollte alle 3-4 Stunden erfolgen, da die anabole Wirkung des Trainings über 24 Stunden abnimmt
- Eisenpräparate sollten frühestens 6 Stunden nach intensivem Training eingenommen werden, da Hepcidinwerte 3-6 Stunden nach Training am höchsten sind
- Kohlenhydratreiche Mahlzeiten sind 3-4 Stunden vor dem Training optimal, bei Einheiten über 60 Minuten auch während des Trainings
- Eisenhaltige Präparate sollten nicht mit calcium-, phosphor-, zink- oder magnesiumhaltigen Lebensmitteln kombiniert werden
- Die Muskelproteinsynthese während der Nacht wird durch langsam verdauliche Proteinquellen vor dem Schlafengehen unterstützt
- Späte Abendmahlzeiten und ausgelassenes Frühstück sind unabhängige Risikofaktoren für Stoffwechsel- und Herz-Kreislauf-Erkrankungen
- Saure Getränke können die Bioverfügbarkeit von Supplementen um bis zu 92% verbessern
- Moderne Chrono-Ernährung nutzt Sensoren und KI zur Optimierung individueller Einnahmezeitpunkte
- Liposomale Verkapselungstechnologie erhöht signifikant die Bioverfügbarkeit und Halbwertszeit von Vitamin C
- Eisenaufnahme aus pflanzlichen Quellen kann durch Kombination mit tierischen Proteinen um das 2-3-fache gesteigert werden
- Menschen mit höherer Muskelmasse können Vitamin C effizienter aufnehmen
- Für nicht-anämische Schwangere hat sich ein intermittierendes Einnahmeschema von 120mg Eisen mit 2,8mg Folsäure wöchentlich bewährt

5. 2. Bedarfsermittlung

Die präzise Ermittlung des individuellen Bedarfs an Nahrungsergänzungsmitteln stellt eine zentrale Herausforderung dar. Wie lässt sich zuverlässig feststellen, welche Nährstoffe in welcher Menge supplementiert werden sollten? Welche Rolle spielen dabei Faktoren wie Ernährungsgewohnheiten, körperliche Aktivität oder bestehende Gesundheitsprobleme? Die Bedarfsermittlung erfordert einen systematischen Ansatz, der verschiedene Analysemethoden kombiniert. Von der detaillierten Ernährungsanalyse über aussagekräftige Laboruntersuchungen bis hin zur gezielten Symptomerkennung – jeder Baustein liefert wichtige Informationen für eine fundierte Entscheidung. Auch individuelle Lebensstilfaktoren müssen berücksichtigt werden, da sie den Nährstoffbedarf maßgeblich beeinflussen können. Eine sorgfältige Bedarfsermittlung bildet das Fundament für eine sinnvolle und effektive Supplementierung. Die folgenden Abschnitte zeigen auf, wie sich dieser komplexe Prozess in der Praxis systematisch und evidenzbasiert umsetzen lässt.

„Eine fundierte Ernährungsanalyse bildet die Grundlage für eine bedarfsgerechte Supplementierung und ermöglicht es, Nährstoffdefizite gezielt zu identifizieren."

5. 2. 1. Ernährungsanalyse

Eine fundierte Ernährungsanalyse bildet die Grundlage für eine bedarfsgerechte Supplementierung und ermöglicht es, Nährstoffdefizite gezielt zu identifizieren. Der Prozess umfasst verschiedene Komponenten, die ein ganzheitliches Bild des Ernährungsstatus liefern [s289]. Die Datenerhebung beginnt typischerweise mit detaillierten Ernährungsprotokollen. Dabei dokumentieren Personen über mehrere Tage - idealerweise drei bis vier Tage einschließlich eines Wochenendes - ihre komplette Nahrungsaufnahme [s290]. Ein praktischer Ansatz ist die Verwendung von Smartphone-Apps oder Ernährungstagebüchern, in denen Mahlzeiten, Portionsgrößen und Uhrzeiten festgehalten werden. Wichtig ist dabei die möglichst genaue Erfassung, beispielsweise durch das Wiegen von Lebensmitteln oder die Verwendung von Haushaltsmaßen wie "1 gehäufter Esslöffel" oder "1 mittlere Portion". Die erhobenen Daten werden anschließend mit alters- und geschlechtsspezifischen Referenzwerten verglichen [s291]. Moderne Analyseprogramme berechnen dabei automatisch die Zufuhr von Makro- und Mikronährstoffen und gleichen diese mit den Empfehlungen ab. Besonders wichtig ist die Berücksichtigung individueller Faktoren wie Körpergröße, Gewicht, Aktivitätslevel und spezifische Lebenssituationen (z.B. Schwangerschaft oder intensiver Sport) [s292]. Ein häufig unterschätzter Aspekt ist die Erfassung biochemischer Marker durch Blutanalysen. Diese liefern objektive Daten über den Versorgungsstatus bestimmter Nährstoffe [s293]. Beispielsweise kann der Vitamin-D-Spiegel im Blut präzise Auskunft über die Versorgungslage geben, was gerade in sonnenarmen Regionen relevant ist. Auch der Eisenstatus bei Sportlerinnen oder der Vitamin-B12-Status bei Menschen mit pflanzlicher Ernährung sind wichtige Parameter. Die klinische Untersuchung ergänzt die Datenerhebung. Hier werden äußerlich erkennbare Anzeichen von Nährstoffmängeln erfasst, wie beispielsweise brüchige Nägel (möglicher Zinkmangel) oder verstärker Haarausfall (möglicher Eisenmangel) [s289]. Allerdings zeigen sich solche Symptome oft erst bei länger bestehenden Defiziten. Besondere Aufmerksamkeit erfordern spezifische Ernährungsformen. Eine norwegische Studie zeigte beispielsweise, dass Menschen mit veganer Ernährung häufiger zu Nahrungsergänzungsmitteln greifen, insbesondere zu Vitamin B12 und Multivitaminpräparaten [s294]. Dies unterstreicht die Notwendigkeit einer individuellen Betrachtung des Supplementierungsbedarfs. Bei Athleten ist die Ernährungsanalyse besonders komplex, da der erhöhte Energieumsatz und spezifische Trainingsbelastungen berücksichtigt werden müssen. Studien zeigen, dass Sportler zwar meist ausreichend Makronährstoffe aufnehmen, aber häufig Defizite bei Mikronährstoffen wie Vitamin D, E, Magnesium und Kalium aufweisen [s290]. Ein wichtiger praktischer Aspekt ist die Berücksichtigung möglicher Wechselwirkungen zwischen Nahrungsergänzungsmitteln, Medikamenten und Lebensmitteln [s293]. Beispielsweise kann die gleichzeitige Einnahme von Eisen- und Calcium-Supplementen die Aufnahme beider Mineralien beeinträchtigen. Die Ernährungsanalyse sollte regelmäßig wiederholt werden, da sich Ernährungsgewohnheiten und Lebenssituationen ändern können. Empfehlenswert ist eine jährliche Überprüfung, bei Athleten oder Menschen mit spezifischen Ernährungsformen auch häufiger [s289]. Ein häufiges Problem bei der Datenerhebung sind Erinnerungslücken und ungenaue Angaben der Probanden [s291]. Daher ist es wichtig, verschiedene Erhebungsmethoden zu kombinieren und die Ergebnisse kritisch zu interpretieren. Die Verwendung von Ernährungs-Apps mit integrierten Fotofunktionen oder das direkte Protokollieren nach den Mahlzeiten können die Genauigkeit der Erfassung verbessern.

5. 2. 2. Labordiagnostik

Die Labordiagnostik spielt eine zentrale Rolle bei der objektiven Beurteilung des Nährstoffstatus und ermöglicht eine präzise Bedarfsermittlung für Nahrungsergänzungsmittel. Anders als subjektive Einschätzungen liefern Laboranalysen messbare Parameter, die als Grundlage für gezielte Supplementierungsempfehlungen dienen können [s295]. Besonders bei medizinischer Ernährungstherapie ist die Beurteilung des Mikronährstoffstatus durch Labortests unverzichtbar. Dabei ist zu beachten, dass die Interpretation der Werte nicht isoliert erfolgen sollte, da beispielsweise Entzündungsprozesse im Körper die Messwerte im Blut beeinflussen können [s295]. Ein praktisches Beispiel: Bei einem Patienten mit chronischer Darmentzündung können normale Serumwerte vorliegen, obwohl tatsächlich ein Nährstoffmangel besteht. Die Durchführung von Labortests erfolgt nach standardisierten Protokollen. Vor der Blutentnahme sollten Patienten ihren Gesundheitsdienstleister über alle eingenommenen Medikamente und Nahrungsergänzungsmittel informieren, da diese die Testergebnisse beeinflussen können [s296]. Ein häufiger Fehler in der Praxis ist das Verschweigen von Supplementen, was zu Fehlinterpretationen führen kann. Moderne Labordiagnostik umfasst verschiedene Analysemethoden. Neben klassischen Blutuntersuchungen können auch Gewebeproben, Urin und andere Körperflüssigkeiten untersucht werden [s297]. Dies ermöglicht ein umfassenderes Bild des Nährstoffstatus. Beispielsweise kann eine Haaranalyse langfristige Mineralstoffversorgung aufzeigen, während Bluttests eher die aktuelle Situation widerspiegeln. Die Testergebnisse werden meist in Kategorien wie minimal, moderat oder hoch eingestuft [s298]. Diese Einstufung hilft bei der Entwicklung individueller Supplementierungsstrategien. Ein praktisches Beispiel: Bei einem moderaten Vitamin-D-Mangel könnte eine niedrigere Dosierung ausreichen, während bei einem schweren Mangel zunächst eine höhere Dosierung zur Normalisierung der Werte erforderlich ist. Allerdings ist die wissenschaftliche Evidenz für den generellen Nutzen von Nährstofftests bei gesunden Personen begrenzt [s299]. Routine-Screenings werden daher nicht für jeden empfohlen. Der Gesundheitsdienstleister entscheidet individuell, ob Labortests notwendig sind [s296]. Dies gilt besonders für Menschen mit spezifischen Risikofaktoren oder Symptomen eines Nährstoffmangels. Bei der Interpretation der Laborwerte ist ein ganzheitlicher Ansatz wichtig. Die Ergebnisse sollten im Kontext der klinischen Symptome, Ernährungsgewohnheiten und Lebensumstände betrachtet werden [s295]. Ein Beispiel aus der Praxis: Ein leicht erniedrigter Eisenwert bei einer vegetarisch lebenden Sportlerin könnte anders zu bewerten sein als bei einer Person mit ausgewogener Mischkost. Die zeitnahe Analyse und Umsetzung der Testergebnisse ist entscheidend für den klinischen Nutzen [s295]. In manchen Fällen kann es sinnvoll sein, bereits vor Erhalt der Laborergebnisse mit einer grundlegenden Supplementierung zu beginnen, besonders wenn klinische Anzeichen eines Mangels vorliegen. Für chronisch kranke Patienten können spezifische Testpanels zusammengestellt werden, um gezielt Nährstoffe zu identifizieren, deren Supplementierung zur Symptomlinderung beitragen könnte [s298]. Die Auswahl der Tests sollte dabei individuell auf die Erkrankung und Symptomatik abgestimmt sein. Ein wichtiger praktischer Aspekt ist die regelmäßige Überprüfung der Werte bei laufender Supplementierung. Dies ermöglicht die Anpassung der Dosierung und verhindert sowohl Unter- als auch Überversorgung. Beispielsweise sollte bei einer Eisensupplementierung der Ferritinwert regelmäßig kontrolliert werden, um die optimale Dosierung zu gewährleisten.

Glossar

Ferritin

Ein Eisenspeicherprotein, das als wichtiger Marker für die Eisenreserven im Körper dient. Niedrige Werte können auf Eisenmangel hinweisen, während sehr hohe Werte auf Entzündungen oder Eisenüberladung hindeuten können.

Serum

Der flüssige Anteil des Blutes, der nach der Gerinnung und Entfernung der Blutzellen übrig bleibt. Es enthält wichtige Proteine, Hormone und andere Substanzen, die für Laboruntersuchungen genutzt werden.

5. 2. 3. Symptomerkennung

Die frühzeitige Erkennung von Nährstoffmängeln durch systematische Symptomerkennung ist ein wichtiger Baustein der Bedarfsermittlung für Nahrungsergänzungsmittel. Dabei gilt es, sowohl offensichtliche als auch subtile Anzeichen wahrzunehmen und richtig einzuordnen. Besonders aufschlussreich sind erste Warnsignale des Körpers, die häufig unspezifisch erscheinen. Dazu gehören anhaltende Müdigkeit, Schwäche und Schwindel, die beispielsweise auf eine Anämie hinweisen können [s300]. In der Praxis empfiehlt es sich, ein Symptomtagebuch zu führen, in dem auch scheinbar nebensächliche Beschwerden notiert werden. Dies ermöglicht es, Muster zu erkennen und Zusammenhänge herzustellen. Bei der Symptomerkennung ist die Unterscheidung zwischen akuten und chronischen Mangelerscheinungen wichtig. Während akute Mängel oft deutliche Symptome zeigen, entwickeln sich chronische Defizite schleichend und werden häufig erst spät erkannt. Ein Beispiel ist die megaloblastäre Anämie, die durch Vitaminmangel verursacht werden kann und sich zunächst durch subtile neuropsychiatrische Symptome äußert [s301]. Besondere Aufmerksamkeit erfordern Risikogruppen wie Schwangere und Kinder, bei denen Nährstoffmängel schwerwiegende Folgen haben können [s300]. In solchen Fällen ist eine engmaschige Überwachung und frühzeitige Intervention besonders wichtig. Ein praktischer Ansatz ist die regelmäßige Durchführung von Screenings, bei denen gezielt nach typischen Mangelsymptomen gesucht wird. Die Symptomerkennung sollte systematisch erfolgen und verschiedene Körperbereiche einbeziehen. Dabei helfen standardisierte Checklisten, die typische Mangelerscheinungen auflisten. Beispielsweise können Veränderungen an Haut, Haaren und Nägeln wichtige Hinweise geben. Auch die Mundschleimhaut, die Zunge und die Augen können aufschlussreiche Indikatoren sein. Ein wichtiger Aspekt der Symptomerkennung ist die Berücksichtigung von Wechselwirkungen und Überlagerungen. Verschiedene Nährstoffmängel können ähnliche Symptome verursachen, während ein einzelner Mangel sich in unterschiedlichen Erscheinungsformen zeigen kann. Dies macht eine sorgfältige Differentialdiagnostik notwendig. Die Interpretation von Symptomen sollte immer im Kontext der individuellen Situation erfolgen. Faktoren wie Alter, Geschlecht, Lebensstil und bestehende Erkrankungen können die Ausprägung von Mangelsymptomen beeinflussen. Ein praktisches Beispiel: Bei älteren Menschen können

Mangelerscheinungen anders ausgeprägt sein als bei jüngeren Personen. Analog zur Pflanzendiagnostik, wo die Zuverlässigkeit der Symptomerkennung von verschiedenen Umweltfaktoren abhängt [s302], ist auch beim Menschen eine ganzheitliche Betrachtung wichtig. Die Symptome sollten nicht isoliert, sondern im Zusammenhang mit Ernährungsgewohnheiten, Lebensumständen und anderen gesundheitlichen Faktoren analysiert werden. Bei der Dokumentation von Symptomen ist Präzision wichtig. Neben der Art der Beschwerden sollten auch Intensität, Häufigkeit und begleitende Umstände festgehalten werden. Dies erleichtert die spätere Auswertung und Verlaufskontrolle. Ein praktischer Tipp ist die Verwendung von Skalen (z.B. von 1-10) zur Bewertung der Symptomstärke. Die regelmäßige Überprüfung und Anpassung der Symptomerkennung ist essentiell. Was zunächst als unspezifische Beschwerde erscheint, kann sich im Verlauf als wichtiger Hinweis auf einen Nährstoffmangel herausstellen. Daher sollten auch scheinbar unbedeutende Symptome dokumentiert und im Zeitverlauf beobachtet werden.

Glossar

Anämie
Eine Blutarmut, bei der entweder zu wenige rote Blutkörperchen vorhanden sind oder diese zu wenig Hämoglobin enthalten. Dies kann verschiedene Ursachen haben, wie Eisenmangel oder Vitamin-B12-Mangel.

megaloblastäre Anämie
Eine spezielle Form der Blutarmut, die durch vergrößerte, unreife rote Blutkörperchen gekennzeichnet ist. Tritt häufig bei Vitamin-B12- oder Folsäuremangel auf.

neuropsychiatrisch
Bezieht sich auf Störungen, die sowohl das Nervensystem als auch die psychische Gesundheit betreffen. Kann sich in Konzentrationsstörungen, Stimmungsschwankungen oder Gedächtnisproblemen äußern.

5. 2. 4. Lebensstilfaktoren

Lebensstilfaktoren spielen eine entscheidende Rolle bei der Bedarfsermittlung für Nahrungsergänzungsmittel, da sie direkten Einfluss auf den Nährstoffbedarf und die Nährstoffverwertung haben. Die Analyse dieser Faktoren ermöglicht eine präzise Anpassung der Supplementierung an individuelle Bedürfnisse. Das Aktivitätsniveau hat einen signifikanten Einfluss auf den Nährstoffbedarf. Sportlich aktive Menschen haben einen erhöhten Bedarf an bestimmten Nährstoffen, um optimale Leistung und Regeneration zu gewährleisten [s303]. Ein Beispiel aus der Praxis: Ein Ausdauersportler sollte seine Flüssigkeits- und Elektrolytaufnahme sorgfältig planen - vor, während und nach dem Training. Die Empfehlung lautet hier, etwa 500-600 ml Flüssigkeit pro Stunde Training zu sich zu nehmen. Das Alter ist ein weiterer kritischer Faktor. Ältere Menschen haben oft einen erhöhten Nährstoffbedarf bei gleichzeitig reduziertem Kalorienbedarf [s304]. Ein praktischer Ansatz ist hier die Fokussierung auf nährstoffdichte Lebensmittel und gegebenenfalls gezielte Supplementierung. Besonders wichtig ist die ausreichende Proteinzufuhr zur Prävention von Muskelmasseverlust - als Faustregel gilt hier 1,0-1,2 g Protein pro Kilogramm Körpergewicht täglich. Die Lebensphase spielt ebenfalls eine wichtige Rolle. Schwangere und stillende Frauen haben beispielsweise einen erhöhten Bedarf an spezifischen Nährstoffen [s305]. Ein konkretes Beispiel ist die Folsäuresupplementierung: Die empfohlene tägliche Höchstaufnahme liegt bei 1000 μg [s306], wobei die individuelle Dosierung mit dem Gesundheitsdienstleister abgestimmt werden sollte. Chronische Gesundheitszustände und Medikamenteneinnahme können die Nährstoffaufnahme und -verwertung beeinflussen [s304]. Ein praktischer Tipp ist hier die Erstellung eines detaillierten Medikamentenplans, der auch mögliche Wechselwirkungen mit Nahrungsergänzungsmitteln berücksichtigt. Beispielsweise kann die Einnahme bestimmter Medikamente die Vitamin-B12-Aufnahme beeinträchtigen. Die Qualität des Ernährungsumfelds ist ein oft unterschätzter Faktor. Soziale Aspekte wie gemeinsame Mahlzeiten können die Ernährungsqualität positiv beeinflussen [s304]. Ein praktischer Ansatz ist die Planung regelmäßiger gemeinsamer Mahlzeiten mit Familie oder Freunden, was besonders bei älteren Menschen die Nahrungsaufnahme verbessern kann. Die Flüssigkeitsaufnahme verdient besondere Aufmerksamkeit. Mit zunehmendem Alter nimmt das Durstempfinden ab

[s304], weshalb eine bewusste Hydrationsplanung wichtig wird. Ein praktischer Tipp ist das Aufstellen von Wasserflaschen an verschiedenen Orten in der Wohnung als visuelle Erinnerung. Die Bioverfügbarkeit von Nährstoffen wird durch verschiedene diätetische Faktoren beeinflusst [s307]. Ein Beispiel ist die Wechselwirkung zwischen Zink und Kupfer - hohe Zinkdosen können die Kupferaufnahme beeinträchtigen. Dies unterstreicht die Wichtigkeit einer ausgewogenen Supplementierung. Die sportliche Leistungsfähigkeit und Regeneration werden maßgeblich durch die Ernährung beeinflusst [s303]. Wichtig ist hier die zeitliche Abstimmung der Nährstoffzufuhr auf das Training. Ein praktisches Beispiel ist die Proteinaufnahme innerhalb von 30 Minuten nach dem Training zur optimalen Muskelregeneration. Die Entwicklung gesunder Lebensstile erfordert praktische Techniken und kontinuierliche Anpassung [s305]. Ein bewährter Ansatz ist das schrittweise Einführen von Veränderungen, beispielsweise durch wöchentliche kleine Anpassungen der Ernährungsgewohnheiten. Die effektive Kommunikation von Ernährungsempfehlungen ist entscheidend für deren Umsetzung [s308]. Dabei sollte der Fokus auf praktischen, leicht umsetzbaren Ratschlägen liegen, die in den individuellen Alltag integriert werden können.

Zusammenfassung - 5. 2. Bedarfsermittlung

- Eine fundierte Ernährungsanalyse erfordert detaillierte Ernährungsprotokolle über 3-4 Tage inklusive Wochenende
- Biochemische Marker durch Blutanalysen liefern objektive Daten über den Versorgungsstatus
- Veganer greifen laut norwegischer Studie häufiger zu Nahrungsergänzungsmitteln, besonders B12 und Multivitaminen
- Athleten weisen trotz ausreichender Makronährstoffe oft Defizite bei Vitamin D, E, Magnesium und Kalium auf
- Entzündungsprozesse im Körper können Messwerte im Blut beeinflussen und zu Fehlinterpretationen führen
- Haaranalysen zeigen die langfristige Mineralstoffversorgung, während Bluttests die aktuelle Situation widerspiegeln
- Die megaloblastäre Anämie äußert sich zunächst durch subtile neuropsychiatrische Symptome
- Verschiedene Nährstoffmängel können ähnliche Symptome verursachen, während ein einzelner Mangel unterschiedliche Erscheinungsformen zeigen kann
- Ältere Menschen haben oft einen erhöhten Nährstoffbedarf bei gleichzeitig reduziertem Kalorienbedarf
- Die Bioverfügbarkeit von Nährstoffen wird durch Wechselwirkungen beeinflusst - hohe Zinkdosen können die Kupferaufnahme beeinträchtigen

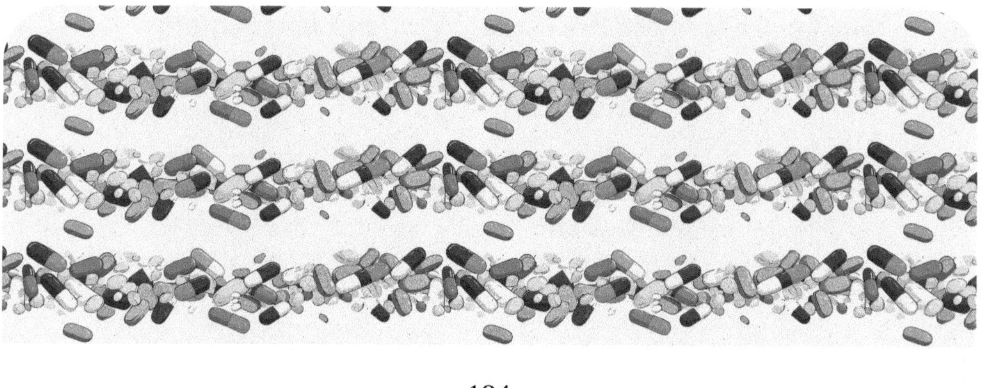

5. 3. Supplementierungsstrategien

Die Frage nach der richtigen Supplementierungsstrategie beschäftigt sowohl Wissenschaftler als auch Verbraucher seit Jahren. Wann ist der optimale Zeitpunkt für die Einnahme bestimmter Nährstoffe? Welche Kombinationen sind sinnvoll und welche sollten vermieden werden? Wie lässt sich eine Supplementierung in den Alltag integrieren, ohne dabei wichtige Wechselwirkungen zu übersehen? Die Forschung zeigt, dass die Wirksamkeit von Nahrungsergänzungsmitteln maßgeblich von der Art und Weise ihrer Einnahme abhängt. Dabei spielen nicht nur die Dosierung, sondern auch zeitliche Aspekte und individuelle Faktoren eine entscheidende Rolle. Von der einfachen Basis-Supplementierung bis hin zur hochspezialisierten periodischen Einnahme - die Möglichkeiten sind vielfältig und müssen sorgfältig auf die persönlichen Bedürfnisse abgestimmt werden. Die folgenden Abschnitte beleuchten evidenzbasierte Strategien zur optimalen Supplementierung und liefern konkrete Handlungsempfehlungen für verschiedene Lebenssituationen.

„Kreatin sollte täglich eingenommen werden, unabhängig von Trainingstagen, um den Muskelkreatinspeicher konstant aufgefüllt zu halten.“

5. 3. 1. Basis-Supplementierung

Eine durchdachte Basis-Supplementierung kann eine wichtige Rolle in der Optimierung der Nährstoffversorgung spielen, besonders wenn bestimmte Ernährungsformen oder Lebenssituationen eine ausreichende Versorgung über die normale Ernährung erschweren [s309]. Die Grundlage bildet dabei das Verständnis, welche Nährstoffe unter welchen Umständen supplementiert werden sollten. Aktuelle Studien zeigen, dass fast die Hälfte der Bevölkerung regelmäßig Nahrungsergänzungsmittel verwendet, wobei Multivitamine und Mineralstoffe zu den am häufigsten konsumierten Supplementen gehören [s310]. Besonders bei einer veganen Ernährung ist eine gezielte Supplementierung bestimmter Nährstoffe oft unerlässlich. Vitamin B12 beispielsweise muss in einer rein pflanzlichen Ernährung zwingend supplementiert werden, da es in pflanzlichen Lebensmitteln praktisch nicht vorkommt [s309]. Ein weiterer kritischer Nährstoff ist Vitamin D, dessen Supplementierung besonders in den sonnenarmen Monaten von Oktober bis März empfehlenswert ist. Die Einnahme sollte idealerweise zur fetthaltigen Hauptmahlzeit erfolgen, da Vitamin D fettlöslich ist und so besser vom Körper aufgenommen werden kann [s309]. Eine praktische Empfehlung ist hier, das Supplement zum Mittagessen einzunehmen, wenn meist eine ausgewogene Mahlzeit mit ausreichend Fetten konsumiert wird. Für Sportler haben sich spezifische Supplementierungsstrategien als besonders effektiv erwiesen. Wissenschaftliche Untersuchungen belegen, dass beispielsweise Kreatin und verzweigtkettige Aminosäuren positive Effekte auf Kraft und Ausdauer haben können [s311]. Dabei ist die timing-abhängige Einnahme oft entscheidend - Kreatin sollte beispielsweise täglich eingenommen werden, unabhängig von Trainingstagen, um den Muskelkreatinspeicher konstant aufgefüllt zu halten. Die Mineralstoffversorgung verdient besondere Aufmerksamkeit, insbesondere bei Menschen mit erhöhtem Bedarf. Eisen beispielsweise ist besonders für Frauen im gebärfähigen Alter und Ausdauersportler relevant. Bei der Eisensupplementierung ist zu beachten, dass die Aufnahme durch Vitamin C verbessert und durch Kaffee oder Tee gehemmt wird [s309]. Eine praktische Umsetzung wäre, das Eisensupplement morgens auf nüchternen Magen zusammen mit einem Glas Orangensaft einzunehmen und mindestens 30 Minuten vor dem ersten Kaffee zu warten. Omega-3-Fettsäuren sind ein weiterer wichtiger Bestandteil der Basis-Supplementierung, besonders für Menschen, die wenig fetten Seefisch essen. Pflanzliche Quellen wie Leinsamenöl, Chiasamen oder Walnüsse enthalten zwar Alpha-Linolensäure, die Umwandlung in die biologisch aktiven Formen epa und dha ist jedoch begrenzt [s309]. Eine praktische Lösung kann hier die Einnahme von Algenöl-Supplementen sein, die direkt EPA und DHA enthalten. Die Supplementierung sollte jedoch nie willkürlich erfolgen, sondern auf Basis individueller Bedürfnisse und idealerweise nach Rücksprache mit medizinischem Fachpersonal. Studien zeigen, dass mangelnde Ernährungskompetenz oft zu einer falschen Verwendung von Supplementen führt [s310]. Ein systematischer Ansatz wäre, zunächst eine Blutuntersuchung durchführen zu lassen, um tatsächliche Defizite zu identifizieren.

Für Leistungssportler haben sich bestimmte Supplemente als besonders effektiv erwiesen. Koffein beispielsweise kann die körperliche Leistung und Agilität nachweislich verbessern [s311]. Die optimale Dosierung liegt dabei bei 3-6 mg pro Kilogramm Körpergewicht, eingenommen etwa 60 Minuten vor der sportlichen Aktivität. Eine erfolgreiche Basis-Supplementierung erfordert Kontinuität und regelmäßige Überprüfung. Es empfiehlt sich, ein Supplementierungs-Tagebuch zu führen und die Einnahme in die tägliche Routine zu integrieren. Praktisch kann dies bedeuten, die Supplemente zusammen mit den Mahlzeiten einzunehmen oder einen Wochendispenser zu verwenden, um die regelmäßige Einnahme sicherzustellen.

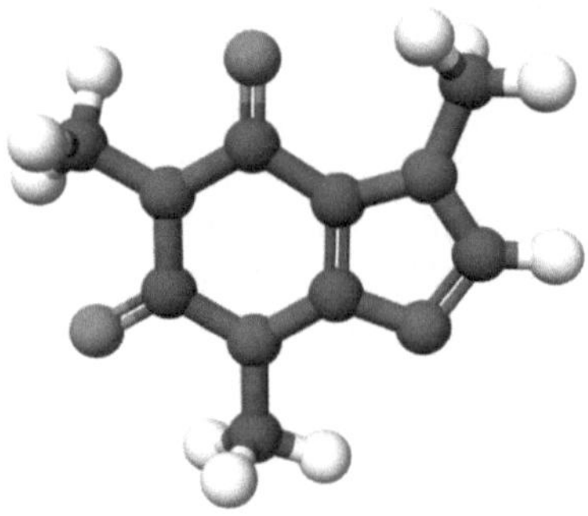

Koffein [i56]

5. 3. 2. Gezielte Ergänzung

Die gezielte Ergänzung von Nährstoffen basiert zunehmend auf personalisierten, wissenschaftlich fundierten Ansätzen. Moderne Diagnostik, insbesondere biomarker-gesteuerte Verfahren, ermöglicht eine präzise Identifikation individueller Nährstoffbedürfnisse [s312]. Diese maßgeschneiderte Herangehensweise reduziert nicht nur Risiken durch Überversorgung, sondern optimiert auch die Wirksamkeit der Supplementierung. Besonders deutlich wird die Bedeutung gezielter Ergänzung bei spezifischen Bevölkerungsgruppen oder Krankheitsbildern. Bei pädiatrischen Krebspatienten beispielsweise ist eine systematische Nährstoffergänzung oft unerlässlich, da Mangelernährung mit schlechteren Behandlungsergebnissen korreliert [s313]. Hier hat sich die gezielte Supplementierung von Calcium zur Prävention von Osteopenie bewährt, besonders in Kombination mit Vitamin D. Auch Magnesium spielt eine zentrale Rolle bei enzymatischen Prozessen, und seine Ergänzung kann bei Krebspatienten mit häufig auftretender Hypomagnesämie notwendig sein. Die WHO unterstützt gezielte Supplementierungsprogramme, insbesondere in Regionen mit verbreiteten Mikronährstoffdefiziten [s314]. Ein Beispiel ist die systematische Eisen- und Folsäureergänzung bei Schwangeren. Studien zeigen dabei, dass die Supplementierung mit mehreren Mikronährstoffen oft bessere Ergebnisse erzielt als die isolierte Gabe einzelner Nährstoffe [s315]. Moderne Technologien revolutionieren den Ansatz der gezielten Ergänzung. Die Integration von künstlicher Intelligenz zur Analyse von Biomarkern ermöglicht eine noch präzisere Interpretation der individuellen Stoffwechselsituation [s312]. Diese umfasst genomische, proteomische, metabolomische und immunologische Indikatoren, die zusammen ein detailliertes Bild der persönlichen Nährstoffbedürfnisse zeichnen. Bei der praktischen Umsetzung einer gezielten Supplementierung sollte beachtet werden, dass Standard-Multivitamin-/Mineralprodukte oft nicht alle Nährstoffe in optimaler Dosierung enthalten [s316]. Calcium, Magnesium, Kalium und Phosphor sind häufig unterdosiert, was eine sorgfältige Auswahl oder Kombination verschiedener Präparate erforderlich macht. Besondere Aufmerksamkeit verdient die gezielte Ergänzung bei Menschen mit chronischen Erkrankungen. Bei HIV-Patienten beispielsweise ist ein Mikronährstoffmangel häufig anzutreffen, besonders in ressourcenarmen Regionen [s317]. Hier sollte die Supplementierung auf Basis spezifischer

Mangelzustände erfolgen und regelmäßig überprüft werden. Forschungsergebnisse deuten darauf hin, dass eine gezielte Nährstoffergänzung auch präventive Wirkungen haben kann. Studien mit einer spezifischen Kombination aus Antioxidantien, Arginin, B-Vitaminen und Fischöl zeigen vielversprechende Effekte auf die Gehirnalterung [s318]. Dies unterstreicht die Bedeutung einer wissenschaftlich fundierten Auswahl und Kombination von Supplementen. Ein praktischer Ansatz für die Umsetzung einer gezielten Supplementierung könnte wie folgt aussehen: 1. Durchführung einer umfassenden Biomarker-Analyse 2. Erstellung eines personalisierten Supplementierungsplans 3. Regelmäßige Überprüfung der Werte und Anpassung der Dosierungen 4. Dokumentation von Veränderungen und Nebenwirkungen 5. Integration der Supplementierung in den Tagesablauf unter Berücksichtigung von Wechselwirkungen Die Zukunft der gezielten Ergänzung liegt in der weiteren Entwicklung präzisionsmedizinischer Ansätze und der Nutzung moderner Technologien zur noch genaueren Bestimmung individueller Nährstoffbedürfnisse. Dabei bleiben jedoch noch wichtige Forschungsfragen offen, insbesondere hinsichtlich der optimalen Dosierung und Kombination verschiedener Nährstoffe für spezifische Gesundheitszustände [s315].

5. 3. 3. Periodische Einnahme

Die periodische Einnahme von Nahrungsergänzungsmitteln folgt wissenschaftlich fundierten Zeitmustern, die die Wirksamkeit der Supplemente optimieren können. Dabei spielen sowohl tägliche als auch wöchentliche oder saisonale Zyklen eine wichtige Rolle für den Erfolg der Supplementierungsstrategie. Für Sportler ist die timing-abhängige Supplementierung besonders relevant. Die Forschung zeigt, dass die optimale Einnahmezeit für leistungssteigernde Supplemente zwischen 60 und 180 Minuten vor dem Training oder Wettkampf liegt [s319]. Ein praktisches Beispiel: Ein Athlet, der um 18 Uhr trainiert, sollte seine Supplementierung zwischen 15 und 17 Uhr einplanen, idealerweise in Verbindung mit einer kohlenhydratreichen Mahlzeit. Mehrtägige Supplementierungsprotokolle haben sich als effektive Strategie erwiesen. Diese erstrecken sich typischerweise über 3-7 Tage, wobei die Tagesdosis von 0,4-0,5 g/kg Körpergewicht auf mehrere Einnahmen verteilt wird [s320]. Ein 70 kg schwerer Athlet würde demnach 28-35 g des Supplements pro Tag zu sich nehmen, aufgeteilt in 3-4 Portionen zu den Hauptmahlzeiten. Die Mahlzeitenfrequenz spielt eine entscheidende Rolle bei der Supplementierung. Während beim Abnehmen 2-3 Mahlzeiten ausreichend sind, empfehlen sich beim Muskelaufbau 3-4 Mahlzeiten [s321]. Diese Frequenz ermöglicht eine gleichmäßigere Nährstoffversorgung über den Tag. Ein praktischer Ansatz wäre, die Supplementierung in den normalen Mahlzeitenrhythmus zu integrieren, beispielsweise um 7 Uhr, 13 Uhr und 19 Uhr. Langfristige Supplementierungsstrategien können die Trainingsanpassungen verbessern [s319]. Dies zeigt sich in erhöhter Ermüdungsresistenz und gesteigerter Leistungsfähigkeit. Um Nebenwirkungen zu minimieren, empfiehlt sich die Einnahme kleinerer Dosen (0,2-0,3 g/kg) in Verbindung mit einer kohlenhydratreichen Mahlzeit [s320]. Magensaftresistente Kapseln können dabei die Verträglichkeit zusätzlich verbessern. Die Protein-Supplementierung zeigt unterschiedliche Wirksamkeit je nach Trainingszustand. Untrainierte Personen profitieren stärker von der Supplementierung als trainierte Athleten, besonders nach konzentrischen Übungen [s322]. Die Einnahme kann die maximale Kraft erhalten und die Kreatinkinase-Konzentration nach dem Training senken, auch wenn sie Muskelkater nicht direkt reduziert. Radfahrer können ihre Supplementierungsstrategie individuell anpassen [s323]. Ein Beispiel wäre die Einnahme von Elektrolyten während längerer Ausfahrten, wobei die

Dosis an Intensität und Dauer der Belastung angepasst wird. Die Supplementierung sollte dabei in den Trainingsplan integriert werden und sich an den spezifischen Anforderungen des Sports orientieren. Ein praktischer Tipp für die Umsetzung ist die Verwendung eines digitalen Kalenders oder einer App zur Planung der Supplementierung. Dies hilft, die Einnahmezeiten einzuhalten und dokumentiert gleichzeitig die Supplementierungshistorie. Zusätzlich empfiehlt sich die Vorbereitung von Portionen für mehrere Tage, beispielsweise in einem Pillendispenser, um die regelmäßige Einnahme zu erleichtern. Die periodische Einnahme sollte regelmäßig überprüft und bei Bedarf angepasst werden. Faktoren wie Trainingsphase, Wettkampfkalender und individuelle Verträglichkeit sollten dabei berücksichtigt werden. Eine quartalsweise Überprüfung der Supplementierungsstrategie in Abstimmung mit einem Ernährungsberater oder Sportmediziner kann dabei helfen, die Effektivität zu optimieren.

Glossar

Kreatinkinase

Ein Enzym, das im Muskelgewebe vorkommt und bei Muskelschäden ins Blut freigesetzt wird. Erhöhte Werte können auf Muskelschäden oder intensive körperliche Belastung hinweisen.

5. 3. 4. Anpassung an Lebensphasen

Die Anpassung der Supplementierung an verschiedene Lebensphasen ist von entscheidender Bedeutung, da sich die Nährstoffbedürfnisse im Laufe des Lebens kontinuierlich verändern [s324]. Diese Veränderungen werden durch verschiedene physiologische Faktoren wie Alter, Geschlecht, Wachstum und besondere Lebenssituationen wie Schwangerschaft oder Stillzeit beeinflusst. In der frühen Kindheit ist eine ausgewogene Nährstoffversorgung besonders wichtig für das Wachstum und die Entwicklung. Studien zeigen, dass Säuglinge im Alter von 6 bis 23 Monaten von einer gezielten Eisensupplementierung profitieren können, die nachweislich die Hämoglobinwerte verbessert und das Risiko von anaemie reduziert [s325]. Ein praktischer Ansatz ist hier die Anreicherung von Beikost oder die Verwendung von Mikronährstoffpulvern, die einfach in die tägliche Ernährung integriert werden können.

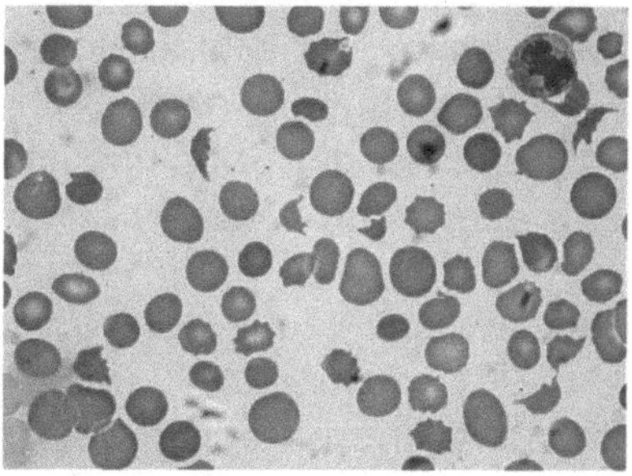

Anämie [i57]

Während der Adoleszenz steigt der Nährstoffbedarf deutlich an, wobei männliche Jugendliche einen höheren Bedarf aufweisen als weibliche [s324]. In dieser Phase ist besonders auf eine ausreichende Eisenversorgung zu achten, da Studien belegen, dass eine gezielte Supplementierung das Anämierisiko effektiv senken kann [s325]. Ein praktischer Tipp ist die Einnahme von Eisenpräparaten zusammen mit Vitamin C-reichen Lebensmitteln, um die Absorption zu optimieren. Für Erwachsene im mittleren Lebensalter ist eine präventive Supplementierung oft sinnvoll, besonders in der peri- und postmenopausalen Phase bei Frauen. Hier sollte der Fokus auf einer ausreichenden Versorgung mit Calcium und Vitamin D liegen [s326]. Eine praktische Umsetzung wäre die Einnahme dieser Supplemente zum Frühstück, kombiniert mit einer calciumreichen Mahlzeit. Mit zunehmendem Alter verändert sich der Nährstoffbedarf erneut signifikant. Ältere Erwachsene benötigen oft mehr Nährstoffe bei gleichzeitig reduziertem Kalorienbedarf [s327]. Besonders kritisch ist die Vitamin B12-Versorgung, da die Aufnahmefähigkeit im Alter abnimmt. Experten empfehlen für Menschen über 50 Jahre eine tägliche

B12-Supplementierung von 100 bis 400 μg [s328]. Ein praktischer Ansatz ist die Verwendung von sublingualen B12-Präparaten, die direkt über die Mundschleimhaut aufgenommen werden. Für Senioren wird eine tägliche Multivitamin-/Mineralstoffergänzung empfohlen, die 100% der Tagesreferenzwerte enthält [s328]. Dabei sollte besonders auf eine ausreichende Calciumzufuhr von 1.200 mg täglich geachtet werden, um den altersbedingten Knochenverlust zu minimieren. Eine praktische Empfehlung ist die Aufteilung der Calciumdosis auf zwei Einnahmen pro Tag, da der Körper nicht mehr als 500-600 mg auf einmal optimal verwerten kann. Die Flüssigkeitsversorgung verdient im Alter besondere Aufmerksamkeit, da das Durstempfinden nachlässt [s327]. Eine praktische Lösung ist das Aufstellen von Wasserflaschen an verschiedenen Orten in der Wohnung als visuelle Erinnerung ans Trinken.

Für eine erfolgreiche lebensphasenorientierte Supplementierung ist die regelmäßige Überprüfung und Anpassung der Strategie essentiell [s329]. Ein systematischer Ansatz umfasst:
- Regelmäßige Kontrolle der Blutwerte
- Anpassung der Supplementierung an veränderte Lebensumstände
- Berücksichtigung von Wechselwirkungen mit Medikamenten
- Integration der Supplementierung in die tägliche Routine
- Dokumentation von Veränderungen und Nebenwirkungen

Die Unterstützung durch Gesundheitsfachkräfte, Familie und soziales Umfeld spielt dabei eine wichtige Rolle [s327]. Ein individualisierter Supplementierungsplan sollte dabei immer die persönlichen Vorlieben, das Budget und kulturelle Traditionen berücksichtigen.

Hämoglobin

Ein eisenhaltiges Protein in den roten Blutkörperchen, das für den Sauerstofftransport im Körper verantwortlich ist

sublingual

Bezeichnet die Verabreichung von Wirkstoffen unter der Zunge, wo sie direkt über die Schleimhaut ins Blut aufgenommen werden

Zusammenfassung - 5. 3. Supplementierungsstrategien

- Fast die Hälfte der Bevölkerung verwendet regelmäßig Nahrungsergänzungsmittel, besonders Multivitamine und Mineralstoffe
- Die Eisenaufnahme wird durch Vitamin C verbessert und durch Kaffee oder Tee gehemmt
- Die optimale Koffein-Dosierung für Leistungssportler liegt bei 3-6 mg pro Kilogramm Körpergewicht, 60 Minuten vor der Aktivität
- Biomarker-gesteuerte Verfahren ermöglichen eine präzise Identifikation individueller Nährstoffbedürfnisse
- Bei pädiatrischen Krebspatienten korreliert Mangelernährung mit schlechteren Behandlungsergebnissen
- Die Supplementierung mit mehreren Mikronährstoffen erzielt oft bessere Ergebnisse als die isolierte Gabe einzelner Nährstoffe
- Calcium, Magnesium, Kalium und Phosphor sind in Standard-Multivitamin-Produkten häufig unterdosiert
- Die optimale Einnahmezeit für leistungssteigernde Supplemente liegt zwischen 60 und 180 Minuten vor dem Training
- Mehrtägige Supplementierungsprotokolle erstrecken sich über 3-7 Tage mit 0,4-0,5 g/kg Körpergewicht pro Tag
- Untrainierte Personen profitieren stärker von Protein-Supplementierung als trainierte Athleten
- Säuglinge im Alter von 6 bis 23 Monaten können von gezielter Eisensupplementierung profitieren
- Für Menschen über 50 Jahre wird eine tägliche B12-Supplementierung von 100 bis 400 μg empfohlen
- Der Körper kann nicht mehr als 500-600 mg Calcium auf einmal optimal verwerten

Rückblick - 5. Praktische Anwendung

- Die Bioverfügbarkeit von Supplementen kann durch saure Getränke um bis zu 92% verbessert werden
- Eisenpräparate sollten mindestens 6 Stunden nach intensivem Training eingenommen werden aufgrund erhöhter Hepcidinwerte
- Liposomale Verkapselungstechnologie erhöht signifikant die Bioverfügbarkeit und Halbwertszeit von Vitamin C
- Die anabole Wirkung des Trainings hält mindestens 24 Stunden an, nimmt aber mit der Zeit ab
- Eisenhaltige Supplemente sollten nicht gleichzeitig mit calciumhaltigen Vitaminen konsumiert werden
- Moderne Biomarker-gesteuerte Verfahren ermöglichen eine präzise Identifikation individueller Nährstoffbedürfnisse
- Die optimale Einnahmezeit für leistungssteigernde Supplemente liegt zwischen 60 und 180 Minuten vor dem Training
- Mehrtägige Supplementierungsprotokolle erstrecken sich typischerweise über 3-7 Tage mit 0,4-0,5 g/kg Körpergewicht pro Tag
- Untrainierte Personen profitieren stärker von Protein-Supplementierung als trainierte Athleten
- Für Menschen über 50 Jahre wird eine tägliche B12-Supplementierung von 100 bis 400 μg empfohlen
- Die Eisenaufnahme wird durch Kaffee oder Tee gehemmt und durch Vitamin C verbessert
- Nanotechnologie ermöglicht die Entwicklung von nanoskaligen Strukturen für effektiveren Nährstofftransport
- Mikroverkapselung schützt Nährstoffe vor vorzeitiger Zersetzung und ermöglicht kontrollierte Freisetzung

Kostenlose Zusatzangebote in Planung

Wir freuen uns, Ihnen künftig ergänzende kostenlose Materialien zu diesem Buch anbieten zu können:

- Ein exklusives Bonuskapitel mit zusätzlichen Inhalten
- Eine kompakte Zusammenfassung des gesamten Buches im PDF-Format

Die Veröffentlichung dieser Materialien ist für Januar 2025 geplant.
Besuchen Sie gerne schon heute unsere Website. Sobald unser Newsletter-Service startet (voraussichtlich Januar 2025), können Sie sich dort für Updates registrieren und verpassen keine Neuigkeiten zu den kostenlosen Zusatzangeboten.

SaageBooks.com/de/nahrungsergaenzungsmittel-bonus-PJLWCF

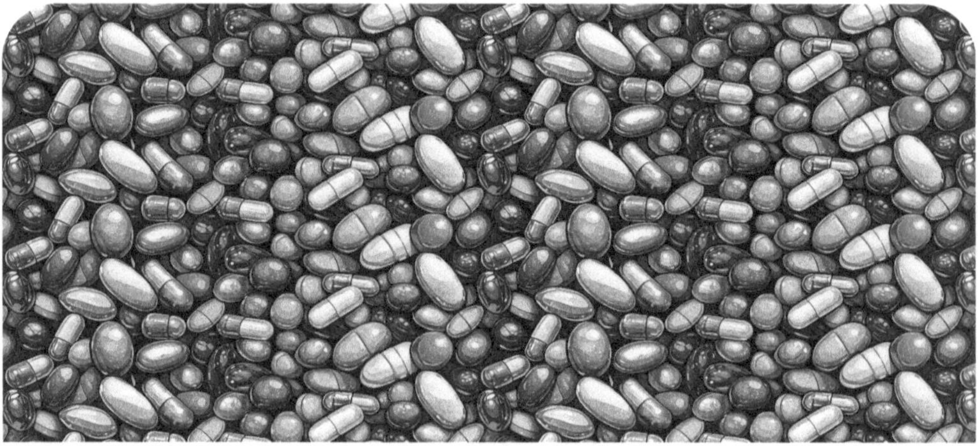

Liebe Leserinnen, liebe Leser,

Ich fühle mich sehr geehrt, dass Sie sich die Zeit genommen haben, mein Buch von Anfang bis Ende zu lesen. Als Autor ist es mein größter Wunsch, Ihnen wertvolle Erkenntnisse und praktische Hilfestellungen mit auf den Weg zu geben. Ihr Vertrauen in meine Arbeit bedeutet mir sehr viel. Ich hoffe, die Lektüre war für Sie bereichernd. Sollten Sie Fragen oder Anregungen haben, können Sie mich gerne über unsere Website kontaktieren.

Wenn Ihnen dieses Buch gefallen hat, würde ich mich sehr über eine ehrliche Rezension freuen. Ihre Meinung ist mir wichtig und hilft anderen Lesern bei ihrer Entscheidung. Sie können Ihre ehrliche Bewertung ganz einfach auf der Verkaufsplattform hinterlassen, über die Sie das Buch erworben haben.
Vielen Dank für Ihre Unterstützung!

Artemis Saage

Saage Media GmbH

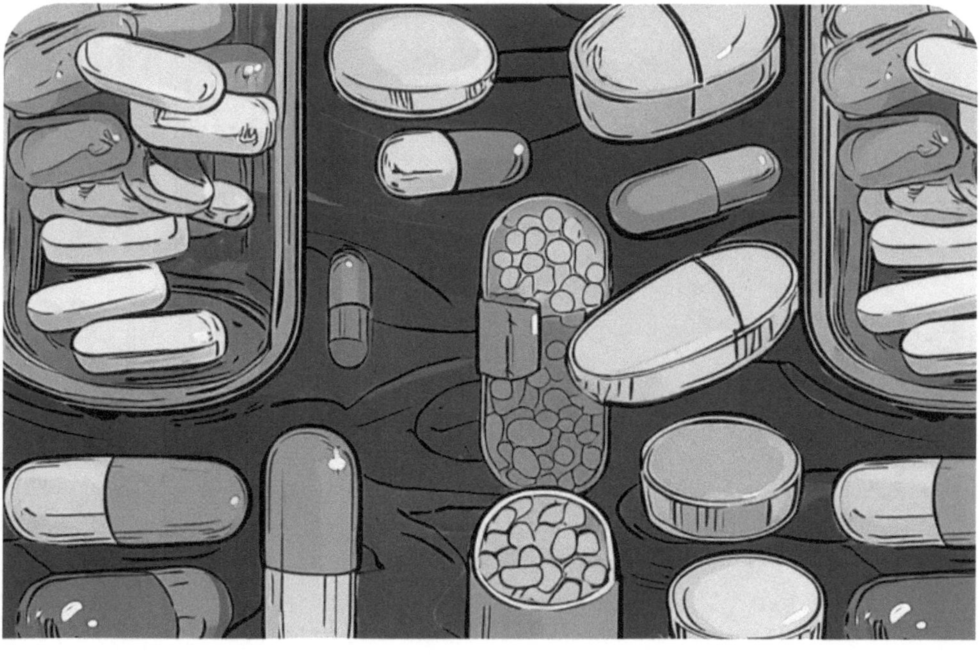

SaageBooks.com/de

Entdecken Sie mehr! Auf unserer Verlagswebsite erwartet Sie eine vielfältige Auswahl an weiteren Büchern und spannenden Publikationen. Neben kostenlosen Inhalten und exklusiven Bonusmaterialien finden Sie dort auch vertiefende Informationen zu unseren Werken. Stöbern Sie durch unser umfangreiches digitales Angebot und lassen Sie sich von zusätzlichen Leseerlebnissen inspirieren. Als besonderen Service bieten wir Ihnen sowohl kostenfreie als auch kostenpflichtige Inhalte an, die Ihr Leseerlebnis perfekt ergänzen.

SaageBooks.com/de

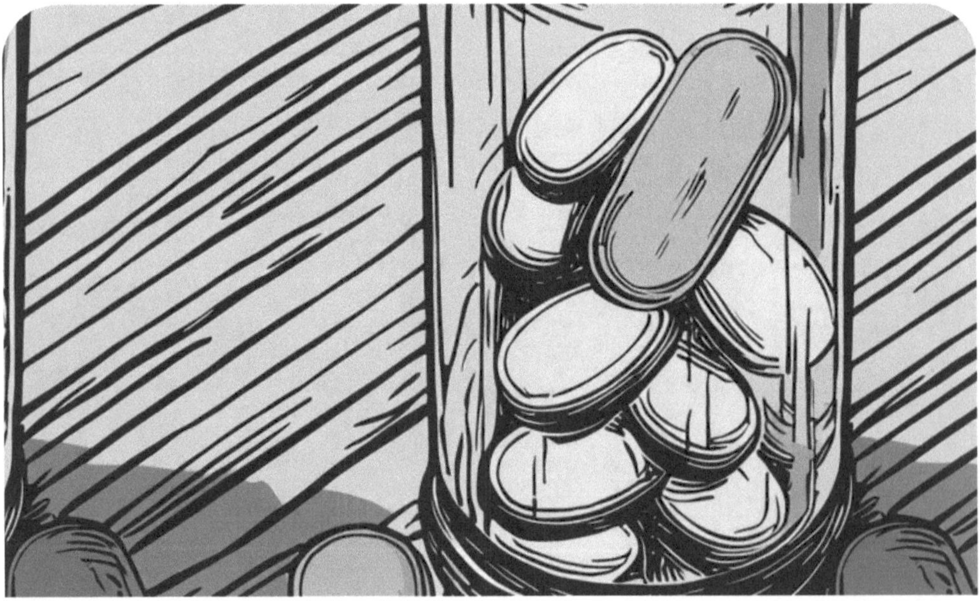

Quellen

Mein aufrichtiger Dank gilt allen Autorinnen und Autoren der zitierten wissenschaftlichen und nicht-wissenschaftlichen Quellen, den Betreibern der referenzierten Internetseiten sowie den Urheberinnen und Urhebern der verwendeten Bilder, Grafiken und Studien, deren wertvolle Arbeiten wesentlich zur Entstehung dieses Buches beigetragen haben.
Für weitere Informationen empfehle ich Ihnen, die verlinkten Quellen-Websites zu besuchen.

Alle Quellen wurden zuletzt aufgerufen am: 2025-01-03

[s1] - https://medlineplus.gov/ency/article/002399.htm
Titel: Vitamins **von:** National Library of Medicine
Erscheinungsdatum: 01192023 **Webseite:** MedlinePlus
Publisher: A.D.A.M., Inc.

[s2] - https://lpi.oregonstate.edu/mic/vitamins/vitamin-C
Titel: Vitamin C **von:** Oregon State University
Webseite: Linus Pauling Institute

[s3] - https://nutritionsource.hsph.harvard.edu/vitamin-c/
Titel: Vitamin C **von:** Harvard T.H. Chan School of Public Health
Erscheinungsdatum: March 2023 **Webseite:** The Nutrition Source

[s4] - https://nutritionsource.hsph.harvard.edu/biotin-vitamin-b7/
Titel: Biotin Vitamin B7 **von:** Harvard University
Erscheinungsdatum: March 2023 **Webseite:** The Nutrition Source

[s5] - https://pubmed.ncbi.nlm.nih.gov/22742602/
Autor: Daphna K Dror, Lindsay H Allen **Titel:** Interventions with vitamins B6, B12 and C in pregnancy
von: USDA, ARS Western Human Nutrition Research Center **Erscheinungsdatum:** 2012-07
Webseite: PubMed **Publisher:** Blackwell Publishing Ltd.

[s6] - https://pubmed.ncbi.nlm.nih.gov/36839219/
Autor: Karolina Kędzierska-Kapuza, Urszula Szczuko, Hanna Stolinska, Dimitra Rafailia Bakaloudi, Waldemar Wierzba, Malgorzata Szczuko **Titel:** Demand for Water-Soluble Vitamins in a Group of Patients with CKD versus Interventions and Supplementation-A Systematic Review
von: State Medical Institute of the Ministry of Interior and Administration in Warsaw, Center of Postgraduate Medical Education in Warsaw, Pomeranian Medical University in Szczecin, Gen eral Hospital of Thessaloniki G. Papageorgiou, University of Washington **Erscheinungsdatum:** 2023-02-08
Webseite: Nutrients

[s7] - https://medlineplus.gov/ency/article/002399.htm
Titel: Vitamins **von:** National Library of Medicine
Erscheinungsdatum: 01192023 **Webseite:** MedlinePlus
Publisher: A.D.A.M., Inc.

[s8] - https://www.fao.org/4/ab470e/ab470e05.htm
Titel: Essential Nutrients - Vitamins **von:** FAO
Webseite: FAO

[s9] - https://open.oregonstate.education/animalnutrition/chapter/chapter-13/
Autor: Gita Cherian **Titel:** A Guide to the Principles of Animal Nutrition
Erscheinungsdatum: 2019 **Webseite:** Oregon State University

[s10] - https://www.britannica.com/science/vitamin
Titel: Vitamin | Definition, Types, Facts **von:** Encyclopaedia Britannica, Inc.
Webseite: Britannica

[s11] - https://lpi.oregonstate.edu/mic/life-stages/children
Titel: Micronutrient Requirements of Children Ages 4 to 13 Years **von:** Oregon State University
Webseite: Linus Pauling Institute

[s12] - https://nutritionsource.hsph.harvard.edu/vitamins/
Titel: Vitamins and Minerals **von:** Harvard University
Erscheinungsdatum: March 2023 **Webseite:** The Nutrition Source

[s13] - https://medlineplus.gov/definitions/mineralsdefinitions.html
Titel: Definitions of Health Terms: Minerals **von:** National Library of Medicine
Erscheinungsdatum: March 2, 2022 **Webseite:** MedlinePlus
Publisher: U.S. Department of Health and Human Services

[s14] - https://lpi.oregonstate.edu/mic/life-stages/children
Titel: Micronutrient Requirements of Children Ages 4 to 13 Years **von:** Oregon State University
Webseite: Linus Pauling Institute

[s15] - https://www.britannica.com/science/human-nutrition
Titel: Human Nutrition **von:** Encyclopaedia Britannica, Inc.
Webseite: Britannica

[s16] - https://familydoctor.org/vitamins-and-minerals-how-to-get-what-you-need/
Autor: Deepak S. Patel, MD, FAAFP, FACSM **Titel:** Vitamins and Minerals: How to Get What You Need
von: American Academy of Family Physicians **Erscheinungsdatum:** November 2023
Webseite: familydoctor.org

[s17] - https://www.betterhealth.vic.gov.au/health/healthyliving/sporting-performance-and-food
Titel: Sporting performance and food **von:** Department of Health, State Government of Victoria, Australia
Webseite: Better Health Channel

[s18] - https://www.efsa.europa.eu/sites/default/files/2024-05/ul-summary-report.pdf
Titel: Overview on Tolerable Upper Intake Levels **von:** European Food Safety Authority
Erscheinungsdatum: June 2024 **Webseite:** EFSA

[s19] - https://www.animbiosci.org/journal/view.php?number=24493
Autor: Santi Devi Upadhaya, In Ho Kim **Titel:** Importance of micronutrients in bone health of monogastric animals and techniques to improve the bioavailability of micronutrient supplements A review
von: Dankook University **Erscheinungsdatum:** March 12, 2020
Webseite: Asian-Australasian Journal of Animal Sciences **Publisher:** Asian-Australasian Journal of Animal Sciences

[s20] - https://www.ncbi.nlm.nih.gov/books/NBK540969/
Autor: Fady Moustarah; Sharon F. Daley **Titel:** Dietary Iron
von: StatPearls Publishing **Erscheinungsdatum:** 2024 Jan
Webseite: NCBI Bookshelf **Publisher:** National Library of Medicine, National Institutes of Health

[s21] - https://fppn.biomedcentral.com/articles/10.1186/s43014-020-0020-5
Autor: Mrinal Samtiya, Rotimi E. Aluko, Tejpal Dhewa **Titel:** Plant food anti-nutritional factors and their redu ction strategies: an overview
von: BMC **Erscheinungsdatum:** 2020-03-06
Webseite: Food Production, Processing and Nutrition **Publisher:** BMC

[s22] - https://lpi.oregonstate.edu/mic/vitamins/vitamin-C
Titel: Vitamin C **von:** Oregon State University
Webseite: Linus Pauling Institute

[s23] - https://www.nature.com/articles/s41598-020-75575-8
Autor: Yangli Xu, Jian Ye, Deqing Zhou, Laijin Su **Titel:** Research progress on applications of calcium derived from marine organisms
Erscheinungsdatum: 28 October 2020 **Webseite:** Nature
Publisher: Scientific Reports

[s24] - https://www.nal.usda.gov/human-nutrition-and-food-safety/food-composition/phytonutrients
Titel: Phytonutrients **von:** U.S. Department of Agriculture
Webseite: National Agricultural Library

[s25] - https://pubmed.ncbi.nlm.nih.gov/23674808/
Autor: Rui Hai Liu **Titel:** Health-promoting components of fruits and vegetables in the diet
von: Cornell University **Erscheinungsdatum:** 2013-05-01
Webseite: PubMed **Publisher:** Adv Nutr

[s26] - https://pubmed.ncbi.nlm.nih.gov/36139047/
Autor: Adriane Damares de Sousa Jorge Batalha, Damy Caroline de Melo Souza, Rosmery Duran Ubiera, Francisco Celio Maia Chaves, Wuelton Marcelo Monteiro, Felipe Moura Araujo da Silva, Hector Henrique Ferreira Koolen, Antonio Luiz Boechat, Marco Aurelio Sartim **Titel:** Therapeutic Potential of Leaves from Fridericia chica (Bonpl.) L. G. Lohmann: Botanical As pects, Phytochemical and Biological, Anti-Inflammatory, Antioxidant and Healing Action
von: Federal University of Amazonas, Amazonas State University, Embrapa Western Amazonia, Tropical Medicine Foundation Heitor Vieira Dourado, Nil ton Lins Foundation **Erscheinungsdatum:** 2022-08-31
Webseite: pubmed.ncbi.nlm.nih.gov **Publisher:** MDPI

[s27] - https://www.ncbi.nlm.nih.gov/pmc/articles/PMC7070691/
Autor: Oluwafemi Ayodeji Adebo, Ilce Gabriela M edina-Meza **Titel:** Impact of Fermentation on the Phenolic C ompounds and Antioxidant Activity of Whole Cereal Grains: A Mini Review
Erscheinungsdatum: 2020-02-19 **Webseite:** NCBI
Publisher: MDPI

[s28] - https://pubmed.ncbi.nlm.nih.gov/34836282/
Autor: Linda Nezbedova, Tony McGhie, Mark Chris tensen, Julian Heyes, Noha Ahmed Nasef, Sunali Mehta **Titel:** Onco-Preventive and Chemo-Protective Effects of Apple Bioactive Compounds
von: The New Zealand Institute for Plant and Food Research Limited **Erscheinungsdatum:** 2021-11-11
Webseite: Nutrients

[s29] - https://www.nature.com/articles/s41598-024-64926-4
Autor: Shardulya Shukla, Nitish Kumar, Pushpender Bhardwaj, Priyanka Pandita, Manoj Kumar Patel, Mohan Singh Thakur, Raj Kumar, Monisha R awat, Shweta Saxena **Titel:** Effect of cold arid high-altitude environment on b ioactive phytochemical compounds of organically grown Brassicaceae vegetables for nutri-health security in mountainous regions
von: Nature Publishing Group **Erscheinungsdatum:** 10 July 2024
Webseite: Nature **Publisher:** Scientific Reports

[s30] - https://www.duo.uio.no/bitstream/10852/58317/1/Doktoravhandling-Ho.pdf
Autor: Giang Thanh Thi Ho **Titel:** Bioactive compounds in flowers and fruits of Sambucus nigra L.
Erscheinungsdatum: 2017 **Webseite:** University of Oslo

[s31] - https://www.mdpi.com/1420-3049/29/23/5775
Titel: Invisible but Insidious Effects of Microplastics **von:** MDPI
Erscheinungsdatum: 6 December 2024 **Webseite:** MDPI
Publisher: MDPI

[s32] - https://rrd.lbtu.lv/sites/default/files/proceedings/files/LBTU_LatviaResRuralDev_30th_2024-67-72.pdf
Autor: Anita Avena, Liene Ozola, Anete Keke **Titel:** Sambucus nigra fruits and their processing solutions: A review
von: Latvia University of Life Sciences and T echnologies **Erscheinungsdatum:** 2024
Webseite: Research for Rural Development

[s33] - https://pdfs.semanticscholar.org/545a/d825c261660af0f9a0a1bf3e1954b447c397.pdf
Autor: Ioana Mariana Has, Bernadette-Emoke Teleky, Katalin Szabo, Elemer Simon, Floricuta Ranga, Zorita Maria Diaconeasa, Anamaria Lavinia Purza, Dan-Cristian Vodnar, Delia Mirela Tit, Maria Nitescu **Titel:** Bioactive Potential of Elderberry (Sambucus nigra L.): Antioxidant, Antimicrobial Activity, Bioaccessibility and Prebiotic Potential
von: MDPI **Erscheinungsdatum:** 30 March 2023
Webseite: Molecules **Publisher:** MDPI, Basel, Switzerland

[s34] - https://www.ncbi.nlm.nih.gov/pmc/articles/PMC9410304/
Autor: Nur Fadlin Saifulazmi, Emelda Rosseleena Rohani, Sarahani Harun, Hamidun Bunawan, Hamizah Shahirah Hamezah, Nor Azlan Nor Muhammad, Kamalrul Azlan Azizan, Qamar Uddin Ahmed, Sharida Fakurazi, Ahmed Mediani, Murni Nazira Sarian **Titel:** A Review with Updated Perspectives on the Antiviral Potentials of Traditional Medicinal Plants and Their Prospects in Antiviral Therapy
von: MDPI **Erscheinungsdatum:** 2022-08-22
Webseite: NCBI **Publisher:** MDPI

[s35] - https://akjournals.com/view/journals/066/53/2/article-p327.xml
Titel: Enrichment of apple juice with antioxidant-rich elderberry (Sambucus nigra L) pomace extract **von:** Akademiai Kiado
Erscheinungsdatum: 2024 **Webseite:** Acta Alimentaria

[s36] - https://nutrihub.org/downloads/digestive-enzymes-education-article-web.pdf
Autor: Dr Elisabeth Philipps PhD **Titel:** Digestive Enzymes: The Key to Optimum Health
von: Nutrihub **Webseite:** nutrihub.org

[s37] - https://pawsandclawsanimalhospital.com/enzymes-and-your-dog-or-cat/
Autor: Paws Claws Animal Hospital **Titel:** Enzymes and Your Dog or Cat
Erscheinungsdatum: Jul 5, 2016 **Webseite:** Paws and Claws Animal Hospital

[s38] - https://pubmed.ncbi.nlm.nih.gov/15080327/
Autor: F O Omogbenigun, C M Nyachoti, B A Slominski **Titel:** Dietary supplementation with multienzyme preparations improves nutrient utilization and growth performance in weaned pigs
Erscheinungsdatum: 2004-04 **Webseite:** PubMed
Publisher: Journal of Animal Science

[s39] - https://pubmed.ncbi.nlm.nih.gov/27589790/
Autor: Fazlullah Khan, Kamal Niaz, Faheem Maqbool, Fatima Ismail Hassan, Mohammad Abdollahi, Kalyan C Nagulapalli Venkata, Seyed Mohammad Nabavi, Anupam Bishayee **Titel:** Molecular Targets Underlying the Anticancer Effects of Quercetin: An Update
von: Tehran University of Medical Sciences, Larkin Health Sciences Institute, Baqiyatallah University of Medical Sciences **Erscheinungsdatum:** 2016-08-29
Webseite: Nutrients

[s40] - https://link.springer.com/article/10.1007/s00289-022-04091-8
Autor: Muhammad Azeem, Muhammad Hanif, Khalid Mahmood, Nabeela Ameer, Fazal Rahman Sajid Chughtai, Usman Abid **Titel:** An insight into anticancer, antioxidant, antimicrobial, antidiabetic and anti-inflammatory effects of quercetin: a review
Erscheinungsdatum: 30 January 2022 **Webseite:** SpringerLink
Publisher: Springer

[s41] - https://www.ncbi.nlm.nih.gov/pmc/articles/PMC7037709/
Autor: Camila R Ferraz, Thacyana T Carvalho, Marília F Manchope, Nayara A Artero, Fernanda S Rasquel-Oliveira, Victor Fattori, Rubia Casagrande, Waldiceu A Verri Jr **Titel:** Therapeutic Potential of Flavonoids in Pain and Inflammation: Mechanisms of Action, Pre-Clinical and Clinical Data, and Pharmaceutical Development
von: Londrina State University **Erscheinungsdatum:** 2020-02-10
Webseite: NCBI **Publisher:** MDPI

[s42] - https://ovarianresearch.biomedcentral.com/articles/10.1186/s13048-020-0616-z
Autor: Fatemeh Pourteymour Fard Tabrizi, Fatemeh Hajizadeh-Sharafabad, Maryam Vaezi, Hamed Jafari-Vayghan, Mohammad Alizadeh, Vahid Maleki **Titel:** Quercetin and polycystic ovary syndrome, current evidence and future directions: a systematic review
Erscheinungsdatum: 31 January 2020 **Webseite:** Journal of Ovarian Research
Publisher: BMC

[s43] - https://ovarianresearch.biomedcentral.com/articles/10.1186/s13048-019-0530-4
Autor: Rana Shafabakhsh, Zatollah Asemi **Titel:** Quercetin: a natural compound for ovarian cancer treatment
Erscheinungsdatum: 15 June 2019 **Webseite:** Journal of Ovarian Research
Publisher: BMC

[s44] - https://health.ec.europa.eu/system/files/2016-11/smpc_guideline_rev2_en_0.pdf
Titel: A GUIDELINE ON SUMMARY OF PRODUCT CHARACTERISTICS (SmPC) **von:** EUROPEAN COMMISSION
Erscheinungsdatum: September 2009 **Webseite:** European Commission

[s45] - https://patents.google.com/patent/US10639312B1/en
Autor: Robert OConnor **Titel:** Finished pharmaceutical dosage form of a methenamine salt such as methenamine mandelate
von: Edenbridge Pharmaceuticals LLC **Erscheinungsdatum:** 2020-05-05
Webseite: Google Patents

[s46] - https://www.ema.europa.eu/en/documents/scientific-guideline/guideline-manufacture-finished-dosage-form-revision-1_en.pdf
Autor: European Medicines Agency **Titel:** Guideline on manufacture of the finished dosage form
Erscheinungsdatum: 4 July 2017 **Webseite:** European Medicines Agency

[s47] - https://pubmed.ncbi.nlm.nih.gov/30096202/
Autor: Graham Lawson, John Ogwu, Sangeeta Tanna **Titel:** Quantitative screening of the pharmaceutical ingredient for the rapid identification of substandard and falsified medicines using reflectance infrared spectroscopy
von: De Montfort University **Erscheinungsdatum:** 2018-08-10
Webseite: PLoS One

[s48] - https://www.ncbi.nlm.nih.gov/pmc/articles/PMC9412656/
Autor: Lucía Rodríguez-Pombo, Atheer Awad, Abdul W Basit, Carmen Alvarez-Lorenzo, Alvaro Goyanes **Titel:** Innovations in Chewable Formulations: The Novelty and Applications of 3D Printing in Drug Product Design
von: FabRx Ltd. **Erscheinungsdatum:** 2022 Aug 18
Webseite: NCBI **Publisher:** MDPI

[s49] - https://www.ema.europa.eu/en/documents/scientific-guideline/reflection-paper-formulations-choice-paediatric-population_en.pdf
Autor: European Medicines Agency **Titel:** Reflection Paper: Formulations of Choice for the Paediatric Population
Erscheinungsdatum: 28 July 2006 **Webseite:** European Medicines Agency

[s50] - https://www.ualberta.ca/en/pharmacy/media-library/research/ddic/documents/powder.pdf
Titel: Learning Objectives and Characteristics of Powders **von:** University of Alberta
Webseite: University of Alberta

[s51] - https://patents.google.com/patent/US4725427A/en
Autor: H. DeWayne Ashmead, Robert V. Petersen **Titel:** Effervescent vitamin-mineral granule preparation
von: Albion Laboratories Inc **Erscheinungsdatum:** 1988-02-16
Webseite: Google Patents

[s52] - https://healthcare.evonik.com/en/drugdelivery/oral-drug-delivery/oral-excipients/eudragit-portfolio
Autor: Felix Hofmann **Titel:** EUDRAGIT Portfolio
von: Evonik **Webseite:** Evonik Healthcare

[s53] - https://quatrefolic.com/what-is-quatrefolic/dosage-formulation/
Titel: Dosage and Formulation **von:** Lesaffre
Webseite: quatrefolic.com

[s54] - https://www.ema.europa.eu/en/documents/scientific-guideline/reflection-paper-formulations-choice-paediatric-population_en.pdf
Autor: European Medicines Agency **Titel:** Reflection Paper: Formulations of Choice for the Paediatric Population
Erscheinungsdatum: 28 July 2006 **Webseite:** European Medicines Agency

[s55] - https://www.ghsupplychain.org/sites/default/files/2019-02/MNCH%20Commodities-OralRehydration.pdf
Titel: Manual for Procurement Supply of Quality-Assured MNCH Commodities: Module III Oral Rehydration **von:** Global Health Supply Chain
Webseite: GHSupplyChain

[s56] - https://www.phcogj.com/sites/default/files/10.5530pj.2015.4.2_0.pdf
Autor: Alpana Kulkarni, Shreya Rumalla, Swati Andhale, Ajit Kolatkar, Bhanudas Kuchekar **Titel:** Taste Masking of Ayurvedic Nutraceutical Formulation by Pan Coating Process
von: MAEER'S Maharashtra Institute of Pharmacy, Arya Rasyan Bioresearch Labs LLP **Erscheinungsdatum:** Jul-Aug 2015
Webseite: Phcog J

[s57] - https://www.ema.europa.eu/en/documents/scientific-guideline/reflection-paper-formulations-choice-paediatric-population_en.pdf
Autor: European Medicines Agency **Titel:** Reflection Paper: Formulations of Choice for the Paediatric Population
Erscheinungsdatum: 28 July 2006 **Webseite:** European Medicines Agency

[s58] - https://www2.gov.bc.ca/assets/gov/health/practitioner-pro/bc-guidelines/iron-deficiency-appendix-d.pdf
Autor: Guidelines Protocols Advisory Committee **Titel:** Appendix D: Pediatric iron doses and liquid formulations
Erscheinungsdatum: 2019 **Webseite:** BCGuidelines.ca

[s59] - https://www.panmerseyapc.nhs.uk/media/2575/switching_safety.pdf
Autor: Gill Lewis, Jen Smith, Jill Forrest **Titel:** Switching between liquid and tabletcapsule formulations - Which medicines require extra care?
von: South West Medicines Information **Erscheinungsdatum:** 16th July 2020
Webseite: Specialist Pharmacy Service

[s60] - https://pubmed.ncbi.nlm.nih.gov/3360859/
Autor: G J Sewell, A J Palmer **Titel:** The formulation and stability of a unit-dose oral vitamin K1 preparation
Erscheinungsdatum: 1988-02 **Webseite:** PubMed
Publisher: J Clin Pharm Ther

[s61] - https://pubmed.ncbi.nlm.nih.gov/39330800/
Autor: Yauheni Shastak, Wolf Pelletier **Titel:** Review of Liquid Vitamin A and E Formulations in Veterinary and Livestock Production: Applications and Perspectives
von: BASF SE **Erscheinungsdatum:** 2024-09-09
Webseite: PubMed **Publisher:** MDPI

[s62] - https://bmcpharmacoltoxicol.biomedcentral.com/articles/10.1186/s40360-020-00430-5
Autor: Jean-Pierre Rothen, Jonas Rutishauser, Philipp N. Walter, Kurt E. Hersberger, Isabelle Arnet **Titel:** Oral intermittent vitamin D substitution: influence of pharmaceutical form and dosage frequency on medication adherence: a randomized clinical trial
von: BMC **Erscheinungsdatum:** 11 July 2020
Webseite: BMC Pharmacology and Toxicology **Publisher:** BMC

[s63] - https://medi-calrx.dhcs.ca.gov/cms/medicalrx/static-assets/documents/provider/forms-and-information/cdl/Medi-Cal_Rx_Contract_Drugs_List_OTC_FINAL.pdf
Titel: Medi-Cal Rx Contract Drugs List Over-the-Counter Drugs and CoughCold Preparations **von:** California Department of Health Care Services
Erscheinungsdatum: October 1, 2024 **Webseite:** Medi-Cal Rx

[s64] - https://jnanobiotechnology.biomedcentral.com/articles/10.1186/s12951-018-0392-8
Autor: Jayanta Kumar Patra, Gitishree Das, Leonardo Fernandes Fraceto, Estefania Vangelie Ramos Campos, Maria del Pilar Rodriguez-Torres, Laura Susana Acosta-Torres, Luis Armando Diaz-Torres, Renato Grillo, Mallappa Kumara Swamy, Shivesh Sharma, Solomon Habtemariam, Han-Seung Shin **Titel:** Nano based drug delivery systems: recent developments and future prospects
von: BMC (BioMed Central) **Erscheinungsdatum:** 2018-09-19
Webseite: Journal of Nanobiotechnology **Publisher:** BioMed Central

[s65] - https://link.springer.com/article/10.1208/s12249-024-02854-2
Autor: Vaishnavi U. Pawar, Akanksha D. Dessai, Usha Y. Nayak **Titel:** Oleogels: Versatile Novel Semi-Solid System for Pharmaceuticals
von: Springer **Erscheinungsdatum:** 27 June 2024
Webseite: SpringerLink **Publisher:** Springer

[s66] - https://amacreo.com/wp-content/uploads/2024/07/Amacreo-pdf-web-2.pdf
Autor: Daria Suric, MPharm **Titel:** Revolutionising Pharmaceutical and Nutraceutical Delivery: Exploring HPMC Vcaps and DRcaps Capsules Advantages
von: Lonza **Webseite:** Amacreo

[s67] - https://pubmed.ncbi.nlm.nih.gov/30720739/
Autor: Andrea Fratter, Vera Mason, Marzia Pellizzato, Stefano Valier, Arrigo Francesco Giuseppe Cicero, Erik Tedesco, Elisa Meneghetti, Federico Benetti
Titel: Lipomatrix: A Novel Ascorbyl Palmitate-Based Lipid Matrix to Enhancing Enteric Absorption of Serenoa Repens Oil
von: Labomar Research
Erscheinungsdatum: 2019-02-04
Webseite: Int J Mol Sci

[s68] - https://www.argentaglobal.com/capabilities/drug-delivery
Titel: Drug Delivery Technologies
von: Argenta Holdco Limited
Webseite: Argenta Global

[s69] - https://www.kcl.ac.uk/people/mohamed-alhnan
Autor: Mohamed A Alhnan
Titel: Reader in Pharmaceutical Medicine
von: Kings College London
Webseite: Kings College London

[s70] - https://www.acp.edu/wp-content/uploads/2016/01/Nounou-Resume.pdf
Autor: Mohamed Ismail Nounou
Titel: Curriculum Vitae of Mohamed Ismail Nounou
von: Alexandria University
Webseite: https:www.acp.edu

[s71] - https://jissn.biomedcentral.com/articles/10.1186/s12970-018-0242-y
Autor: Chad M. Kerksick, Colin D. Wilborn, Michael D. Roberts, Abbie Smith-Ryan, Susan M. Kleiner, Ralf Jger, Rick Collins, Mathew Cooke, Jaci N. Davis, Elfego Galvan, Mike Greenwood, Lonnie M. Lowery, Robert Wildman, Jose Antonio, Richard B. Kreider
Titel: ISSN exercise sports nutrition review update: research recommendations
von: International Society of Sports Nutrition
Erscheinungsdatum: 01 August 2018
Webseite: Journal of the International Society of Sports Nutrition

[s72] - https://pubmed.ncbi.nlm.nih.gov/19225360/
Autor: American Dietetic Association; Dietitians of Canada; American College of Sports Medicine; Nancy R Rodriguez; Nancy M Di Marco; Susie Langley
Titel: American College of Sports Medicine position stand. Nutrition and athletic performance
Erscheinungsdatum: 2009-03
Webseite: PubMed
Publisher: Med Sci Sports Exerc

[s73] - https://pubmed.ncbi.nlm.nih.gov/19087454/
Autor: R J Maughan
Titel: Nutritional ergogenic aids and exercise performance
Erscheinungsdatum: 1999-12
Webseite: PubMed
Publisher: Nutr Res Rev

[s74] - https://pdfs.semanticscholar.org/b32e/6eba64dfc8231bb063d7cb0b52acf28777df.pdf
Autor: Ayse Gunes-Bayir, Ipek Melek Cemberci
Titel: A review of ergogenic nutritional supplements for athletes
von: Bezmialem Vakif University
Erscheinungsdatum: 04 October, 2023
Webseite: Peertechz Publications
Publisher: Archives of Sports Medicine and Physiotherapy

[s75] - http://www.scielo.org.mx/scielo.php?script=sci_arttext&pid=S1665-14562022000100122
Autor: Gerardo Enrique Munoz-Maldonado, Victor Manuel Gomez-Renaud, Lourdes Garza-Ocanas, Christian Tadeo Badillo-Castaneda
Titel: Sports supplements: a health risk?
von: Autonomous University of Nuevo Leon
Erscheinungsdatum: 2022-01-01
Webseite: SciELO
Publisher: Biotecnia

[s76] - http://www.csun.edu/~lisagor/Fall%202014/608/7%20Hormones,%20Supplements,%20Ergogenic%20Aids.pdf
Autor: Stephan Riley, Arynn Noble, Daira Baci, William Baier
Titel: Hormones, Supplements, and Ergogenic Aids: Use and Abuse
Webseite: California State University, Northridge

[s77] - https://www.ncbi.nlm.nih.gov/pmc/articles/PMC10220712/
Autor: Diego A Bonilla, Daniel Boullosa, Juan Del Coso
Titel: Advances in Nutrition, Dietary Supplements and Ergogenic Aids for Athletic Performance: Trends and Future Prospects
von: Dynamical Business Science SocietyDBSS International SAS
Erscheinungsdatum: 2023 May 9
Webseite: NCBI
Publisher: MDPI

[s78] - https://consensus.app/questions/nutritional-strategies-differ-optimizing-performance/
Titel: Nutritional Strategies for Optimizing Performance in Endurance vs. Strength Athletes
von: Consensus
Webseite: Consensus

[s79] - https://pmc.ncbi.nlm.nih.gov/articles/PMC11479151/
Autor: Jose Antonio, Flavia Pereira, Jason Curtis, Jose Rojas, Cassandra Evans
Titel: The Top 5 Can't-Miss Sport Supplements
von: MDPI
Erscheinungsdatum: 2024 Sep 26
Webseite: PMC
Publisher: MDPI, Basel, Switzerland

[s80] - https://pmc.ncbi.nlm.nih.gov/articles/PMC5995445/
Autor: Ellen K Broelz, Sebastian Wolf, Patrick Schneeweiss, Andreas M Niess, Paul Enck, Katja Weimer
Titel: Increasing effort without noticing: A randomized controlled pilot study about the ergogenic placebo effect in endurance athletes and the role of supplement salience
von: University Hospital Tbingen, University of Tbingen, University Hospital Ulm
Erscheinungsdatum: 2018-06-11
Webseite: PMC
Publisher: PLoS One

[s81] - https://pubmed.ncbi.nlm.nih.gov/34444901/
Autor: Katharina Wirnitzer, Mohamad Motevalli, Derrick R Tanous, Martina Gregori, Gerold Wirnitzer, Claus Leitzmann, Lee Hill, Thomas Rosemann, Beat Knechtle
Titel: Supplement Intake in Recreational Vegan, Vegetarian, and Omnivorous Endurance Runners-Results from the NURMI Study (Step 2)
Erscheinungsdatum: 2021-08-10
Webseite: Nutrients

[s82] - https://www.betterhealth.vic.gov.au/health/healthyliving/sporting-performance-and-food
Titel: Sporting performance and food
von: Department of Health, State Government of Victoria, Australia
Webseite: Better Health Channel

[s83] - https://jissn.biomedcentral.com/articles/10.1186/s12970-017-0177-8
Autor: Ralf Jger, Chad M. Kerksick, Bill I. Campbell, Paul J. Cribb, Shawn D. Wells, Tim M. Skwiat, Martin Purpura, Tim N. Ziegenfuss, Arny A. Ferrando, Shawn M. Arent, Abbie E. Smith-Ryan, Jeffrey R. Stout, Paul J. Arciero, Michael J. Ormsbee, Lem W. Taylor, Colin D. Wilborn, Doug S. Kalman, Richard B. Kreider, Darryn S. Willoughby, Jay R. Hoffman, Jamie L. Krzykowski, Jose Antonio
Titel: International Society of Sports Nutrition Position Stand: protein and exercise
von: International Society of Sports Nutrition
Erscheinungsdatum: 20 June 2017
Webseite: Journal of the International Society of Sports Nutrition

[s84] - http://www.gssiweb.org/sports-science-exchange/article/omega--fatty-acids-for-training-adaptation-and-exercise-recovery-a-muscle-centric-perspective-in-athletes
Autor: Oliver C. Witard, Ph.D.; Jon-Kyle Davis, Ph.D., CSCS
Titel: Omega-3 Fatty Acids for Training Adaptation and Exercise Recovery: A Muscle-Centric Perspective in Athletes
von: GSSI
Erscheinungsdatum: March 2021
Webseite: Sports Science Exchange

[s85] - https://www.gssiweb.org/sports-science-exchange/article/sse-120-recovery-techniques-for-athletes
Autor: Shona L. Halson
Titel: Recovery Techniques for Athletes
von: Gatorade Sports Science Institute
Erscheinungsdatum: January 2014
Webseite: Sports Science Exchange

[s86] - https://blog.bridgeathletic.com/vitamin-d-a-key-player-in-bone-health-sports-performance-recovery
Autor: Dr. Emily Kraus
Titel: Vitamin D: A Key Player in Bone Health, Sports Performance, Recovery
von: Bridge Athletic
Erscheinungsdatum: February 13, 2017
Webseite: Bridge Athletic

[s87] - https://www.eastsideidealhealth.com/the-science-of-recovery-optimizing-rest-and-nutrition-for-peak-athletic-performance/
Autor: tylorBennett
Titel: The Science of Recovery: Optimizing Rest and Nutrition for Peak Athletic Performance
von: Eastside Ideal Health
Erscheinungsdatum: Feb 19, 2024
Webseite: Eastside Ideal Health

[s88] - https://www.stemregen.co/blogs/articles/harnessing-the-power-of-stem-cells-for-optimal-athletic-recovery-and-performance
Autor: Ryan Riley
Titel: Harnessing the Power of Stem Cells for Optimal Athletic Recovery and Performance
von: STEMREGEN
Erscheinungsdatum: October 10, 2024
Webseite: STEMREGEN

[s89] - https://pubmed.ncbi.nlm.nih.gov/36648389/
Autor: Kate A Wickham, Lawrence L Spriet
Titel: Food for thought: Physiological considerations for nutritional ergogenic efficacy
Erscheinungsdatum: 2024-01-01
Webseite: PubMed
Publisher: John Wiley Sons Ltd

[s90] - https://jissn.biomedcentral.com/articles/10.1186/s12970-018-0242-y
Autor: Chad M. Kerksick, Colin D. Wilborn, Michael D. Roberts, Abbie Smith-Ryan, Susan M. Kleiner, Ralf Jger, Rick Collins, Mathew Cooke, Jaci N. Davis, Elfego Galvan, Mike Greenwood, Lonnie M. Lowery, Robert Wildman, Jose Antonio, Richard B. Kreider
Titel: ISSN exercise sports nutrition review update: research recommendations
von: International Society of Sports Nutrition
Erscheinungsdatum: 01 August 2018
Webseite: Journal of the International Society of Sports Nutrition

[s91] - https://link.springer.com/article/10.1007/s40279-019-01159-w
Autor: Trent Stellingwerff, Peter Peeling, Laura A. Garvican-Lewis, Rebecca Hall, Anu E. Koivisto, Ida A. Heikura, Louise M. Burke
Titel: Nutrition and Altitude: Strategies to Enhance Adaptation, Improve Performance and Maintain Health: A Narrative Review
von: Springer Nature
Erscheinungsdatum: 2019-11-06
Webseite: SpringerLink
Publisher: Springer

[s92] - https://www.ncbi.nlm.nih.gov/pmc/articles/PMC10220712/
Autor: Diego A Bonilla, Daniel Boullosa, Juan Del Coso
Titel: Advances in Nutrition, Dietary Supplements and Ergogenic Aids for Athletic Performance: Trends and Future Prospects
von: Dynamical Business Science SocietyDBSS International SAS
Erscheinungsdatum: 2023 May 9
Webseite: NCBI
Publisher: MDPI

[s93] - https://pubmed.ncbi.nlm.nih.gov/25169440/
Autor: Stefan M Pasiakos, Tom M McLellan, Harris R Lieberman
Titel: The effects of protein supplements on muscle mass, strength, and aerobic and anaerobic power in healthy adults: a systematic review
von: US Army Research Institute of Environmental Medicine (USARIEM)
Erscheinungsdatum: 2015-01
Webseite: PubMed
Publisher: Sports Medicine

[s94] - https://bonytobeastly.com/bulking-supplements-for-skinny-guys/
Autor: Shane Duquette and Marco Walker-Ng, BHSc, PTS
Titel: The Best Bulking Supplements for Skinny Guys
von: Bony to Beastly
Erscheinungsdatum: September 13, 2024
Webseite: Bony to Beastly

[s95] - https://pubmed.ncbi.nlm.nih.gov/10442270/
Autor: P M Clarkson, E S Rawson
Titel: Nutritional supplements to increase muscle mass
Erscheinungsdatum: 1999-07
Webseite: PubMed
Publisher: Crit Rev Food Sci Nutr

[s96] - https://www.health.com/the-best-protein-powders-for-men-8652686
Autor: Holly Klamer, MS, RDN
Titel: The 10 Best Protein Powders for Men, According to Dietitians
von: Health
Erscheinungsdatum: November 26, 2024
Webseite: Health

[s97] - https://barbend.com/mass-gainer-pros-cons/
Autor: Jesse Zucker, NCSF CPT, CNC, RYT 200
Titel: The Real Mass Gainer Pros and Cons, According to an RD and a Biochemist
von: BarBend
Erscheinungsdatum: July 26, 2024
Webseite: BarBend

[s98] - https://pmc.ncbi.nlm.nih.gov/articles/PMC11643751/
Autor: Evgeny Pokushalov, Andrey Ponomarenko, Evgenya Shrainer, Dmitry Kudlay, Richard Miller
Titel: Biomarker-Guided Dietary Supplementation: A Narrative Review of Precision in Personalized Nutrition
von: Triangel Scientific
Erscheinungsdatum: 2024-11-25
Webseite: PMC
Publisher: MDPI

[s99] - http://www.gssiweb.org/sports-science-exchange/article/functional-ingredients-to-support-active-women
Autor: Abbie E. Smith-Ryan, PhD, CSCS*D, Hannah E. Cabre, MS, RD, Sam R. Moore, MS, CSCS
Titel: Functional Ingredients to Support Active Women
von: GSSI
Erscheinungsdatum: August 2022
Webseite: Sports Science Exchange

[s100] - https://pubmed.ncbi.nlm.nih.gov/21951331/
Autor: A E Jeukendrup, R Randell
Titel: Fat burners: nutrition supplements that increase fat metabolism
Erscheinungsdatum: 2011-10
Webseite: PubMed
Publisher: International Association for the Study of Obesity

[s101] - https://link.springer.com/article/10.1007/s00592-021-01772-0
Autor: Stefan Kabisch, Caroline Honsek, Margrit Kemper, Christiana Gerbracht, Ayman M. Arafat, Andreas L. Birkenfeld, Ulrike Dambeck, Martin A. Osterhoff, Martin O. Weickert, Andreas F. H. Pfeiffer
Titel: Dose-dependent effects of insoluble fibre on glucose metabolism: a stratified post hoc analysis of the Optimal Fibre Trial (OptiFiT)
Erscheinungsdatum: 12 July 2021
Webseite: Springer
Publisher: Acta Diabetologica

[s102] - https://www.jomes.org/journal/view.html?doi=10.7570/jomes22031
Autor: Jose M. Moris, Corrinn Heinold, Alexandra Blades, Yunsuk Koh
Titel: Nutrient-Based Appetite Regulation
von: Baylor University
Erscheinungsdatum: June 30, 2022
Webseite: JOMES
Publisher: Korean Society for the Study of Obesity

[s103] - https://www.nature.com/articles/nutd201121
Autor: B Perry, Y Wang
Titel: Appetite regulation and weight control: the role of gut hormones
von: Nature Publishing Group
Erscheinungsdatum: 16 January 2012
Webseite: nature.com
Publisher: Nature Publishing Group

[s104] - https://www.jomes.org/journal/view.html?doi=10.7570/jomes20028
Autor: Jaecheol Moon, Gwanpyo Koh
Titel: Clinical Evidence and Mechanisms of High-Protein Diet-Induced Weight Loss
von: Korean Society for the Study of Obesity
Erscheinungsdatum: September 30, 2020
Webseite: JOMES

[s105] - https://pubmed.ncbi.nlm.nih.gov/36193993/
Autor: Masoumeh Akhlaghi
Titel: The role of dietary fibers in regulating appetite, an overview of mechanisms and weight consequences
Erscheinungsdatum: 2022-10-04
Webseite: PubMed
Publisher: Crit Rev Food Sci Nutr

[s106] - https://pubmed.ncbi.nlm.nih.gov/21346335/
Autor: David Stensel
Titel: Exercise, appetite and appetite-regulating hormones: implications for food intake and weight control
von: Loughborough University
Erscheinungsdatum: 2011-02-22
Webseite: PubMed
Publisher: S. Karger AG, Basel

[s107] - https://pubmed.ncbi.nlm.nih.gov/25497601/
Autor: Edward S Chambers, Douglas J Morrison, Gary Frost
Titel: Control of appetite and energy intake by SCFA: what are the potential underlying mechanisms?
von: Imperial College London, University of Glasgow
Erscheinungsdatum: 2015-08
Webseite: PubMed
Publisher: Proceedings of the Nutrition Society

[s108] - https://www.ncbi.nlm.nih.gov/books/NBK574539/
Autor: Rasik M. Parmar; Ahmet S. Can
Titel: Physiology, Appetite And Weight Regulation
von: National Library of Medicine, National Institutes of Health
Erscheinungsdatum: 2024 Jan
Webseite: NCBI Bookshelf
Publisher: StatPearls Publishing

[s109] - https://pubmed.ncbi.nlm.nih.gov/25598432/
Autor: Julian G Mercer, Alexandra M Johnstone, Jason C G Halford
Titel: Approaches to influencing food choice across the age groups: from children to the elderly
von: Rowett Institute of Nutrition and Health, University of Aberdeen; Department of Psychological Sciences, University of Liverpool
Erscheinungsdatum: 2015-01-19
Webseite: PubMed
Publisher: Proceedings of the Nutrition Society

[s110] - https://www.ncbi.nlm.nih.gov/pmc/articles/PMC8468854/
Autor: Thea Toft Hansen, Arne Astrup, Anders Sjdin
Titel: Are Dietary Proteins the Key to Successful Body Weight Management? A Systematic Review and Meta-Analysis of Studies Assessing Body Weight Outcomes after Interventions with Increased Dietary Protein
von: University of Copenhagen
Erscheinungsdatum: 2021-09-14
Webseite: NCBI
Publisher: MDPI

[s111] - https://pmc.ncbi.nlm.nih.gov/articles/PMC4266602/
Autor: Heather J Leidy, Louise I Bales-Voelker, Corey T Harris
Titel: A protein-rich beverage consumed as a breakfast meal leads to weaker appetitive and dietary responses v. a protein-rich solid breakfast meal in adolescents
von: University of Kansas Medical Center, University of Missouri
Erscheinungsdatum: 2011 Jul
Webseite: PMC
Publisher: Br J Nutr

[s112] - https://www.nutri-genetix.com/blogs/ngx-blog/are-meal-replacement-shakes-good-for-weight-loss
Autor: NGX
Titel: Are Meal Replacement Shakes Good For Weight Loss?
Erscheinungsdatum: 2021-08-24T13:42:22Z
Webseite: Nutri-Genetix
Publisher: NGX

[s113] - https://medievalpod.newmedialab.cuny.edu/wp-content/uploads/news/en-womens-weight-loss-shakes-ienc_IR4xPMygp
Titel: Delicious and Nutritious: Women's Weight Loss Shakes for a Balanced Lifestyle
von: CUNY New Media Lab
Webseite: Medieval Pod

[s114] - https://consensus.app/questions/healthy-food-for-weight-loss/
Titel: Healthy Food for Weight Loss
von: Consensus
Webseite: Consensus

[s115] - https://www.med.upenn.edu/kidney2021/assets/user-content/documents/highcaloriefoodlistandsnackideas.pdf
Titel: High-Calorie Food List and Snack Ideas **von:** Academy of Nutrition and Dietetics
Erscheinungsdatum: 2021 **Webseite:** University of Pennsylvania

[s116] - https://www.betterhealth.vic.gov.au/health/healthyliving/vegetarian-and-vegan-eating
Titel: Vegetarian and vegan eating **von:** Department of Health, State Government of Victoria, Australia
Erscheinungsdatum: 2024 **Webseite:** Better Health Channel

[s117] - https://www.nature.com/articles/s41398-019-0552-0
Autor: Evelyn Medawar, Sebastian Huhn, Arno Villringer, A. Veronica Witte **Titel:** The effects of plant-based diets on the body and the brain: a systematic review
von: Nature Publishing Group **Erscheinungsdatum:** 12 September 2019
Webseite: Nature **Publisher:** Translational Psychiatry

[s118] - https://pubmed.ncbi.nlm.nih.gov/36553782/
Autor: Michael Jeitler, Maximilian Andreas Storz, Nico Steckhan, Dorothea Matthiae, Justina Dressler, Etienne Hanslian, Daniela A Koppold, Farid I Kandil, Andreas Michalsen, Christian S Kessler **Titel:** Knowledge, Attitudes and Application of Critical Nutrient Supplementation in Vegan Diets among Healthcare Professionals-Survey Results from a Medical Congress on Plant-Based Nutrition
von: Charit-Universittsmedizin Berlin **Erscheinungsdatum:** 2022-12-14
Webseite: pubmed.ncbi.nlm.nih.gov **Publisher:** MDPI

[s119] - https://www.aerzteblatt.de/int/archive/article/215079
Autor: Weikert, C; Trefflich, I; Menzel, J; Obeid, R; Longree, A; Dierkes, J; Meyer, K; Herter-Aeberli, I; Mai, K; Stangl, G I; Mller, S M; Schwerdtle, T; Lampen, A; Abraham, K **Titel:** Vitamin and Mineral Status in a Vegan Diet
von: Bundesinstitut fr Risikobewertung (BfR) **Erscheinungsdatum:** 2020
Webseite: Deutsches rzteblatt **Publisher:** Dtsch Arztebl Int

[s120] - https://www.nhs.uk/live-well/eat-well/how-to-eat-a-balanced-diet/the-vegan-diet/
Titel: The vegan diet **von:** NHS
Webseite: NHS

[s121] - https://consensus.app/questions/vegan-diet-children/
Titel: Is vegan diet ok for children? **von:** Consensus
Webseite: Consensus

[s122] - https://pubmed.ncbi.nlm.nih.gov/34130207/
Autor: Daniel Olivier Sutter, Nicole Bender **Titel:** Nutrient status and growth in vegan children
Erscheinungsdatum: 2021-05-18 **Webseite:** PubMed
Publisher: Elsevier Inc.

[s123] - https://www.unisa.edu.au/unisanews/2021/july/story3
Autor: Dr Evangeline Mantzioris **Titel:** Do vegan diets make kids shorter and weaker?
von: University of South Australia **Erscheinungsdatum:** July 2021
Webseite: UniSA

[s124] - https://www.ncbi.nlm.nih.gov/books/NBK580496/
Autor: Aditi Kesari; Julia Y. Noel **Titel:** Nutritional Assessment
von: StatPearls Publishing **Erscheinungsdatum:** 2024 Jan-
Webseite: NCBI **Publisher:** National Library of Medicine, National Institutes of Health

[s125] - https://link.springer.com/article/10.1007/s00394-022-03025-4
Autor: Ali Niklewicz, A. David Smith, Alison Smith, Andre Holzer, Andrew Klein, Andrew McCaddon, Anne M. Molloy, Bruce H. R. Wolffenbuttel, Ebba Nexo, Helene McNulty, Helga Refsum, Jean-Louis Gueant, Marie-Joe Dib, Mary Ward, Michelle Murphy, Ralph Green, Kourosh R. Ahmadi, Luciana Hannibal, Martin J. Warren, P. Julian Owen **Titel:** The importance of vitamin B12 for individuals choosing plant-based diets
Erscheinungsdatum: 2022-12-05 **Webseite:** European Journal of Nutrition
Publisher: Springer

[s126] - https://nutritionfacts.org/topics/vitamin-b12/
Titel: Vitamin B12 **von:** NutritionFacts.org
Webseite: NutritionFacts.org

[s127] - https://pubmed.ncbi.nlm.nih.gov/39136672/
Autor: Robert K Janko, Irmgard Haussmann, Ashok Patel **Titel:** Vitamin B12 Status in Vegan and Vegetarian Seventh-Day Adventists: A Systematic Review and Meta-Analysis of Serum Levels and Dietary Intake
von: Birmingham City University **Erscheinungsdatum:** 2024-08-13
Webseite: PubMed **Publisher:** Am J Health Promot

[s128] - https://www.betterhealth.vic.gov.au/health/healthyliving/vegetarian-and-vegan-eating
Titel: Vegetarian and vegan eating **von:** Department of Health, State Government of Victoria, Australia
Webseite: Better Health Channel

[s129] - https://www.nature.com/articles/s41598-023-30843-1
Autor: Michelle Fuschlberger, Peter Putz **Titel:** Vitamin B12 supplementation and health behavior of Austrian vegans: a cross-sectional online survey
Erscheinungsdatum: 22 March 2023 **Webseite:** Nature
Publisher: Scientific Reports

[s130] - https://pubmed.ncbi.nlm.nih.gov/38794680/
Autor: Svio Fernandes, Leandro Oliveira, Alda Pereira, Maria do Cu Costa, Antonio Raposo, Ariana Saraiva, Bruno Magalhaes **Titel:** Exploring Vitamin B12 Supplementation in the Vegan Population: A Scoping Review of the Evidence
von: Universidade Lusofona de Humanidades e Tecnologias **Erscheinungsdatum:** 2024-05-10
Webseite: PubMed **Publisher:** Nutrients

[s131] - https://www.yalemedicine.org/news/are-you-getting-enough-vitamin-b12
Autor: Kathy Katella **Titel:** Are You Getting Enough Vitamin B12? What You Need to Know
von: Yale Medicine **Erscheinungsdatum:** June 26, 2024
Webseite: Yale Medicine

[s132] - https://www.ncbi.nlm.nih.gov/books/NBK540969/
Autor: Fady Moustarah; Sharon F. Daley **Titel:** Dietary Iron
von: StatPearls Publishing **Erscheinungsdatum:** 2024 Jan
Webseite: NCBI Bookshelf **Publisher:** National Library of Medicine, National Institutes of Health

[s133] - https://pbdmedicine.org/ensuring-adequate-iron-status-in-vegetarians-and-vegans/
Autor: Rose SD, Strombom AJ **Titel:** Ensuring Adequate Iron Status in Vegetarians and Vegans
Erscheinungsdatum: January 23, 2019 **Webseite:** Plant-Based Diets in Medicine
Publisher: Advanced Research in Gastroenterology and Hepatology

[s134] - https://juniperpublishers.com/argh/pdf/ARGH.MS.ID.555867.pdf
Autor: Stewart D Rose, Amanda J Strombom **Titel:** Ensuring Adequate Iron Status in Vegetarians and Vegans
von: Plant-Based Diets in Medicine **Erscheinungsdatum:** July 26, 2019
Webseite: Juniper Publishers **Publisher:** Advanced Research in Gastroenterology H epatology

[s135] - https://pubmed.ncbi.nlm.nih.gov/31357549/
Autor: Anglica Gallego-Narbon, Beln Zapatera, M Pilar Vaquero **Titel:** Physiological and Dietary Determinants of Iron Status in Spanish Vegetarians
von: Institute of Food Science, Technology and Nutrition (ICTAN-CSIC) **Erscheinungsdatum:** 2019-07-26
Webseite: Nutrients

[s136] - https://www.monz.pl/Zapobieganie-niedoborowi-zelaza-u-osob-stosujacych-diete-weganska,143826,0,2.html
Autor: Gracja Samek, Patrycja Gogga **Titel:** Prevention of iron deficiency in persons on vegan diet
von: Gdanski Uniwersytet Medyczny **Erscheinungsdatum:** 2022
Webseite: Monz

[s137] - https://pubmed.ncbi.nlm.nih.gov/16573356/
Autor: Angela M Venderley, Wayne W Campbell **Titel:** Vegetarian diets: nutritional considerations for a thletes
von: Purdue University **Erscheinungsdatum:** 2006
Webseite: PubMed **Publisher:** Sports Medicine

[s138] - https://nutritionfacts.org/topics/iron/
Titel: Iron **von:** NutritionFacts.org
Webseite: NutritionFacts.org

[s139] - https://www.gaplesinstitute.org/algae-for-dinner/
Autor: Stephen Devries, MD **Titel:** Algae for Dinner? Algal Oil Could be on the Menu
von: Gaples Institute **Webseite:** Gaples Institute

[s140] - https://www.lifesdha.com/en_US/why-life-s-products-/lifesomega.html
Titel: life'sOMEGA **von:** DSM
Webseite: lifesDHA

[s141] - https://link.springer.com/article/10.1007/s00394-022-03050-3
Autor: Elena García-Maldonado, Alexandra Alcorta, Beln Zapatera, M. Pilar Vaquero **Titel:** Changes in fatty acid levels after consumption of a novel docosahexaenoic supplement from algae: a crossover randomized controlled trial in omnivorous, lacto-ovo vegetarians and vegans
von: Springer **Erscheinungsdatum:** 2022-11-23
Webseite: SpringerLink **Publisher:** Springer

[s142] - https://www.bonchabio.com/blog/algaeoil_omega3
Titel: Whats Algae Oil? Your Ultimate Omega-3 Source, Especially for Moms Vegans **von:** Boncha Bio
Erscheinungsdatum: September 05, 2023 **Webseite:** Boncha Bio

[s143] - https://pubmed.ncbi.nlm.nih.gov/18220672/
Autor: Scott D Doughman, Srirama Krupanidhi, Carani B Sanjeevi **Titel:** Omega-3 fatty acids for nutrition and medicine: considering microalgae oil as a vegetarian source of EPA and DHA
Erscheinungsdatum: 2007-08 **Webseite:** PubMed
Publisher: Curr Diabetes Rev

[s144] - https://nutritionfacts.org/questions/do-algae-based-omega-3-supplements-contain-beta-n-methylamino-l-alanine-bmaa-that-has-been-found-in-blue-green-algae/
Autor: Joseph Gonzales, R.D. **Titel:** Do algae-based omega-3 supplements contain beta-N-methylamino-L-alanine (BMAA) that has been found in blue-green algae?
von: NutritionFacts.org **Erscheinungsdatum:** April 2, 2015
Webseite: NutritionFacts.org

[s145] - https://pubmed.ncbi.nlm.nih.gov/24261532/
Autor: Katie Lane, Emma Derbyshire, Weili Li, Charles Brennan **Titel:** Bioavailability and potential uses of vegetarian s ources of omega-3 fatty acids: a review of the lit erature
von: Manchester Metropolitan University **Erscheinungsdatum:** 2014
Webseite: PubMed **Publisher:** Crit Rev Food Sci Nutr

[s146] - https://cannabis.ny.gov/system/files/documents/2024/06/gmp-guidance.pdf
Titel: GMP Audit Guidance Document **von:** New York State Office of Cannabis Management
Webseite: New York State Office of Cannabis Management

[s147] - https://www.accessdata.fda.gov/scripts/cdrh/cfdocs/cfcfr/CFRSearch.cfm?fr=111.117
Titel: CFR - Code of Federal Regulations Title 21, Sec. 111.117 **von:** U.S. Food Drug Administration
Erscheinungsdatum: 2024-08-30 **Webseite:** accessdata.fda.gov

[s148] - https://blog.certified-laboratories.com/en/cl-blog/fda-dietary-supplement-testing-requirements
Autor: Shelly Blackwell **Titel:** FDA Dietary Supplement Testing Requirements: A Guide for Quality Control Professionals
von: EAS Consulting Group, a Certified Group company **Webseite:** Certified Laboratories Blog

[s149] - https://www.accessdata.fda.gov/scripts/cdrh/cfdocs/cfcfr/CFRSearch.cfm?fr=111.75
Titel: CFR - Code of Federal Regulations Title 21, Sec. 111.75 **von:** U.S. Food Drug Administration
Erscheinungsdatum: 2024-08-30 **Webseite:** FDA

[s150] - https://www.fda.gov/search?s=gmp+guidelines&sort_bef_combine=rel_DESC
Autor: U.S. Food and Drug Administration **Titel:** Good Manufacturing Practice (GMP) Guidelines
Erscheinungsdatum: Oct. 1, 2024 **Webseite:** FDA.gov

[s151] - https://www.medsafe.govt.nz/regulatory/dietarysupplements/regulation.asp
Titel: Regulation of Dietary Supplements **von:** New Zealand Medicines and Medical Devices Safety Authority
Erscheinungsdatum: 15 October 2024 **Webseite:** Medsafe

[s152] - https://catalystnutra.com/quality
Titel: Quality **von:** Catalyst Nutraceuticals
Webseite: catalystnutra.com

[s153] - http://www.chiropractorofstcharles.com/index.php/nutrition
Titel: Nutritional Counseling at Furjes Chiropractic Office **von:** Furjes Chiropractic Office
Webseite: Chiropractor of St. Charles

[s154] - https://www.botanicals.com/bi-nutraceuticals-reno-facility-receives-sqf-certification/
Autor: Courtney Morton **Titel:** BI Nutraceuticals' Reno Facility Receives SQF Certification
von: BI Nutraceuticals **Erscheinungsdatum:** March 16, 2016
Webseite: botanicals.com

[s155] - https://www.biomerieux-industry.com/ko/node/1581
Titel: Quality Control Management of Nutraceuticals and Dietary Supplements **von:** bioMrieux
Erscheinungsdatum: 2021-07-16 **Webseite:** bioMrieux Industry

[s156] - https://hi-technutraceuticals.com/qc.php
Titel: Quality Control Department **von:** Hi-Tech Nutraceuticals
Webseite: hi-technutraceuticals.com

[s157] - https://www.globenewswire.com/news-release/2024/07/22/2916330/0/en/Global-Nutraceuticals-CDMO-Industry-Research-2024-Size-Share-Trends-Opportunity-and-Competitive-Landscape-2019-2029F.html
Autor: Research and Markets **Titel:** Global Nutraceuticals CDMO Industry Research 2024: Size, Share, Trends, Opportunity, and Competitive Landscape, 2019-2029F
von: Research and Markets **Erscheinungsdatum:** 2024-07-22
Webseite: GlobeNewswire **Publisher:** Research and Markets

[s158] - https://www.nai-online.com/our-capabilities/supplement-warehousing/
Titel: Supplement Warehousing **von:** Natural Alternatives International (NAI)
Webseite: nai-online.com

[s159] - https://manufacturingchemist.com/self-preservation-anti-crosslinking-solutions-secure-the-future
Autor: Dr Ulrich Mach **Titel:** Self-preservation: anti-crosslinking solutions secure the future of softgels
von: GELITA **Erscheinungsdatum:** 18-Jul-2024
Webseite: Manufacturing Chemist

[s160] - https://www.ema.europa.eu/en/documents/scientific-guideline/guideline-manufacture-finished-dosage-form-revision-1_en.pdf
Autor: European Medicines Agency **Titel:** Guideline on manufacture of the finished dosage form
Erscheinungsdatum: 4 July 2017 **Webseite:** European Medicines Agency

[s161] - https://www.accessdata.fda.gov/scripts/cdrh/cfdocs/cfcfr/CFRSearch.cfm?fr=211.166
Titel: CFR - Code of Federal Regulations Title 21, Sec. 211.166 Stability testing **von:** U.S. Food Drug Administration
Erscheinungsdatum: Aug 30, 2024 **Webseite:** accessdata.fda.gov

[s162] - https://www.crnusa.org/sites/default/files/Probiotics/CRN-IPA-Best-Practices-Probiotics-revised-11-12-20FINAL.pdf
Autor: Council for Responsible Nutrition (CRN) and International Probiotics Association (IPA) **Titel:** Best Practices for Probiotics
Erscheinungsdatum: November 12, 2020 **Webseite:** CRN USA

[s163] - https://www.sanner-group.com/fileadmin/fileadmin/Mediapool/academy/whitepapers/art_e_Sanner_Whitepaper_Regulatory_2019_08_02_final.pdf
Autor: Dr. sc. nat. Antje Caelers **Titel:** The underestimated role of primary packaging
von: Sanner GmbH **Erscheinungsdatum:** August 2019
Webseite: sanner-group.com

[s164] - https://kirkhumanitarian.org/wp-content/uploads/2024/07/Expert-Consensus-on-an-Open-Access-UNIMMAP-MMS-Product-Specification.pdf
Autor: Multiple Micronutrient Supplement Technical Advisory Group (MMS-TAG) **Titel:** Expert Consensus on an Open-Access UNIMMAP-MMS Product Specification
von: Sight and Life **Erscheinungsdatum:** 2024-07
Webseite: Kirk Humanitarian

[s165] - https://www.medsafe.govt.nz/regulatory/dietarysupplements/regulation.asp
Titel: Regulation of Dietary Supplements **von:** New Zealand Medicines and Medical Devices Safety Authority
Erscheinungsdatum: 15 October 2024 **Webseite:** Medsafe

[s166] - https://www.bmel.de/EN/topics/consumer-protection/food-hygiene-safety/food-control-inspection-germany.html
Autor: Federal Ministry of Food and Agriculture **Titel:** Food control and inspection in Germany
Erscheinungsdatum: 10. Mar 2022 **Webseite:** BMEL

[s167] - https://www.diaetverband.de/download/rl-ebd-fassung-mit-anlagen-100119-final6-240420.pdf
Titel: "Verbandsrichtlinie Bilanzierte Diäten" (2019) **von:** DITVERBAND - Bundesverband der Hersteller von Lebensmitteln fr eine besondere Ernhrung e.V.
Erscheinungsdatum: 2019-06-11 **Webseite:** www.diaetverband.de

[s168] - https://www.europarl.europa.eu/RegData/etudes/STUD/2016/581411/EPRS_STU(2016)581411_EN.pdf
Autor: Ekaterina Karamfilova **Titel:** Food Contact Materials - Regulation (EC) No 19352004 European Implementation Assessment Study
von: European Parliamentary Research Service **Erscheinungsdatum:** May 2016
Webseite: europarl.europa.eu **Publisher:** European Parliament

[s169] - https://www.efsa.europa.eu/sites/default/files/consultation/gmo101129%2C0.pdf
Autor: EFSA Panel on Genetically Modified Organisms (GMO) **Titel:** Scientific Opinion on Guidance on the risk assessment of genetically modified microorganisms and their derived food and feed products
von: European Food Safety Authority (EFSA) **Erscheinungsdatum:** 20YY
Webseite: European Food Safety Authority **Publisher:** EFSA Journal

[s170] - https://www.bfr.bund.de/en/publication/maximum_levels_for_vitamins_and_minerals_in_food_supplements_and_fortified_foods-270796.html
Titel: Maximum levels for vitamins and minerals in food supplements and fortified foods **von:** German Federal Institute for Risk Assessment (BfR)
Erscheinungsdatum: 16.03.2021 **Webseite:** BfR

[s171] - https://www.gov.uk/government/publications/nutrition-legislation-information-sources/nutrition-legislation-information-sheet--2
Autor: Department of Health Social Care **Titel:** Nutrition legislation information sheet
Erscheinungsdatum: 20 February 2024 **Webseite:** GOV.UK

[s172] - https://food.ec.europa.eu/system/files/2016-10/labelling_nutrition-vitamins_minerals-guidance_tolerances_1212_en.pdf
Autor: European Commission **Titel:** Guidance Document for Competent Authorities for the Control of Compliance with EU Legislation on Nutrition Labelling
Erscheinungsdatum: December 2012 **Webseite:** European Commission

[s173] - https://www.ncbi.nlm.nih.gov/pmc/articles/PMC7009562/
Autor: Maged Younes, Peter Aggett, Fernando Aguilar, Riccardo Crebelli, Birgit Dusemund, Metka Fi lipič, Maria Jose Frutos, Pierre Galtier, Ursula Gundert-Remy, Gunter Georg Kuhnle, Claude Lambr, Jean-Charles Leblanc, Inger Therese Lille gaard, Peter Moldeus, Alicja Mortensen, Agneta Oskarsson, Ivan Stankovic, Ine Waalkens-Ber endsen, Rudolf Antonius Woutersen, Matthew Wright, Alessandro Di Domenico, Susan Fairweather-Tait, Harry McArdle, Camilla Smeraldi, David Gott
Titel: Guidance on safety evaluation of sources of nutrients and bioavailability of nutrient from the sources
von: European Food Safety Authority
Erscheinungsdatum: 2018-06-26
Webseite: NCBI
Publisher: John Wiley and Sons Ltd on behalf of European Food Safety Authority

[s174] - https://food.ec.europa.eu/system/files/2016-10/labelling_nutrition-supplements-discus_paper_amount_vitamins_en.pdf
Autor: EUROPEAN COMMISSION
Titel: Discussion Paper on the setting of maximum and minimum amounts for vitamins and minerals in foodstuffs
Erscheinungsdatum: June 2006
Webseite: European Commission
Publisher: European Communities

[s175] - https://link.springer.com/article/10.1007/s10499-020-00633-x
Autor: Anu Lhteenmaki-Uutela, Moona Rahikainen, Maria Teresa Camarena-Gomez, Jonna Piip arinen, Kristian Spilling, Baoru Yang
Titel: European Union legislation on macroalgae products
von: Springer
Erscheinungsdatum: 20 January 2021
Webseite: SpringerLink
Publisher: Springer

[s176] - https://www.ftc.gov/system/files/documents/plain-language/bus09-dietary-supplements-advertising-guide-industry.pdf
Autor: Federal Trade Commission
Titel: Dietary Supplements: An Advertising Guide for Industry
Erscheinungsdatum: April 2001
Webseite: www.ftc.gov

[s177] - https://www.venable.com/services/practices/food-and-drug-law
Titel: Food and Drug Law
von: Venable LLP
Webseite: Venable

[s178] - https://pubmed.ncbi.nlm.nih.gov/21332758/
Autor: Mary Ellen Sanders, Dan D Levy
Titel: The science and regulations of probiotic food and supplement product labeling
von: Dairy and Food Culture Technologies
Erscheinungsdatum: 2011-02
Webseite: New York Academy of Sciences
Publisher: New York Academy of Sciences

[s179] - https://www.gov.uk/government/publications/nutrition-legislation-information-sources/nutrition-legislation-information-sheet--2
Autor: Department of Health Social Care
Titel: Nutrition legislation information sheet
Erscheinungsdatum: 20 February 2024
Webseite: GOV.UK
Publisher: Crown copyright

[s180] - https://www.fdli.org/2021/05/food-and-supplement-class-action-suits-that-rely-on-alleged-regulatory-violations/
Autor: Theodora McCormick
Titel: Food and Supplement Class Action Suits That Rely on Alleged Regulatory Violations
von: FDLI
Erscheinungsdatum: 2021-05
Webseite: FDLI

[s181] - https://pubmed.ncbi.nlm.nih.gov/28078356/
Autor: Evelyn Breitweg-Lehmann
Titel: Marketability of food supplements - criteria for t he legal assessment
von: Bundesamt fr Verbraucherschutz und Leben smittelsicherheit
Erscheinungsdatum: 2017-03
Webseite: PubMed
Publisher: Bundesgesundheitsblatt Gesundheitsforschung Gesundheitsschutz

[s182] - https://www.fda.gov/files/food/published/Guidance-for-Industry--Distinguishing-Liquid-Dietary-Supplements-from-Beverages-%28PDF%29.pdf
Autor: U.S. Department of Health and Human Services
Titel: Guidance for Industry: Distinguishing Liquid Dietary Supplements from Beverages
von: Food and Drug Administration
Erscheinungsdatum: January 2014
Webseite: FDA

[s183] - https://www.medsafe.govt.nz/regulatory/dietarysupplements/regulation.asp
Titel: Regulation of Dietary Supplements
von: New Zealand Medicines and Medical Devices Safety Authority
Erscheinungsdatum: 15 October 2024
Webseite: Medsafe

[s184] - https://www.gov.uk/government/publications/nutrition-legislation-information-sources/nutrition-legislation-information-sheet--2
Autor: Department of Health Social Care
Titel: Nutrition legislation information sheet
Erscheinungsdatum: 20 February 2024
Webseite: GOV.UK
Publisher: Crown copyright

[s185] - https://www.medsafe.govt.nz/regulatory/dietarysupplements/regulation.asp
Titel: Regulation of Dietary Supplements
von: New Zealand Medicines and Medical Devices Safety Authority
Erscheinungsdatum: 15 October 2024
Webseite: Medsafe

[s186] - https://www.fda.gov/files/food/published/Guidance-for-Industry--Highly-Concentrated-Caffeine-in-Dietary-Supplements-DOWNLOAD.pdf
Autor: U.S. Department of Health and Human Services
Titel: Highly Concentrated Caffeine in Dietary Supplements: Guidance for Industry
von: Food and Drug Administration
Erscheinungsdatum: April 2018
Webseite: FDA

[s187] - https://grants.nih.gov/grants/guide/rfa-files/RFA-FD-23-027.html
Titel: Flexible Funding Model-Infrastructure De velopment and Maintenance for State Manu factured Food Regulatory Programs (U2F) Clinical Trials Not Allowed
von: U.S. Food and Drug Administration (FDA)
Erscheinungsdatum: January 24, 2023
Webseite: NIH Guide
Publisher: Department of Health and Human Services

[s188] - https://grants.nih.gov/grants/guide/rfa-files/RFA-FD-24-039.html
Titel: Flexible Funding Model-Infrastructure De velopment and Maintenance for State Manu factured Food Regulatory Programs (U19) Clinical Trials Not Allowed
von: U.S. Food and Drug Administration (FDA)
Erscheinungsdatum: January 31, 2024
Webseite: NIH Grants
Publisher: Department of Health and Human Services

[s189] - https://www.opss.org/article/why-third-party-certification-important-dietary-supplements
Titel: Why is Third-Party Certification Important for Dietary Supplements? von: Operation Supplement Safety
Erscheinungsdatum: Updated 29 May 2024 Webseite: OPSS

[s190] - https://blog.nutrasource.ca/blog/non-gmo-testing-and-certification-it-doesnt-have-to-be-complicated
Autor: Ruth Rodrigues Titel: Non-GMO Testing and Certification: It doesnt have to be complicated
von: Nutrasource Erscheinungsdatum: 2022-05-05
Webseite: Nutrasource Blog

[s191] - https://www.robinsonpharma.com/certifications/
Autor: Robinson Pharma, Inc. Titel: Certifications
von: Robinson Pharma, Inc. Webseite: Robinson Pharma

[s192] - https://ctlatesting.com/blogs/articles/certificate-analysis-for-food-dietary-supplements
Autor: Jae O. Haroldsen Titel: Certificate of Analysis for Food Dietary Supplements
von: Contract Testing Laboratories of America Erscheinungsdatum: Dec 31, 2022
Webseite: CT Latesting

[s193] - https://fsns.com/8-hidden-costs-of-in-house-lab-testing/
Titel: 8 Hidden Costs Challenges of In-House Lab Testing von: Food Safety Net Services (FSNS)
Erscheinungsdatum: May 24, 2023 Webseite: FSNS

[s194] - https://datcp.wi.gov/Documents/2017ExportCertificateGuidelinesRevisedFeb13.pdf
Titel: Export Certificates 2017 von: Wisconsin Department of Agriculture, Trade and Consumer Protection
Erscheinungsdatum: February 2017 Webseite: Wisconsin Department of Agriculture, Trade and Consumer Protection

[s195] - https://blog.certified-laboratories.com/en/cl-blog/fda-dietary-supplement-testing-requirements
Autor: Shelly Blackwell Titel: FDA Dietary Supplement Testing Requirements: A Guide for Quality Control Professionals
von: EAS Consulting Group, a Certified Group company Webseite: Certified Laboratories Blog

[s196] - https://summitnutritional.com/
von: Summit Nutritional Laboratories Webseite: summitnutritional.com

[s197] - https://pmc.ncbi.nlm.nih.gov/articles/PMC6857616/
Autor: Joseph M Betz, Catherine A Rimmer, Leila G Saldanha, Melissa M Phillips, Karen W Andrews, Stephen A Wise, Laura J Wood, Adam J Kuszak, Pavel A Gusev, Pamela R Pehrsson Titel: Challenges in Developing Analytically Validated Laboratory-Derived Dietary Supplement Data bases
von: National Institutes of Health, National Institute of Standards and Technology, Agricultural Research Service, US Department of Agriculture Erscheinungsdatum: 2018-08-03
Webseite: PMC Publisher: Crown copyright

[s198] - https://www.michigan.gov/cra/-/media/Project/Websites/cra/bulletin/5Technical/Sampling_and_Testing-_Technical_Guidance_for_Marijuana_Products_694124_7.pdf
Titel: Sampling and Testing Technical Guidance for Marijuana Products von: Cannabis Regulatory Agency (CRA)
Erscheinungsdatum: September 23, 2024 Webseite: Michigan Government

[s199] - https://adpen.com/services/nutritional-testing/
Titel: Nutritional and Supplement Testing von: ADPEN Laboratories
Webseite: adpen.com

[s200] - https://www.fda.gov/files/drugs/published/Analytical-Procedures-and-Methods-Validation-for-Drugs-and-Biologics.pdf
Autor: U.S. Department of Health and Human Services Titel: Analytical Procedures and Methods Validation for Drugs and Biologics
von: Food and Drug Administration Erscheinungsdatum: July 2015
Webseite: FDA

[s201] - https://ctlatesting.com/blogs/articles/stability-testing
Autor: Rachael Cummings Titel: Stability Testing
von: Contract Testing Laboratories of America Erscheinungsdatum: Apr 29, 2022
Webseite: CT Latesting

[s202] - https://www.chpa.org/sites/default/files/media/docs/2020-10/Summary-of-Key-Differences-Between-FDA-Drug-Dietary-Supplement-GMPs-03042015.pdf
Autor: Dean R. Cirotta Titel: A Summary of the Key Differences Between the FDA's Drug and Dietary Supplement GMPs (21 CFR Parts 211 vs. 111)
von: EAS Consulting Group, LLC Webseite: Council for Responsible Nutrition

[s203] - https://aleralabs.com/about-us/industries-we-serve/food/
Titel: Industries We Serve - Food von: Alera Labs, LLC
Webseite: Alera Labs

[s204] - https://pubmed.ncbi.nlm.nih.gov/33673604/
Autor: Zane Temova Rakusa, Albin Kristl, Robert Roskar Titel: Stability of Reduced and Oxidized Coenzyme Q10 in Finished Products
Erscheinungsdatum: 2021-02-27 Webseite: PubMed
Publisher: Antioxidants (Basel)

[s205] - https://dyadlabs.com/news/shelf-life-analysis-3-key-requirements-for-a-successful-stability-program/
Autor: Jasmyne Muir Titel: Shelf Life Analysis: 3 Key Requirements for a Successful Stability Program
von: Dyad Labs Erscheinungsdatum: April 12, 2019
Webseite: Dyad Labs

[s206] - https://vasolabs.com/vitamin-d3-k2
Titel: Vitamins D3 and K2: A Synergistic Approach to Health von: Vasolabs
Webseite: Vasolabs

[s207] - https://www.lesaffre.com/trends-mag/vitamin-k2-a-super-vitamin-with-lifelong-benefits/
Autor: Xavier Berger Titel: Vitamin K2: a 'super-vitamin' with lifelong benefits
von: Gnosis by Lesaffre Erscheinungsdatum: 11 January 2022
Webseite: Lesaffre

[s208] - https://www.health.com/vitamin-d-and-k-8427006
Autor: Ruth Jessen Hickman, MD Titel: Can You Take Vitamin D and Vitamin K Together?
von: Health Erscheinungsdatum: January 27, 2024
Webseite: Health Publisher: Dotdash Meredith

[s209] - https://thenaturaldoctor.org/wp-content/uploads/2023/01/Vitamins-D3-and-K2-Another-Dynamic-Duo-By-Dr-Eccles.pdf
Autor: Dr Nyjon K. Eccles BSc MBBS MRCP PhD **Titel:** Vitamins D3 and K2 Another Dynamic Duo!
von: The Natural Doctor **Webseite:** thenaturaldoctor.org

[s210] - https://pubmed.ncbi.nlm.nih.gov/28952607/
Autor: M H J Knapen, K M Jardon, C Vermeer **Titel:** Vitamin K-induced effects on body fat and weight: results from a 3-year vitamin K2 interve ntion study
von: RD Group VitaK, Maastricht University **Erscheinungsdatum:** 2018-01
Webseite: PubMed **Publisher:** Eur J Clin Nutr

[s211] - https://link.springer.com/article/10.1007/s00394-020-02352-8
Autor: Adriana J. van Ballegooijen, Joline W. J. Beulens, Lyanne M. Kieneker, Martin H. de Borst, Ron T. Gansevoort, Ido P. Kema, Leon J. Schurgers, Marc G. Vervloet, Stephan J. L. Bakker **Titel:** Combined low vitamin D and K status amplifies mortality risk: a prospective study
Erscheinungsdatum: 2020-08-17 **Webseite:** SpringerLink
Publisher: Springer

[s212] - https://pubmed.ncbi.nlm.nih.gov/29138634/
Autor: Adriana J van Ballegooijen, Stefan Pilz, Andreas Tomaschitz, Martin R Grbler, Nicolas Verheyen **Titel:** The Synergistic Interplay between Vitamins D and K for Bone and Cardiovascular Health: A N arrative Review
Erscheinungsdatum: 2017-09-12 **Webseite:** PubMed
Publisher: International Journal of Endocrinology

[s213] - https://nutraceuticalbusinessreview.com/kappa-bioscience-investigates-vitamin-k-and-d-synergy-against-covid-180106
Autor: Dr. Grace McComsey **Titel:** Kappa Bioscience investigates Vitamin K and D synergy against COVID
von: Kappa Bioscience **Erscheinungsdatum:** 22-Oct-2021
Webseite: Nutraceutical Business Review

[s214] - https://www.justvitamins.co.uk/blog/the-dynamic-duo-why-vitamin-d3-k2-is-a-powerful-combo-for-your-health/
Autor: Just Vitamins **Titel:** The Dynamic Duo: Why Vitamin D3 + K2 is a Powerful Combo for Your Health
von: Just Vitamins **Erscheinungsdatum:** 30082024
Webseite: Just Vitamins **Publisher:** Just Vitamins

[s215] - https://www.ncbi.nlm.nih.gov/pmc/articles/PMC8573303/
Autor: Mohsen Nabi-Afjadi, Hadis Karami, Kaveh Goudarzi, Iraj Alipourfard, Elham Bahreini **Titel:** The effect of vitamin D, magnesium and zinc supplements on interferon signaling pathways a nd their relationship to control SARS-CoV-2 infection
Erscheinungsdatum: 2021-11-08 **Webseite:** NCBI
Publisher: Clin Mol Allergy

[s216] - https://lpi.oregonstate.edu/mic/minerals/selenium
Titel: Selenium **von:** Oregon State University
Webseite: Linus Pauling Institute

[s217] - https://microbialcellfactories.biomedcentral.com/articles/10.1186/s12934-024-02449-3
Autor: Luis G. Bermúdez-Humarn, Benoit Chassaing, Philippe Langella **Titel:** Exploring the interaction and impact of probiotic and commensal bacteria on vitamins, minerals and short chain fatty acids metabolism
Erscheinungsdatum: 12 June 2024 **Webseite:** Microbial Cell Factories
Publisher: BMC

[s218] - https://apjcn.qdu.edu.cn/9_5_8.pdf
Autor: Robin D Graham, Julia M Humphries, Julie L Kitchen **Titel:** Nutritionally enhanced cereals: A sustainable foundation for a balanced diet
Erscheinungsdatum: 2000 **Webseite:** Asia Pacific Journal of Clinical Nutrition

[s219] - https://nutritionj.biomedcentral.com/articles/10.1186/1475-2891-2-7
Autor: K Akhilender Naidu **Titel:** Vitamin C in human health and disease is still a mystery? An overview
Erscheinungsdatum: 21 August 2003 **Webseite:** Nutrition Journal
Publisher: BMC

[s220] - https://jptcp.com/index.php/jptcp/article/view/4977
Autor: Khansa, Muhammad Imran Hussain, Mubashra Basharat, Saba Akhtar, Munawara Mohamed Yahaya, Noman Aslam, Sahir Shahzad **Titel:** Synergistic Effect of Ascorbic Acid and Iron Supplementation Against Postpartum Anemia and Oxidative Stress Mitigation
Erscheinungsdatum: 2024 **Webseite:** Journal of Population Therapeutics and Clinical Pharmacology

[s221] - https://pubmed.ncbi.nlm.nih.gov/30129973/
Autor: Dripta Roy Choudhury, Krishnapillai Madhavan Nair, Nagalla Balakrishna, Kankipati Vijaya R adhakrishna, Sudip Ghosh, Sylvia Fernandez Rao **Titel:** A food synergy approach in a national program to improve the micronutrient status of preschoolers: a randomized control trial protocol
von: National Institute of Nutrition (Indian Council of Medical Research) **Erscheinungsdatum:** 2018-08-21
Webseite: PubMed **Publisher:** New York Academy of Sciences

[s222] - https://pubmed.ncbi.nlm.nih.gov/6940487/
Autor: S R Lynch, J D Cook **Titel:** Interaction of vitamin C and iron
Erscheinungsdatum: 1980 **Webseite:** PubMed
Publisher: Ann N Y Acad Sci

[s223] - https://journalofethnicfoods.biomedcentral.com/articles/10.1186/s42779-019-0033-3
Autor: Tharani Devi Natarajan, Janci Rani Ramasamy, Kirthika Palanisamy **Titel:** Nutraceutical potentials of synergic foods: a syst ematic review
Erscheinungsdatum: 19 December 2019 **Webseite:** Journal of Ethnic Foods
Publisher: BMC

[s224] - https://www.ijpab.com/form/2017%20Volume%205,%20issue%206/IJPAB-2017-5-6-208-214.pdf
Autor: Tripathy S., Dhaduk J. J., Kapadiya S. **Titel:** Interrelationship of Micronutrients: Antagonism and Synergism
Erscheinungsdatum: 2017 **Webseite:** IJPAB

[s225] - https://patents.google.com/patent/US5536506A/en
Autor: Muhammed Majeed, Vladimir Badmaev, R. Rajendran **Titel:** Use of piperine to increase the bioavailability of nutritional compounds
von: Sami Chemicals and Extracts Ltd **Erscheinungsdatum:** 1996-07-16
Webseite: Google Patents

[s226] - https://lpi.oregonstate.edu/mic/vitamins/riboflavin
Titel: Riboflavin **von:** Oregon State University
Webseite: Linus Pauling Institute

[s227] - https://pmc.ncbi.nlm.nih.gov/articles/PMC11275291/
Autor: María C Snchez, Ana Herriz, María J Ciudad, Marta Arias, Raquel Alonso, Carmen Doblas, Ara ncha Llama-Palacios, Luis Collado **Titel:** Metabolomics and Biochemical Benefits of Multivitamin and Multimineral Supplementation in Healthy Individuals: A Pilot Study
von: University Complutense **Erscheinungsdatum:** 2024 Jul 13
Webseite: PMC **Publisher:** MDPI

[s228] - https://www.nature.com/articles/s42255-023-00916-6
Autor: Marta Kovatcheva, Elena Melendez, Dafni Chondronasiou, Federico Pietrocola, Raquel Bernad, Adri Caballe, Alexandra Junza, Jordi Ca pellades, Adrin Holguín-Horcajo, Neus Prats, Sylvere Durand, Meritxell Rovira, Oscar Yanes, Camille Stephan-Otto Attolini, Guido Kroemer, Manuel Serrano **Titel:** Vitamin B12 is a limiting factor for induced cellu lar plasticity and tissue repair
von: Nature **Erscheinungsdatum:** 2023-11-16
Webseite: Nature **Publisher:** Nature Publishing Group

[s229] - https://animal.ifas.ufl.edu/apps/dairymedia/rns/2005/Ledoux.pdf
Autor: David R. Ledoux, Marcia C. Shannon **Titel:** Bioavailability and Antagonists of Trace Minerals in Ruminant Metabolism
Erscheinungsdatum: 2005 **Webseite:** University of Florida

[s230] - https://www.scielo.cl/scielo.php?script=sci_arttext&pid=S0716-97602006000100011
Autor: Miguel Arredondo, Ronny Martínez, Marco T. Núez, Manuel Ruz, Manuel Olivares **Titel:** Inhibition of iron and copper uptake by iron, copper and zinc
von: Institute of Nutrition and Food Technology (INTA), Universidad de Chile **Erscheinungsdatum:** 2006
Webseite: SciELO **Publisher:** Biological Research

[s231] - https://pubmed.ncbi.nlm.nih.gov/21462112/
Autor: Bo Lnnerdal **Titel:** Calcium and iron absorption--mechanisms and public health relevance
Erscheinungsdatum: 2010-10 **Webseite:** PubMed
Publisher: Int J Vitam Nutr Res

[s232] - https://lpi.oregonstate.edu/book/export/html/6331
Titel: Drug-Nutrient Interactions **von:** Oregon State University
Webseite: Oregon State University

[s233] - https://pubmed.ncbi.nlm.nih.gov/9587151/
Autor: R A Wapnir **Titel:** Copper absorption and bioavailability
Erscheinungsdatum: 1998-05 **Webseite:** PubMed
Publisher: American Journal of Clinical Nutrition

[s234] - https://link.springer.com/article/10.1007/s00374-015-1039-7
Autor: Prem S. Bindraban, Christian Dimkpa, Latha Nagarajan, Amit Roy, Rudy Rabbinge **Titel:** Revisiting fertilisers and fertilisation strategies for improved nutrient uptake by plants
Erscheinungsdatum: 16 July 2015 **Webseite:** SpringerLink
Publisher: Biology and Fertility of Soils

[s235] - https://www.cambridge.org/core/services/aop-cambridge-core/content/view/8A8B418BFD2994895500F3151FB793F2/S0029665179000197a.pdf/_div_class__title__Anti-nutrient_factors_affecting_mineral_utilization__div_.pdf
Autor: N. T. Davies **Titel:** Anti-nutrient factors affecting mineral utilization
von: The Rmmett Research Institute **Erscheinungsdatum:** 1979
Webseite: Cambridge University Press

[s236] - https://lpi.oregonstate.edu/mic/drug-nutrient-interactions
Titel: Drug-Nutrient Interactions **von:** Oregon State University
Webseite: Linus Pauling Institute

[s237] - https://pubmed.ncbi.nlm.nih.gov/34860982/
Autor: Jeffery David Prescott, Victoria Jayne Drake, Jan Frederik Stevens **Titel:** Medications and Micronutrients: Identifying Clinically Relevant Interactions and Addressing Nutritional Needs
von: Intellisphere, LLC **Erscheinungsdatum:** 2018-06-20
Webseite: PubMed **Publisher:** SAGE Publications

[s238] - https://www.nhs.uk/mental-health/talking-therapies-medicine-treatments/medicines-and-psychiatry/ssri-antidepressants/considerations/
Titel: Cautions - Selective serotonin reuptake inhibitors (SSRIs) **von:** NHS
Webseite: NHS

[s239] - https://oasas.ny.gov/news/holiday-food-and-drug-interactions
Titel: Holiday Food and Drug Interactions **von:** Office of Addiction Services and Supports
Erscheinungsdatum: December 1, 2008 **Webseite:** OASAS

[s240] - https://www.ncbi.nlm.nih.gov/books/NBK562303/
Autor: Kristina Fritz; Katherine Taylor; Mayur Parmar **Titel:** Calcium Carbonate
von: StatPearls Publishing **Erscheinungsdatum:** 2024 Jan
Webseite: NCBI Bookshelf **Publisher:** StatPearls Publishing

[s241] - https://lpi.oregonstate.edu/mic/drug-nutrient-interactions
Titel: Drug-Nutrient Interactions **von:** Oregon State University
Webseite: Linus Pauling Institute

[s242] - https://www.nhs.uk/medicines/propranolol/
Titel: Propranolol - Brand names: Bedranol, Beta-prograne, Half Beta-prograne **von:** NHS
Erscheinungsdatum: 18 November 2021 **Webseite:** NHS

[s243] - https://pubmed.ncbi.nlm.nih.gov/11235817/
Autor: A P Ten Eick, J L Blumer, M D Reed **Titel:** Safety of antihistamines in children
Erscheinungsdatum: 2001 **Webseite:** PubMed
Publisher: Drug Safety

[s244] - https://pubmed.ncbi.nlm.nih.gov/2667316/
Autor: C E Butterworth Jr, T Tamura **Titel:** Folic acid safety and toxicity: a brief review
Erscheinungsdatum: 1989-08 **Webseite:** PubMed
Publisher: American Journal of Clinical Nutrition

[s245] - https://pubmed.ncbi.nlm.nih.gov/11594942/
Autor: Age-Related Eye Disease Study Research Group **Titel:** A randomized, placebo-controlled, clinical trial o f high-dose supplementation with vitamins C and E, beta carotene, and zinc for age-related macular degeneration and vision loss: AREDS report no. 8
Erscheinungsdatum: 2001-10 **Webseite:** PubMed
Publisher: Arch Ophthalmol

[s246] - https://www.umkelloggeye.org/conditions-treatments/dietary-supplements-and-age-related-macular-degeneration
Titel: Dietary Supplements and Age-Related Macular Degeneration **von:** Michigan Medicine
Webseite: Kellogg Eye Center

[s247] - https://pubmed.ncbi.nlm.nih.gov/23420353/
Autor: Jinjin Zheng Selin, Susanne Rautiainen, Birgitta Ejdervik Lindblad, Ralf Morgenstern, Alicja Wolk
Titel: High-dose supplements of vitamins C and E, low-dose multivitamins, and the risk of age-related cataract: a population-based prospective cohort study of men
von: Karolinska Institutet
Erscheinungsdatum: 2013-03-15
Webseite: PubMed
Publisher: American Journal of Epidemiology

[s248] - https://pubmed.ncbi.nlm.nih.gov/26178029/
Autor: Stuart M Phillips
Titel: Nutritional supplements in support of resistance e xercise to counter age-related sarcopenia
von: McMaster University
Erscheinungsdatum: 2015-07-15
Webseite: PubMed
Publisher: American Society for Nutrition

[s249] - https://pubmed.ncbi.nlm.nih.gov/17997484/
Autor: Barbara E K Klein, Michael D Knudtson, K ristine E Lee, Jennifer O Reinke, Lorraine G Danforth, Angela M Wealti, Emily Moore, Ronal d Klein
Titel: Supplements and age-related eye conditions: the Beaver Dam Eye Study
Erscheinungsdatum: 2008-07
Webseite: PubMed
Publisher: Ophthalmology

[s250] - https://www.gendermedjournal.it/archivio/3600/articoli/35816/
Autor: Annalisa Silenzi, Roberta Masella
Titel: Gender-specific food supplements: do we really need them?
von: Center for Gender-Specific Medicine, Italian National Institute of Health
Erscheinungsdatum: May-August 2021
Webseite: Journal of Sex- and Gender-Specific Medicine

[s251] - https://pubmed.ncbi.nlm.nih.gov/11101268/
Autor: M A Tarnopolsky
Titel: Gender differences in metabolism; nutrition and supplements
von: McMaster University
Erscheinungsdatum: 2000-09
Webseite: PubMed
Publisher: J Sci Med Sport

[s252] - https://jissn.biomedcentral.com/articles/10.1186/s12970-021-00422-8
Autor: Kealey J. Wohlgemuth, Luke R. Arieta, Gabrielle J. Brewer, Andrew L. Hoselton, Lacey M. Gould, Abbie E. Smith-Ryan
Titel: Sex differences and considerations for female specific nutritional strategies: a narrative review
von: Journal of the International Society of Sports Nut rition
Erscheinungsdatum: 01 April 2021
Webseite: BMC

[s253] - https://link.springer.com/article/10.1007/s40279-021-01508-8
Autor: Bryan Holtzman, Kathryn E. Ackerman
Titel: Recommendations and Nutritional Consider ations for Female Athletes: Health and P erformance
Erscheinungsdatum: 2021-09-13
Webseite: SpringerLink
Publisher: Springer

[s254] - https://nutritionj.biomedcentral.com/articles/10.1186/1475-2891-11-104
Autor: Nancy P Gordon, Bette J Caan, Maryam M A sgari
Titel: Variation in vitamin D supplementation among adults in a multi-raceethnic health plan popu lation, 2008
von: Kaiser Permanente Northern California
Erscheinungsdatum: 11 December 2012
Webseite: Nutrition Journal
Publisher: BMC

[s255] - https://link.springer.com/article/10.1007/s40279-022-01755-3
Autor: Abbie E. Smith-Ryan, Hannah E. Cabre, Sam R. Moore
Titel: Active Women Across the Lifespan: Nutritional Ingredients to Support Health and Wellness
von: Springer
Erscheinungsdatum: 29 September 2022
Webseite: SpringerLink
Publisher: Springer

[s256] - https://lpi.oregonstate.edu/mic/life-stages/children
Titel: Micronutrient Requirements of Children Ages 4 to 13 Years
von: Oregon State University
Webseite: Linus Pauling Institute

[s257] - https://pmc.ncbi.nlm.nih.gov/articles/PMC11643751/
Autor: Evgeny Pokushalov, Andrey Ponomarenko, E vgenya Shrainer, Dmitry Kudlay, Richard Miller
Titel: Biomarker-Guided Dietary Supplementation: A Narrative Review of Precision in Personalized Nutrition
von: Triangel Scientific
Erscheinungsdatum: 2024-11-25
Webseite: PMC
Publisher: MDPI

[s258] - https://www.ncbi.nlm.nih.gov/books/NBK540969/
Autor: Fady Moustarah; Sharon F. Daley
Titel: Dietary Iron
von: StatPearls Publishing
Erscheinungsdatum: 2024 Jan
Webseite: NCBI Bookshelf
Publisher: National Library of Medicine, National Institutes of Health

[s259] - https://lpi.oregonstate.edu/mic/micronutrient-inadequacies/subpopulations-at-risk
Titel: Subpopulations at Risk for Micronutrient Inadequacy or Deficiency
von: Oregon State University
Webseite: Linus Pauling Institute

[s260] - https://www.nature.com/articles/ejcn2010263
Autor: A Alavi, O Fraser, E Tarelli, M Bland, J Axford
Titel: An open-label dosing study to evaluate the safety and effects of a dietary plant-derived polysacchar ide supplement on the N-glycosylation status of serum glycoproteins in healthy subjects
von: Nature Publishing Group
Erscheinungsdatum: 12 January 2011
Webseite: Nature
Publisher: European Journal of Clinical Nutrition

[s261] - https://pubmed.ncbi.nlm.nih.gov/20727237/
Autor: Sebely Pal, Alireza Khossousi, Colin Binns, Satvinder Dhaliwal, Vanessa Ellis
Titel: The effect of a fibre supplement compared to a healthy diet on body composition, lipids, glucose, insulin and other metabolic syndrome risk factors in overweight and obese individuals
von: Curtin University of Technology
Erscheinungsdatum: 2010-08-23
Webseite: PubMed
Publisher: Br J Nutr

[s262] - https://pubmed.ncbi.nlm.nih.gov/14564938/
Autor: Denise Bienz, Hector Cori, Dietrich Hornig
Titel: Adequate dosing of micronutrients for different age groups in the life cycle
von: Roche Vitamins Ltd.
Erscheinungsdatum: 2003-09
Webseite: PubMed
Publisher: Food and Nutrition Bulletin

[s263] - https://pmc.ncbi.nlm.nih.gov/articles/PMC4473133/
Autor: Joanne E Arsenault, Laetitia Nikiema, Pauline Allemand, Kossiwavi A Ayassou, Hermann Lanou, Mourad Moursi, Fabiana F De Moura, Yves Martin-Prevel
Titel: Seasonal differences in food and nutrient intakes among young children and their mothers in rural Burkina Faso
von: HarvestPlus co International Food Policy Research Institute
Erscheinungsdatum: 2014-11-13
Webseite: National Center for Biotechnology Information
Publisher: Cambridge University Press

[s264] - https://pubmed.ncbi.nlm.nih.gov/15220940/
Autor: H Hadi, M J Dibley, K P West Jr
Titel: Complex interactions with infection and diet may explain seasonal growth responses to vitamin A in preschool aged Indonesian children
von: Gadjah Mada University
Erscheinungsdatum: 2004-07
Webseite: PubMed
Publisher: Eur J Clin Nutr

[s265] - https://malariajournal.biomedcentral.com/articles/10.1186/s12936-023-04745-6
Autor: Paul Sondo, Brenger Kabor, Toussaint Rouamba, Eulalie Compaor, Yssimini Nadge Guillne Tibiri, Hyacinthe Abd-El Latif Faal Kabor, Karim Derra, Marc Christian Tahita, Hamidou Ilboudo, Gauthier Tougri, Ismala Bouda, Tikanou Dakyo, Hyacinthe Kafando, Florence Oudraogo, Eli Rouamba, So-vii Franck Hien, Adama Kazienga, Cheick Sad Compaor, Estelle Bambara, Macaire Nana, Prabin Dahal, Franck Garanet, William Kabor, Thierry Lfvre, Philippe Guerin, Halidou Tinto
Titel: Enhanced effect of seasonal malaria chem oprevention when coupled with nutrients supplementation for preventing malaria in children under 5 years old in Burkina Faso: a ra ndomized open label trial
von: BMC (BioMed Central)
Erscheinungsdatum: 18 October 2023
Webseite: Malaria Journal
Publisher: BioMed Central

[s266] - https://jissn.biomedcentral.com/articles/10.1186/s12970-017-0177-8
Autor: Ralf Jger, Chad M. Kerksick, Bill I. Campbell, Paul J. Cribb, Shawn D. Wells, Tim M. Skwiat, Martin Purpura, Tim N. Ziegenfuss, Arny A. Ferr ando, Shawn M. Arent, Abbie E. Smith-Ryan, Jeffrey R. Stout, Paul J. Arciero, Michael J. O rmsbee, Lem W. Taylor, Colin D. Wilborn, Doug S. Kalman, Richard B. Kreider, Darryn S. Wil loughby, Jay R. Hoffman, Jamie L. Krzykowski, Jose Antonio
Titel: International Society of Sports Nutrition Position Stand: protein and exercise
von: International Society of Sports Nutrition
Erscheinungsdatum: 20 June 2017
Webseite: Journal of the International Society of Sports Nut rition

[s267] - https://trainright.com/nutrient-timing-guide-optimize-iron-absorption/
Autor: Corrine Malcolm
Titel: Nutrient Timing Guide to Optimize Iron A bsorption
von: CTS (Carmichael Training Systems)
Webseite: trainright.com

[s268] - https://www.betterhealth.vic.gov.au/health/healthyliving/sporting-performance-and-food
Titel: Sporting performance and food
von: Department of Health, State Government of Victoria
Webseite: Better Health Channel

[s269] - http://publichealth.lacounty.gov/phcommon/public/faqs/faqdisplist.cfm?ou=ph&prog=cdpp&unit=nut
Titel: Nutrition Program - Frequently Asked Questions
von: Department of Public Health, LA County
Webseite: LA County Public Health

[s270] - https://pubmed.ncbi.nlm.nih.gov/28150472/
Autor: Alireza Naderi, Erick P de Oliveira, Tim N Ziegenfuss, MarkE T Willems
Titel: Timing, Optimal Dose and Intake Duration of Dietary Supplements with Evidence-Based Use in Sports Nutrition
Erscheinungsdatum: 2016-12-31
Webseite: PubMed
Publisher: J Exerc Nutrition Biochem

[s271] - https://pubmed.ncbi.nlm.nih.gov/36437004/
Autor: Masaki Takahashi, Yu Tahara
Titel: Timing of FoodNutrient Intake and Its Health Benefits
Erscheinungsdatum: 2022
Webseite: PubMed
Publisher: J Nutr Sci Vitaminol (Tokyo)

[s272] - https://www.metamucil.ca/en-ca/metamucil-faqs
Titel: Metamucil FAQs
von: Procter Gamble
Webseite: Metamucil

[s273] - https://www.thyroid.org/patient-thyroid-information/ct-for-patients/vol-6-issue-11/vol-6-issue-11-p-4/
Autor: Heather Hofflich, DO
Titel: Taking levothyroxine with breakfast may be fine for many patients
von: American Thyroid Association
Erscheinungsdatum: 2024
Webseite: American Thyroid Association
Publisher: American Thyroid Association

[s274] - https://pubmed.ncbi.nlm.nih.gov/19075045/
Autor: Gopal Krishna, Allen Moton, Lei Ma, Matthew M Medlock, James McLeod
Titel: Pharmacokinetics and absorption of posaconazole oral suspension under various gastric conditions in healthy volunteers
von: Schering-Plough Research Institute
Erscheinungsdatum: 2009-03
Webseite: PubMed
Publisher: Antimicrobial Agents and Chemotherapy

[s275] - https://trainright.com/nutrient-timing-guide-optimize-iron-absorption/
Autor: Corrine Malcolm
Titel: Nutrient Timing Guide to Optimize Iron A bsorption
von: CTS (Carmichael Training Systems)
Webseite: trainright.com

[s276] - https://www.uofmhealth.org/conditions-treatments/rheumatology/nutrition-scleroderma
Titel: Malnutrition for Scleroderma
von: University of Michigan
Webseite: UofMHealth.org
Publisher: Michigan Medicine

[s277] - https://www.betterhealth.vic.gov.au/health/healthyliving/sporting-performance-and-food
Titel: Sporting performance and food
von: Department of Health, State Government of Victoria
Webseite: Better Health Channel

[s278] - https://academic.oup.com/rpsppr/advance-article-pdf/doi/10.1093/rpsppr/rqae024/60692959/rqae024.pdf
Autor: Ugwu Okechukwu Paul-Chima, Chinyere Nneo ma Ugwu, Esther Ugo Alum
Titel: Integrated approaches in nutraceutical delivery sy stems: optimizing ADME dynamics for enhanced therapeutic potency and clinical impact
von: Kampala International University
Erscheinungsdatum: 7 October 2024
Webseite: Oxford Academic
Publisher: Oxford University Press

[s279] - https://consensus.app/questions/vitamin-c-enhances-absorption-of/
Titel: Vitamin C Enhances Absorption of Nutrients **von:** Consensus
Webseite: Consensus

[s280] - https://www.ncbi.nlm.nih.gov/books/NBK540969/
Autor: Fady Moustarah; Sharon F. Daley **Titel:** Dietary Iron
von: StatPearls Publishing **Erscheinungsdatum:** 2024 Jan
Webseite: NCBI Bookshelf **Publisher:** National Library of Medicine, National Institutes of Health

[s281] - https://fppn.biomedcentral.com/articles/10.1186/s43014-020-0020-5
Autor: Mrinal Samtiya, Rotimi E. Aluko, Tejpal Dhewa **Titel:** Plant food anti-nutritional factors and their reduction strategies: an overview
von: BMC **Erscheinungsdatum:** 2020-03-06
Webseite: Food Production, Processing and Nutrition **Publisher:** BMC

[s282] - https://link.springer.com/article/10.1007/s40279-019-01159-w
Autor: Trent Stellingwerff, Peter Peeling, Laura A. Garvican-Lewis, Rebecca Hall, Anu E. Koivisto, Ida A. Heikura, Louise M. Burke **Titel:** Nutrition and Altitude: Strategies to Enhance Adaptation, Improve Performance and Maintain Health: A Narrative Review
von: Springer Nature **Erscheinungsdatum:** 2019-11-06
Webseite: SpringerLink **Publisher:** Springer

[s283] - https://pubmed.ncbi.nlm.nih.gov/30550388/
Autor: Kevin C Maki, Mary R Dicklin **Titel:** Strategies to improve bioavailability of omega-3 fatty acids from ethyl ester concentrates
von: Midwest Biomedical Research, Center for Metabolic Cardiovascular Health **Erscheinungsdatum:** 2019-03
Webseite: PubMed **Publisher:** Curr Opin Clin Nutr Metab Care

[s284] - https://www.animbiosci.org/journal/view.php?number=24493
Autor: Santi Devi Upadhaya, In Ho Kim **Titel:** Importance of micronutrients in bone health of monogastric animals and techniques to improve the bioavailability of micronutrient supplements A review
von: Dankook University **Erscheinungsdatum:** March 12, 2020
Webseite: Asian-Australasian Journal of Animal Sciences **Publisher:** Asian-Australasian Journal of Animal Sciences

[s285] - https://www.who.int/data/nutrition/nlis/info/antenatal-iron-supplementation
Titel: Antenatal Iron Supplementation **von:** World Health Organization
Webseite: World Health Organization **Publisher:** World Health Organization

[s286] - https://www.nhs.uk/conditions/baby/weaning-and-feeding/vitamins-for-children/
Titel: Vitamins for children **von:** NHS
Webseite: NHS

[s287] - https://www.yalemedicine.org/news/vitamin-d-myths-debunked
Autor: Colleen Moriarty **Titel:** Vitamin D Myths D-bunked
von: Yale Medicine **Erscheinungsdatum:** March 15, 2018
Webseite: Yale Medicine

[s288] - https://www.health.com/mind-body/calcium-and-vitamin-d-supplements
Autor: Maggie ONeill **Titel:** Should You Take Calcium and Vitamin D Together?
von: Health **Erscheinungsdatum:** December 19, 2024
Webseite: Health **Publisher:** Dotdash Meredith

[s289] - https://www.ncbi.nlm.nih.gov/books/NBK580496/
Autor: Aditi Kesari; Julia Y. Noel **Titel:** Nutritional Assessment
von: StatPearls Publishing **Erscheinungsdatum:** 2024 Jan-
Webseite: NCBI **Publisher:** National Library of Medicine, National Institutes of Health

[s290] - https://pubmed.ncbi.nlm.nih.gov/29160809/
Autor: Robyn F Madden, Jane Shearer, Jill A Parnell **Titel:** Evaluation of Dietary Intakes and Supplement Use in Paralympic Athletes
von: University of Calgary, Mount Royal University **Erscheinungsdatum:** 2017-11-21
Webseite: PubMed **Publisher:** MDPI

[s291] - https://lpi.oregonstate.edu/mic/micronutrient-inadequacies/overview
Titel: Micronutrient Inadequacies: An Overview **von:** Oregon State University
Webseite: Linus Pauling Institute

[s292] - https://www.nal.usda.gov/human-nutrition-and-food-safety/dri-calculator
Titel: DRI Calculator for Healthcare Professionals **von:** U.S. Department of Agriculture
Webseite: National Agricultural Library

[s293] - https://pubmed.ncbi.nlm.nih.gov/29252049/
Autor: D Enette Larson-Meyer, Kathleen Woolf, Louise Burke **Titel:** Assessment of Nutrient Status in Athletes and the Need for Supplementation
Erscheinungsdatum: 2018-03-01 **Webseite:** PubMed
Publisher: Int J Sport Nutr Exerc Metab

[s294] - https://link.springer.com/article/10.1007/s00394-024-03453-4
Autor: Synne Groufh-Jacobsen, Christel Larsson, Claire Margerison, Isabelle Mulkerrins, Dagfinn Aune, Anine Christine Medin **Titel:** Micronutrient intake and status in young vegans, lacto-ovo-vegetarians, pescatarians, flexitarians, and omnivores
Erscheinungsdatum: 18 July 2024 **Webseite:** SpringerLink
Publisher: European Journal of Nutrition

[s295] - https://pubmed.ncbi.nlm.nih.gov/36335431/
Autor: Mette M Berger, Dinesh Talwar, Alan Shenkin **Titel:** Pitfalls in the interpretation of blood tests used to assess and monitor micronutrient nutrition status
von: American Society for Parenteral and Enteral Nutrition **Erscheinungsdatum:** 2022-11-05
Webseite: PubMed **Publisher:** Nutr Clin Pract

[s296] - https://medlineplus.gov/lab-tests/vitamin-d-test/
Titel: Vitamin D Test **von:** National Library of Medicine
Webseite: MedlinePlus **Publisher:** U.S. Department of Health and Human Services

[s297] - https://cvm.msu.edu/vdl/laboratory-sections/nutrition/mineral-diagnostics
Titel: Mineral Diagnostics **von:** Michigan State University Veterinary Diagnostic Laboratory
Webseite: Michigan State University Veterinary Diagnostic Laboratory

[s298] - https://secure.arkansasbluecross.com/members/report.aspx?policyNumber=2015025&viewIntro=yes
Titel: Coverage Policy Manual **von:** Arkansas Blue Cross Blue Shield
Erscheinungsdatum: January 2024 **Webseite:** Arkansas Blue Cross Blue Shield

[s299] - https://www.bluecrossma.org/medical-policies/sites/g/files/csphws2091/files/acquiadam-assets/745%20Nutrient%20-%20Nutritional%20Panel%20Testing%20prn.pdf
Titel: NutrientNutritional Panel Testing **von:** Blue Cross Blue Shield
Erscheinungsdatum: 12024 **Webseite:** Blue Cross Blue Shield of Massachusetts

[s300] - https://www.who.int/health-topics/anaemia
Autor: World Health Organization: WHO **Titel:** Anaemia
Erscheinungsdatum: 2019-11-12T11:14:32.0000000+00:00 **Webseite:** World Health Organization
Publisher: World Health Organization: WHO

[s301] - https://pubmed.ncbi.nlm.nih.gov/28925645/
Autor: Robert C Langan, Andrew J Goodbred **Titel:** Vitamin B12 Deficiency: Recognition and Management
Erscheinungsdatum: 2017-09-15 **Webseite:** pubmed.ncbi.nlm.nih.gov
Publisher: Am Fam Physician

[s302] - https://crops.extension.iastate.edu/files/article/nutrientdeficiency.pdf
Autor: John Sawyer **Titel:** Integrated Pest Management: Nutrient Deficiencies and Application Injuries in Field Crops
von: Iowa State University **Erscheinungsdatum:** July 2004
Webseite: Iowa State University Extension

[s303] - https://pubmed.ncbi.nlm.nih.gov/19225360/
Autor: American Dietetic Association; Dietitians of Canada; American College of Sports Medicine; Nancy R Rodriguez; Nancy M Di Marco; Susie Langley **Titel:** American College of Sports Medicine position stand. Nutrition and athletic performance
Erscheinungsdatum: 2009-03 **Webseite:** PubMed
Publisher: Med Sci Sports Exerc

[s304] - https://odphp.health.gov/news/202107/nutrition-we-age-healthy-eating-dietary-guidelines
Autor: Dana DeSilva, PhD, RD; LT Dennis Anderson-Villaluz, MBA, RD, LDN, FAND **Titel:** Nutrition as We Age: Healthy Eating with the Dietary Guidelines
von: U.S. Department of Health and Human Services **Erscheinungsdatum:** July 20, 2021
Webseite: odphp.health.gov **Publisher:** Office of Disease Prevention and Health Promotion

[s305] - https://health.utah.edu/nutrition-integrative-physiology/degrees/minor/courses
Titel: Nutrition Minor Courses **von:** University of Utah
Webseite: University of Utah Health

[s306] - https://grants.nih.gov/grants/guide/notice-files/NOT-ES-13-005.html
Titel: Request for Information (RFI): Input on a Literature Review Approach Identifying Research Needs for Assessing Safe Use of High Intakes of Folic Acid **von:** National Institutes of Health (NIH)
Erscheinungsdatum: March 29, 2013 **Webseite:** NIH Grants

[s307] - https://pubmed.ncbi.nlm.nih.gov/16632171/
Autor: Wolfgang Maret, Harold H Sandstead **Titel:** Zinc requirements and the risks and benefits of zinc supplementation
Erscheinungsdatum: 2006-02-21 **Webseite:** PubMed
Publisher: J Trace Elem Med Biol

[s308] - http://www.aaha.org/wp-content/uploads/globalassets/02-guidelines/2021-nutrition-and-weight-management/resourcepdfs/new-2021-aaha-nutrition-and-weight-management-guidelines-with-ref.pdf
Autor: Martha G. Cline, DVM, DACVN; Kara M. Burns, MS, MEd, LVT, VTS (Nutrition); Jason B. Coe, DVM, PhD; Robin Downing, DVM, MS (Bioethics), DAAPM, DACVSMR, CVPP, CCRP; Tiffany Durzi, DVM, CVA, CCRT, CVPP; Maryanne Murphy, DVM, PhD, DACVN; Valerie Parker, DVM, DACVIM, DACVN **Titel:** 2021 AAHA Nutrition and Weight Management Guidelines for Dogs and Cats
von: American Animal Hospital Association (AAHA) **Erscheinungsdatum:** 2021
Webseite: aaha.org

[s309] - https://www.nhs.uk/live-well/eat-well/how-to-eat-a-balanced-diet/the-vegan-diet/
Titel: The vegan diet **von:** NHS
Webseite: NHS

[s310] - https://www.ncbi.nlm.nih.gov/pmc/articles/PMC8912719/
Autor: Alberto Finamore, Luca Benvenuti, Alberto De Santis, Serena Cinti, Laura Rossi **Titel:** Sportsmen's Attitude towards Dietary Supplements and Nutrition Knowledge: An Investigation in Selected Roman Area Gyms
von: Council for Agricultural Research and EconomicsResearch Centre for Food and Nutrition (CREAFood and Nutrition), Sapienza University of Rome **Erscheinungsdatum:** 2022-02-23
Webseite: NCBI **Publisher:** MDPI

[s311] - https://link.springer.com/article/10.1007/s42978-024-00297-6
Autor: Ricardo E. Hernndez-Landa, Milton Lazo, Daniela D. Salado, Elizabeth Snchez-Almanzar, Jenny L. Cepeda-Marte, Reza Zare, Ali Ali Redha, Tom Clifford **Titel:** Dietary Supplementation Strategies for Improving Training Adaptations, Antioxidant Status and Performance of Volleyball Players: A Systematic Review
Erscheinungsdatum: 12 July 2024 **Webseite:** Springer
Publisher: Journal of Science in Sport and Exercise

[s312] - https://pmc.ncbi.nlm.nih.gov/articles/PMC11643751/
Autor: Evgeny Pokushalov, Andrey Ponomarenko, Evgenya Shrainer, Dmitry Kudlay, Richard Miller **Titel:** Biomarker-Guided Dietary Supplementation: A Narrative Review of Precision in Personalized Nutrition
von: Triangel Scientific **Erscheinungsdatum:** 2024-11-25
Webseite: PMC **Publisher:** MDPI

[s313] - https://www.ncbi.nlm.nih.gov/pmc/articles/PMC10386187/
Autor: Alexandra Podpeskar, Roman Crazzolara, Gabriele Kropshofer, Benjamin Hetzer, Evelyn Rabensteiner, Bernhard Meister, Petra Obexer, Christina Salvador **Titel:** Recommendations for Nutritional Supplementation in Pediatric Oncology: A Compilation of the Facts
von: Medical University of Innsbruck **Erscheinungsdatum:** 2023 Jul 21
Webseite: NCBI **Publisher:** MDPI

[s314] - https://www.who.int/health-topics/micronutrients
Autor: World Health Organization: WHO **Titel:** Micronutrients
Erscheinungsdatum: 2019-12-20T12:41:49.0000000+00:00 **Webseite:** World Health Organization
Publisher: World Health Organization: WHO

[s315] - https://pmc.ncbi.nlm.nih.gov/articles/PMC4013192/

Autor:	Lindsay H Allen	**Titel:**	Micronutrient Research, Programs, and Policy: From Meta-analyses to Metabolomics
von:	USDA, Agricultural Research Service Western Human Nutrition Research Center, University of California, Davis	**Erscheinungsdatum:**	2014-05-06
Webseite:	PMC	**Publisher:**	American Society for Nutrition

[s316] - https://lpi.oregonstate.edu/mic/micronutrient-inadequacies/remedy

Titel:	Micronutrient Inadequacies: The Remedy	**von:**	Oregon State University
Webseite:	Linus Pauling Institute		

[s317] - https://www.ncbi.nlm.nih.gov/pmc/articles/PMC5458097/

Autor:	Marianne E Visser, Solange Durao, David Sinclair, James H Irlam, Nandi Siegfried	**Titel:**	Micronutrient supplementation in adults with HIV infection
von:	Cochrane South Africa	**Erscheinungsdatum:**	2017-05-18
Webseite:	NCBI	**Publisher:**	John Wiley Sons, Ltd.

[s318] - https://pubmed.ncbi.nlm.nih.gov/23211671/

Autor:	Yuanlong Pan, Joseph A Araujo, Joey Burrows, Christina de Rivera, Asa Gore, Sandeep Bhatnagar, Norton W Milgram	**Titel:**	Cognitive enhancement in middle-aged and old cats with dietary supplementation with a nutrient blend containing fish oil, B vitamins, antioxidants and arginine
von:	Nestl Purina Research	**Erscheinungsdatum:**	2013-07-14
Webseite:	PubMed	**Publisher:**	Br J Nutr

[s319] - https://jissn.biomedcentral.com/articles/10.1186/s12970-021-00458-w

Autor:	Jozo Grgic, Zeljko Pedisic, Bryan Saunders, Guilherme G. Artioli, Brad J. Schoenfeld, Michael J. McKenna, David J. Bishop, Richard B. Kreider, Jeffrey R. Stout, Douglas S. Kalman, Shawn M. Arent, Trisha A. VanDusseldorp, Hector L. Lopez, Tim N. Ziegenfuss, Louise M. Burke, Jose Antonio, Bill I. Campbell	**Titel:**	International Society of Sports Nutrition position stand: sodium bicarbonate and exercise performance
von:	International Society of Sports Nutrition	**Erscheinungsdatum:**	09 September 2021
Webseite:	Journal of the International Society of Sports Nutrition		

[s320] - https://pubmed.ncbi.nlm.nih.gov/34503527/

Autor:	Jozo Grgic, Zeljko Pedisic, Bryan Saunders, Guilherme G Artioli, Brad J Schoenfeld, Michael J McKenna, David J Bishop, Richard B Kreider, Jeffrey R Stout, Douglas S Kalman, Shawn M Arent, Trisha A VanDusseldorp, Hector L Lopez, Tim N Ziegenfuss, Louise M Burke, Jose Antonio, Bill I Campbell	**Titel:**	International Society of Sports Nutrition position stand: sodium bicarbonate and exercise performance
von:	International Society of Sports Nutrition	**Erscheinungsdatum:**	2021-09-09
Webseite:	PubMed	**Publisher:**	Journal of the International Society of Sports Nutrition

[s321] - https://rippedbody.com/nutrient-timing/

Autor:	Andy Morgan	**Titel:**	A Nutrient Timing Guide To Maximize Fat Loss and Muscle Growth
von:	Ripped Body	**Webseite:**	Ripped Body

[s322] - https://www.nature.com/articles/s41430-022-01250-y

Autor:	Alice G. Pearson, Karen Hind, Lindsay S. Macnaughton	**Titel:**	The impact of dietary protein supplementation on recovery from resistance exercise-induced muscle damage: A systematic review with meta-analysis
von:	Nature Publishing Group	**Erscheinungsdatum:**	2022-12-13
Webseite:	Nature	**Publisher:**	European Journal of Clinical Nutrition

[s323] - https://www.taylorfrancis.com/chapters/edit/10.4324/9781003375418-15/creatine-supplementation-bryan-saunders-lewis-gough-arthur-carvalho-antonio-torregrosa-tamires-nunes-oliveira-caio-reis?context=ubx&refId=4de30c0c-e6d3-43d7-bef0-46211205c870

Autor:	Bryan Saunders, Lewis A. Gough, Arthur Carvalho, Antonio Torregrosa, Tamires Nunes Oliveira, Caio Reis	**Titel:**	Creatine Supplementation
von:	Taylor Francis Group	**Erscheinungsdatum:**	2024-06-18
Webseite:	Taylor Francis	**Publisher:**	Routledge

[s324] - https://www.ncbi.nlm.nih.gov/books/NBK580496/

Autor:	Aditi Kesari; Julia Y. Noel	**Titel:**	Nutritional Assessment
von:	StatPearls Publishing	**Erscheinungsdatum:**	2024 Jan-
Webseite:	NCBI Bookshelf	**Publisher:**	National Library of Medicine, National Institutes of Health

[s325] - https://pubmed.ncbi.nlm.nih.gov/34564844/

Autor:	Katharina da Silva Lopes, Noyuri Yamaji, Md Obaidur Rahman, Maiko Suto, Yo Takemoto, Maria Nieves Garcia-Casal, Erika Ota	**Titel:**	Nutrition-specific interventions for preventing and controlling anaemia throughout the life cycle: an overview of systematic reviews
von:	Cochrane Collaboration	**Erscheinungsdatum:**	2021-09-26
Webseite:	https:pubmed.ncbi.nlm.nih.gov	**Publisher:**	John Wiley Sons, Ltd.

[s326] - https://pdfs.semanticscholar.org/a2a2/c43079a2c8d2eae2f63f5508760f693ff409.pdf

Autor:	Yeong Sook Yoon, Hye In Lee, Sang Woo Oh	**Titel:**	A Life-Stage Approach to Precision Nutrition: A Narrative Review
von:	Haleon	**Erscheinungsdatum:**	2024-08-13
Webseite:	Cureus		

[s327] - https://odphp.health.gov/news/202107/nutrition-we-age-healthy-eating-dietary-guidelines

Autor:	Dana DeSilva, PhD, RD; LT Dennis Anderson-Villaluz, MBA, RD, LDN, FAND	**Titel:**	Nutrition as We Age: Healthy Eating with the Dietary Guidelines
von:	U.S. Department of Health and Human Services	**Erscheinungsdatum:**	July 20, 2021
Webseite:	odphp.health.gov	**Publisher:**	Office of Disease Prevention and Health Promotion

[s328] - https://lpi.oregonstate.edu/mic/life-stages/older-adults

Titel:	Micronutrients for Older Adults	**von:**	Oregon State University
Webseite:	Linus Pauling Institute		

[s329] - https://pubmed.ncbi.nlm.nih.gov/38186006/

Autor:	Ana C Fernndez-Gaxiola, Lynnette M Neufeld, Armando García-Guerra	**Titel:**	Considerations for Correction of Micronutrient Deficiencies Through Supplementation in Pregnant Women and Children Under-5 in Latin America
von:	Food and Agriculture Organization of the United Nations	**Erscheinungsdatum:**	2024 Jan 7
Webseite:	PubMed	**Publisher:**	Food Nutr Bull

Bild-Quellen

Informationen zu allen folgenden Bildern

Keines der Bilder wurden verändert, nur die Auflösung wurde angepasst.
Alle Bilder haben weiterhin die ursprängliche Lizenz.
Trotz sorgfältiger Prüfung kann die Richtigkeit und die Zuordnung der Bilder nicht garantiert werden.
Alle verwendeten Bilder wurden gemäß ihrer jeweiligen Lizenzbestimmungen verwendet.
Bei der eBook Version wurden die Bilder zu nummerierten Collagen zusammengestellt.
Alle Bilder wurden final abgerufen und geprüft am 2025-01-03.

Verwendete Lizenzen

CC0	http://creativecommons.org/publicdomain/zero/1.0/deed.en
CC BY 2.0	https://creativecommons.org/licenses/by/2.0

Bildnachweise

[i1] - 001_001_001_image_thiamin.jpeg
https://upload.wikimedia.org/wikipedia/commons/3/3b/Thiamine-3D-vdW.png
Date: 2006-08-04 **von:** Benjah-bmm27
License: Public domain

[i2] - 001_001_003_image_calcium.jpeg
https://upload.wikimedia.org/wikipedia/commons/d/db/Naturalis_Biodiversity_Center_-_Gypsum_-_mineral.jpg
Date: 2014-08-06 **von:** Hansmuller
Künstler: Naturalis Biodiversity Center **License:** CC0 (http:creativecommons.orgpublicdomainzero1.0deed.en)

[i3] - 001_001_003_image_eisen.jpeg
https://upload.wikimedia.org/wikipedia/commons/1/16/Aerinite_Iron_magnesium_calcium_aluminum_silicate_Estopinian_Huesca_Province_Spain_2062.jpg
Date: 2005-05-28 **von:** Dyet
License: Public domain

[i4] - 001_001_003_image_selen.jpeg
https://upload.wikimedia.org/wikipedia/commons/8/80/Selenium-tetrafluoride-gas-3D-balls.png
Date: 2007-08-08 **von:** Benjah-bmm27
Künstler: Ben Mills **License:** Public domain

[i5] - 001_001_004_image_hemeisen.jpeg
https://upload.wikimedia.org/wikipedia/commons/6/69/Haem-B-3D-vdW.png
Date: 2021-02-25 **von:** Hoa112008
License: Public domain

[i6] - 001_001_004_image_phytinsaeure.jpeg
https://upload.wikimedia.org/wikipedia/commons/5/5d/Phytic_acid_molecule_ball.png
Date: 2015-02-05 **von:** Jynto
License: CC0 (http:creativecommons.orgpublicdomainzero1.0deed.en)

[i7] - 001_002_002_image_sambucus_nigra.jpeg
https://upload.wikimedia.org/wikipedia/commons/6/60/Old_sambucus_nigra.jpg
Date: 2006-06-15 **von:** M.Buschmann
License: Public domain

[i8] - 001_002_002_image_polyphenole.jpeg
https://upload.wikimedia.org/wikipedia/commons/e/e5/Resveratrol-3D.png
Date: 2024-05-22 **von:** 0dorkmann
License: CC0 (http:creativecommons.orgpublicdomainzero1.0deed.en)

[i9] - 001_002_003_image_proteasen.jpeg
https://upload.wikimedia.org/wikipedia/commons/2/2b/P04971_homology_model_thrombin-like_enzyme_batroxobin.png
Date: 2020-12-02 **von:** Fvasconcellos
License: Public domain

[i10] - 001_002_004_image_neutrophilen.jpeg
https://upload.wikimedia.org/wikipedia/commons/0/01/Human_neutrophil_ingesting_MRSA.jpg
Date: 2010-12-20 **von:** CFCF
Künstler: National Institutes of Health (NIH) **License:** Public domain

[i11] - 001_003_004_image_mikrosphaeren.jpeg
https://upload.wikimedia.org/wikipedia/commons/1/13/Cropped_Hollow_glass_microspheres_%285885058737%29.jpg
Date: 2010-08-20 **von:** Tyler ser Noche
Künstler: Savannah River Site **License:** Public domain

[i12] - 002_001_001_image_omega3fettsaeuren.jpeg
https://upload.wikimedia.org/wikipedia/commons/1/11/Vegan_omega-3_supplements.jpg
Date: 2023-01-20 **von:** Mx. Granger
License: CC0 (http:creativecommons.orgpublicdomainzero1.0deed.en)

[i13] - 002_001_003_image_proliferation.jpeg
https://upload.wikimedia.org/wikipedia/commons/8/81/Histopathology_of_small_acinar_cell_proliferation.jpg
Date: 2020-09-14 **von:** Mikael Hggstrm
License: CC0 (http:creativecommons.orgpublicdomainzero1.0deed.en)

[i14] - 002_002_003_image_ballaststoffe.jpeg
https://upload.wikimedia.org/wikipedia/commons/3/3d/Fruit%2C_Vegetables_and_Grain_NCI_Visuals_Online.jpg
Date: 1989 **von:** Lobo
Künstler: Unknown authorUnknown author **License:** Public domain

[i15] - 002_002_003_image_kurzkettige_fettsaeuren.jpeg
https://upload.wikimedia.org/wikipedia/commons/3/32/Valeric-acid-3D-balls-B.png
Date: 2010-08-01 **von:** Jynto
License: Public domain

[i16] - 002_002_004_image_dnaanalysen.jpeg
https://upload.wikimedia.org/wikipedia/commons/c/c6/DNA_strands.jpg
Date: 2018-07-18 **von:** Yann
Künstler: geralt **License:** CC0 (http:creativecommons.orgpublicdomainzero1.0deed.en)

[i17] - 002_002_004_image_naehrstoffdichte_praeparate.jpeg
https://upload.wikimedia.org/wikipedia/commons/f/f5/Zinc_pills.jpg
Date: 2019-04-20 **von:** Mx. Granger
License: CC0 (http:creativecommons.orgpublicdomainzero1.0deed.en)

[i18] - 002_003_001_image_vitamin_b12.jpeg
https://upload.wikimedia.org/wikipedia/commons/9/91/Dimethylbenzimidazole_molecule_ball.png
Date: 2015-03-04 **von:** Jynto
License: CC0 (http:creativecommons.orgpublicdomainzero1.0deed.en)

[i19] - 002_003_001_image_jod.jpeg
https://upload.wikimedia.org/wikipedia/commons/e/ef/Iodine-crystal-3D-vdW.png
Date: 2007-05-19 **von:** Benjah-bmm27
License: Public domain

[i20] - 002_003_002_image_b12mangel.jpeg
https://upload.wikimedia.org/wikipedia/commons/a/a7/Macrocytes.jpg
Date: 2014-11-15 **von:** Osasere05
Künstler: Prof. Osaro Erhabor **License:** CC0 (http:creativecommons.orgpublicdomainzero1.0deed.en)

[i21] - 002_003_002_image_pflanzendrinks.jpeg
https://upload.wikimedia.org/wikipedia/commons/4/4d/Macadamia_nut_milk_1.jpg
Date: 2022-06-13 **von:** Mx. Granger
License: CC0 (http:creativecommons.orgpublicdomainzero1.0deed.en)

[i22] - 002_003_003_image_sauerteigbrot.jpeg
https://upload.wikimedia.org/wikipedia/commons/3/37/No-knead_sourdough_baked_during_pandemic.jpg
Date: 2020-04-18 **von:** Valereee
License: CC0 (http:creativecommons.orgpublicdomainzero1.0deed.en)

[i23] - 002_003_003_image_quinoa.jpeg
https://upload.wikimedia.org/wikipedia/commons/1/16/Bolivian_tricolor_quinoa_%282%29.jpg
Date: 2024-04-09 **von:** Fumikas Sagisavas
License: CC0 (http:creativecommons.orgpublicdomainzero1.0deed.en)

[i24] - 002_003_003_image_sprossen.jpeg
https://upload.wikimedia.org/wikipedia/commons/d/d3/Lentil_sprouts_02.jpg
Date: 2020-03-30 **von:** Pakoire
Künstler: L Maule **License:** CC0 (http:creativecommons.orgpublicdomainzero1.0deed.en)

[i25] - 002_003_004_image_dha.jpeg
https://upload.wikimedia.org/wikipedia/commons/7/73/Docosahexaenoic-acid-3D-balls.png
Date: 2014-08-05 **von:** Benjah-bmm27
Künstler: Ben Mills **License:** Public domain

[i26] - 002_003_004_image_epa.jpeg
https://upload.wikimedia.org/wikipedia/commons/4/41/Eicosapentaenoic_acid_spacefill.png
Date: 2011-02-03 **von:** SubDural12
License: Public domain

[i27] - 003_001_001_image_gute_herstellungspraxis.jpeg
https://upload.wikimedia.org/wikipedia/commons/d/df/BioSpherix-GMP-facility.jpg
Date: 2013-05-05 **von:** Kleer4321
Künstler: kleer4321 **License:** CC0 (http:creativecommons.orgpublicdomainzero1.0deed.en)

[i28] - 003_001_003_image_kreuzvernetzung.jpeg
https://upload.wikimedia.org/wikipedia/commons/5/59/Methylenebisacrylamide_3D_spacefill.png
Date: 2011-07-03 **von:** Jynto
License: CC0 (http:creativecommons.orgpublicdomainzero1.0deed.en)

[i29] - 003_001_004_image_blisterverpackungen.jpeg
https://upload.wikimedia.org/wikipedia/commons/1/18/Pills_in_blister_pack.jpg
Date: 2016-10-10 **von:** Shubjt
Künstler: Unknown **License:** CC0 (http:creativecommons.orgpublicdomainzero1.0deed.en)

[i30] - 003_002_001_image_nahrungsergaenzungsmittel.jpeg
https://upload.wikimedia.org/wikipedia/commons/f/f1/Iodine_pills.jpg
Date: 2014-12-02 **von:** Mx. Granger
License: CC0 (http:creativecommons.orgpublicdomainzero1.0deed.en)

[i31] - 003_002_001_image_vitamindsupplementierung.jpeg
https://upload.wikimedia.org/wikipedia/commons/c/c7/Vitamin_D_pills.jpg
Date: 2019-04-20 **von:** Mx. Granger
License: CC0 (http:creativecommons.orgpublicdomainzero1.0deed.en)

[i32] - 003_002_003_image_krafttraining.jpeg
https://upload.wikimedia.org/wikipedia/commons/5/5f/Football_strength_image.jpg
Date: 2012-01-02 **von:** Kam012069
License: CC0 (http:creativecommons.orgpublicdomainzero1.0deed.en)

[i33] - 003_003_002_image_laboranalysen.jpeg
https://upload.wikimedia.org/wikipedia/commons/e/e8/Advanced_Measurement_Laboratory%3B_Sample_Prep%2C_Chemical_Micro_and_Nanoanalysis_%285940464127%29.jpg
Date: 2011-07-15 **von:** Vanished Account Byeznhpyxeuztibuo
Künstler: National Institute of Standards and Technology **License:** Public domain

[i34] - 004_001_001_image_vitamin_k2.jpeg
https://upload.wikimedia.org/wikipedia/commons/0/0a/Menatetrenone_molecule_spacefill.png
Date: 2011-08-24 **von:** Jynto
License: CC0 (http:creativecommons.orgpublicdomainzero1.0deed.en)

[i35] - 004_001_001_image_osteoporose.jpeg
https://upload.wikimedia.org/wikipedia/commons/c/c3/L1_2_vertebral_fracture.jpg
Date: 20 March 2008 **von:** Rosarinagazo
Künstler: talk **License:** Public domain

[i36] - 004_001_001_image_natto.jpeg
https://upload.wikimedia.org/wikipedia/commons/7/73/Natto_spaghetti_001.jpg
Date: 2023-05-17 **von:** Ocdp
License: CC0 (http:creativecommons.orgpublicdomainzero1.0deed.en)

[i37] - 004_001_001_image_carboxyliertes_osteocalcin.jpeg
https://upload.wikimedia.org/wikipedia/commons/1/17/PDB_1q8h_EBI.jpg
Date: 2009-02-06 **von:** DonabelSDSU.bot
Künstler: European Bioinformatics Institute **License:** Public domain

[i38] - 004_001_002_image_interferon.jpeg
https://upload.wikimedia.org/wikipedia/commons/b/ba/Interferon_Gamma.png
Date: 2014-12-16 **von:** LeCornichon
License: CC0 (http:creativecommons.orgpublicdomainzero1.0deed.en)

[i39] - 004_001_003_image_vitamin_c.jpeg
https://upload.wikimedia.org/wikipedia/commons/8/81/Ascorbic_acid_structure.png
Date: 2007-02-22 **von:** Jrockley
Künstler: en:user:Mykhal **License:** Public domain

[i40] - 004_001_003_image_gruenes_gemuese.jpeg
https://upload.wikimedia.org/wikipedia/commons/c/ce/Salad_greens_and_vegetables_-_Cambridge%2C_MA.jpg
Date: 01112020 according **von:** Daderot
License: CC0 (http:creativecommons.orgpublicdomainzero1.0deed.en)

[i41] - 004_001_003_image_huelsenfruechte.jpeg
https://upload.wikimedia.org/wikipedia/commons/e/e7/Various_legumes.jpg
Date: 2013-12-13 **von:** FarnhamJ
Künstler: Keith Weller, Agricultural Research Service, USDA **License:** Public domain

[i42] - 004_001_003_image_vollkornprodukte.jpeg
https://upload.wikimedia.org/wikipedia/commons/f/f5/QuinoaGrains.jpg
Date: 2008-04-09 **von:** Ben pcc
Künstler: User:Ben_pcc **License:** Public domain

[i43] - 004_001_004_image_fad.jpeg
https://upload.wikimedia.org/wikipedia/commons/a/ac/FAD_Raswin.png
Date: 2010-06-29 **von:** Lanulos
License: Public domain

[i44] - 004_001_004_image_fmn.jpeg
https://upload.wikimedia.org/wikipedia/commons/f/fb/Flavin_mononucleotide_anion_3D_ball.png
Date: 2011-07-03 **von:** Jynto
License: CC0 (http:creativecommons.orgpublicdomainzero1.0deed.en)

[i45] - 004_001_004_image_riboflavin.jpeg
https://upload.wikimedia.org/wikipedia/commons/0/02/Riboflavin-3d.png
Date: 2009-01-28 **von:** File Upload Bot (Magnus Manske)
Künstler: Stikshift **License:** Public domain

[i46] - 004_001_004_image_homocystein.jpeg
https://upload.wikimedia.org/wikipedia/commons/8/8e/L-Homocysteine-3D-balls.png
Date: 2010-05-07 **von:** Jynto
Künstler: Ben Mills **License:** Public domain

[i47] - 004_002_003_image_tyramin.jpeg
https://upload.wikimedia.org/wikipedia/commons/a/af/Tyramine_3D_ball.png
Date: 2011-06-25 **von:** Jynto
License: CC0 (http:creativecommons.orgpublicdomainzero1.0deed.en)

[i48] - 004_002_003_image_grapefruit.jpeg
https://upload.wikimedia.org/wikipedia/commons/b/be/Grapefruit_free.jpg
Date: 2011-01-04 **von:** Bebtopismol
Künstler: Photos Public Domain **License:** CC0 (http:creativecommons.orgpublicdomainzero1.0deed.en)

[i49] - 004_002_003_image_calciumcarbonat.jpeg
https://upload.wikimedia.org/wikipedia/commons/0/04/Calcium_carbonate_formations%2C_Mammoth_Hot_Springs_%2849200868036%29.jpg
Date: 2019-12-06 **von:** Ser Amantio di Nicolao
Künstler: Yellowstone National Park **License:** Public domain

[i50] - 004_002_003_image_isoniazid.jpeg
https://upload.wikimedia.org/wikipedia/commons/a/ae/Isoniazid-3D-spacefill.png
Date: 2011-02-08 **von:** Jynto
License: CC0 (http:creativecommons.orgpublicdomainzero1.0deed.en)

[i51] - 004_002_004_image_folsaeure.jpeg
https://upload.wikimedia.org/wikipedia/commons/a/a9/Folic_Acid_SFM.png
Date: 2010-06-28 **von:** Lanulos
License: Public domain

[i52] - 004_003_001_image_makuladegeneration.jpeg
https://upload.wikimedia.org/wikipedia/commons/2/29/Eye_disease_simulation%2C_age-related_macular_degeneration.jpg

Date:	2012-01-26	**von:**	Quibik
Künstler:	National Eye Institute, National Institutes of Health	**License:**	Public domain

[i53] - 004_003_001_image_katarakt.jpeg
https://upload.wikimedia.org/wikipedia/commons/2/2d/Cataract_%2828464844371%29.png

Date:	2016-07-25	**von:**	Ser Amantio di Nicolao
Künstler:	NIH Image Gallery	**License:**	Public domain

[i54] - 004_003_002_image_zink.jpeg
https://upload.wikimedia.org/wikipedia/commons/2/27/Zinc-sample.jpg

Date:	2007-05-16	**von:**	Materialscientist
Künstler:	Ben Mills	**License:**	Public domain

[i55] - 004_003_003_image_polysacchariden.jpeg
https://upload.wikimedia.org/wikipedia/commons/b/b9/Glycogen_spacefilling_model.jpg

Date:	20 October 2009	**von:**	User-duck
Künstler:	CeresVesta	**License:**	Public domain

[i56] - 005_003_001_image_koffein.jpeg
https://upload.wikimedia.org/wikipedia/commons/8/80/Caffeine-ball-and-stick.png

Date:	2020-11-13	**von:**	Roger Burger
License:	CC0 (http:creativecommons.orgpublicdomainzero1.0deed.en)		

[i57] - 005_003_004_image_anaemie.jpeg
https://upload.wikimedia.org/wikipedia/commons/6/69/DIC_With_Microangiopathic_Hemolytic_Anemia.jpg

Date:	2006-11-26	**von:**	Patho
Künstler:	Ed Uthman, MD.	**License:**	CC BY 2.0 (https:creativecommons.orglicensesby2.0)

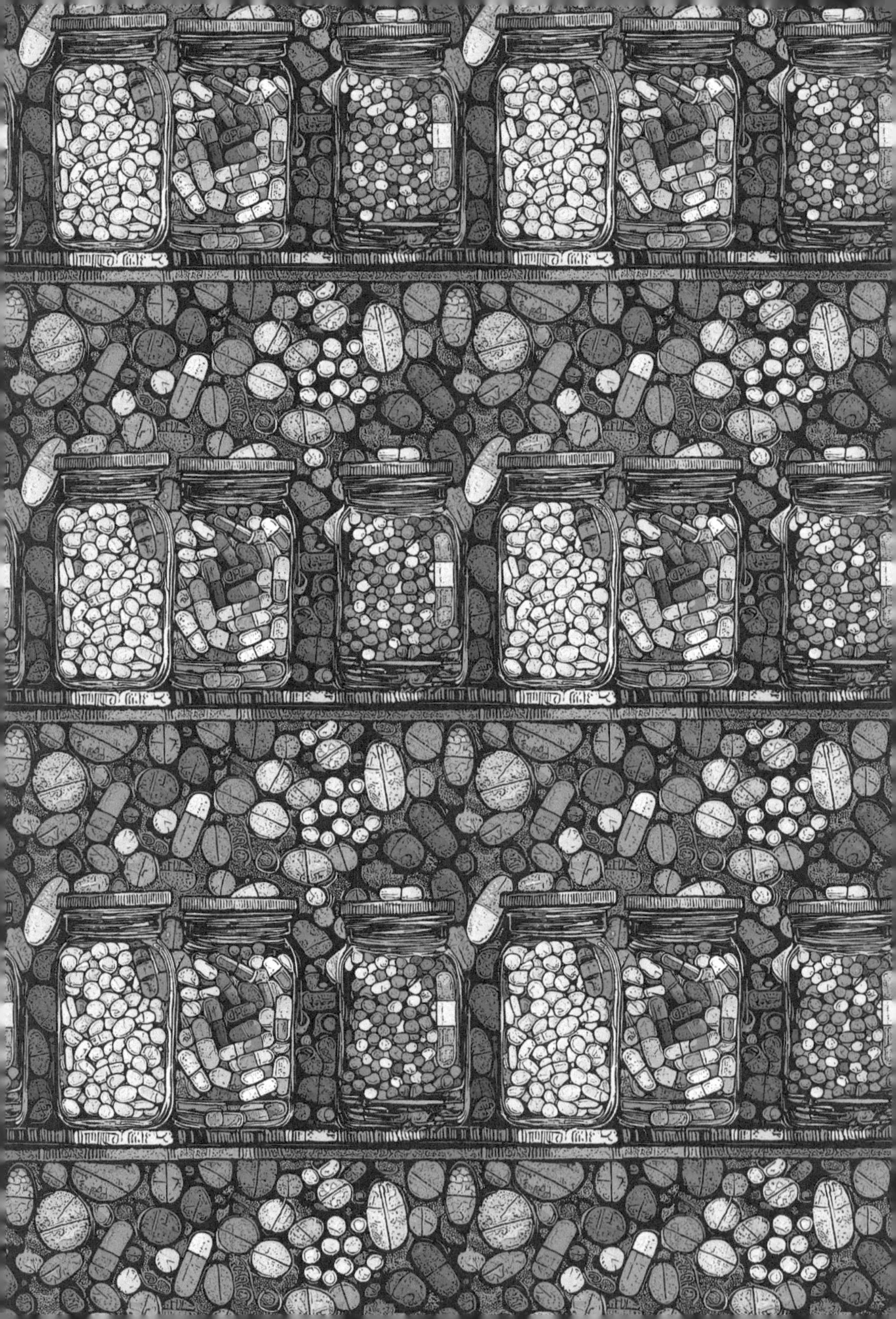

FSC
www.fsc.org
MIX
Papier | Fördert gute Waldnutzung
FSC® C083411

Kolibri 360 GmbH
Ferdinand-Jühlke-Straße 7
99095 Erfurt, Deutschland
produktsicherheit@kolibri360.de